Kornelia Rappe-Giesecke

Supervision für Gruppen und Teams

Kornelia Rappe-Giesecke

Supervision für Gruppen und Teams

4., aktualisierte Auflage

Mit 14 Abbildungen und 16 Tabellen

Springer

Prof. Dr. phil. habil. Kornelia Rappe-Giesecke
Dipl. Supervisorin
Fachhochschule Hannover
Fakultät V
Blumhardtstr. 2
30625 Hannover
E-Mail: oe@rappe-giesecke.de
www.rappe-giesecke.de

ISBN-13 978-3-642-01055-2 Springer Medizin Verlag Heidelberg

Bibliografische Information der Deutschen Nationalbibliothek
Die Deutsche Nationalbibliothek verzeichnet diese Publikation in der Deutschen Nationalbibliografie; detaillierte bibliografische Daten sind im Internet über http://dnb.d-nb.de abrufbar.

Springer Medizin Verlag
springer.de

Planung: Monika Radecki, Heidelberg
Projektmanagement: Michael Barton, Heidelberg
Lektorat: Achim Blasig, Heidelberg
Umschlaggestaltung: deblik, Berlin
Umschlagfoto: imagesource.com
Satz: Crest Premedia Solutions (P) Ltd., Pune, India

SPIN: 12440764

Gedruckt auf säurefreiem Papier 26/2126 – 5 4 3 2 1 0

Vorwort zur vierten, aktualisierten Auflage

Die 1. Auflage dieses Buches (1990) geht auf meine im Jahr 1988 angenommene Dissertation »Supervision als Katalysator der Veränderung von Individuum und Institution« zurück. Sie entstand im Rahmen eines Forschungsprojekts bei der Bearbeitung von Daten aus zahlreichen Supervisions- und Balint-Gruppen, die von anerkannten Kollegen geleitet wurden. Das Ergebnis dieses »master modellings« ist das Modell der Normform des Ablaufs von Supervisions- und Balint-Gruppen.

Bei der Überarbeitung der 2. Auflage (1994) konnte ich zusätzlich zu dieser wissenschaftlich-distanzierten Perspektive auch auf eigene Erfahrungen als Supervisorin mit Gruppen und Teams zurückgreifen. Es entstand ein Modell des Ablaufs eines vollständigen Supervisionsprozesses mit Erstkontakt, Sondierung, Kontrakt und Problemdiagnose.

Die Überarbeitung für die 3. Auflage (2003) des inzwischen über 5.000-mal verkauften Buches erschien aus verschiedenen Gründen sinnvoll. Zum einen war ich neben meiner Supervisionspraxis als Organisationsberaterin in vielen Feldern tätig. Durch diese Erfahrungen war es möglich, die Leistungen und Grenzen der Supervision im Kontext der vielfältigen Beratungsformate genauer zu bestimmen. Dies hatte Konsequenzen für die Auftragsklärung und Indikationsprüfung. Diese Überlegungen waren bis dahin nur verstreut in verschiedenen Publikationen zugänglich. Zum anderen leitete ich seit 1993 als Professorin für Supervision und Organisationsberatung den gleichnamigen berufsbegleitenden Diplomstudiengang an der Evangelischen Fachhochschule Hannover. Diesem Studiengang lag von Anfang an sowohl das hier entwickelte Supervisionskonzept als auch mein Konzept von Organisationsberatung zugrunde. Meine Erfahrung als Ausbilderin und das Feedback der Studierenden, die mit meinem Modell in ihrer Supervisionspraxis Erfahrungen machten, trugen zur Präzisierung des Konzepts bei.

Die 4. Auflage dieses Standardwerks nimmt im 1. Kapitel Ergebnisse meiner Habilitation auf, die unter dem Titel »Triadische Karriereberatung« (2008) erschienen ist. Die Entwicklung einer allgemeinen Beratungslehre erfolgt im 1. Teil des Karriereberatungsbuchs. Der 2. Teil beschreibt das Setting, die Rollen, den Ablauf, die Programme und Verfahren eines neuen Beratungstyps. Leser und Leserinnen, die sich umfassend über den Stand der Beratungslehre jenseits der Supervision informieren wollen, seien auf diese Publikation verwiesen.

Die Darstellung des Karriereberatungskonzepts orientierte sich an den Strukturen des Supervisionsbuchs, in dem die Beratungsformate Teamsupervision und Gruppensupervision Ende der 80er-Jahre erstmalig umfassend beschrieben wurden. Die Grundidee, Teamsupervision als ein organisiertes und mehrdimensionales Sozialsystem zu verstehen und zu beschreiben hat sich für die Darstellung von Beratungstypen über die Jahre bewährt. Kapitel 3 beschreibt die Komplexitätsdimension, Kapitel 4 die Differenzierungsdimension und Kapitel 5 die Dynamische Dimension des Systems. Im Kapitel 6 werden die Supervisions- und Balint-Gruppen aus informationstheoretischer Perspektive als ein System beschrieben, welches Informationen erzeugt und nach bestimmten Programmen verarbeitet. Das Hauptaugenmerk bei der Beschreibung liegt auf den kybernetischen Programmen und den Selbstbildern, mit denen es sich steuert. Die Unterscheidung in allgemeine Systemtheorie, Theorie sozialer Organisationen und die Theorie informationsverarbeitender Systeme haben wir in

»Supervision als Medium kommunikativer Sozialforschung« (Giesecke & Rappe-Giesecke, 1997) das erste Mal genutzt, um Supervisions- und Balint-Gruppen sowohl unter soziologischer als auch kommunikationswissenschaftlicher Perspektive untersuchen und beschreiben zu können. Diese neue Systematisierung hat keine Auswirkung auf die Beschreibungen der Strukturen der Dimensionen in den Kapitel 3, 4, 5 und 6.

Es hat sich in meiner Arbeit als Beraterin und Wissenschaftlerin als fruchtbar erwiesen, bei komplizierten Phänomenen und Problemen nicht nach einer einzigen Ursache zu suchen. Ebenso unbefriedigend waren für mich Modelle, die mit fünf, neun oder mehr Faktoren arbeiten. Vielmehr versuche ich die Phänomene aus dem Zusammenwirken von jeweils 3 Faktoren zu erklären; wenn nötig kann man mehrere solcher Modelle nebeneinander und nacheinander verwenden. Diese Form des Verstehens und Denkens bezeichnen wir als das »Neue Triadische Denken«. Es hat sich in der Ausbildung von Supervisoren, Organisations- und Karriereberatern schon bewährt. Eine Konsequenz dieses Ansatzes ist es, Systeme als das emergente Produkt von 3 Dimensionen – und nicht von vier – zu verstehen. Der Triadische Ansatz hat auch zu einigen Modellen, die für die Supervisionspraxis wichtig sind, geführt; diese werden im 1. Kapitel dieses Buches vorgestellt. Ein gutes Beispiel für die Reduktion von »Spiegelstrich-Definitionen« und die Systematisierung in einem Triadischen Modell ist die Ersetzung der »Emergenzniveaus von Klienten und Teams« (Rappe-Giesecke, 2003, S. 14 f) und des Beratungssystems (ebenda S. 17) aus der 3. Auflage durch klare Triadische Modelle. Auf der Website (www.triadisches-denken.de) finden sich Grundannahmen, Anwendungsmöglichkeiten und Beispiele des »Neuen Triadischen Denkens«, das mein Mann Michael Giesecke entwickelt und das wir in Forschungs- und Praxissupervisionen – einer von uns im Laufe langjähriger Kooperation entwickelter und bewährter Mischung aus Instruktion und Selbstreflexion – gemeinsam weitergeführt haben. Weitere für Beratung relevante Triadische Modelle finden sich in meinem Buch über Karriereberatung.

Allen Supervisanden, Kollegen und Studenten, die dazu beigetragen haben, dass dieses Supervisionskonzept zu einer festen Größe in der Beratungspraxis geworden ist, sei hier gedankt. Insbesondere Katharina Janz, die seit 1996 die Co-Leitung im Supervisionsstudiengang innehat, danke ich für Ihren Beitrag zur Weiterentwicklung dieses Konzepts durch die gemeinsame Lehrtätigkeit, die beständig Anlass zur Reflexion dieser Supervisionstheorie und der Umsetzung des Konzepts in der Praxis war.

Kornelia Rappe-Giesecke
Neustadt, April 2009

Inhaltsverzeichnis

Was ist gute Supervision?

1.1 Die Entwicklung der Supervision

Supervision ist heute eine in vielen Feldern und Organisationen verbreitete Form berufsbezogener Beratung. Ihre Anfänge liegen in den 60er-Jahren des letzten Jahrhunderts in Amerika, wo in den großen Wohlfahrtsverbänden sog. paid agents die Aufgabe hatten, ehrenamtliche MitarbeiterInnen beratend bei ihrer Arbeit mit Hilfebedürftigen zu begleiten und gleichzeitig deren Arbeit zu kontrollieren, z. B. die Vergabe von Mitteln.[1] Diese beiden Funktionen, nämlich die **administrative** und die **fachlich beratende**, differenzierten sich dann Ende des Jahrhunderts in die der »administrative supervisors« und die der »educational supervisors« aus, eine Unterscheidung, die im amerikanischen »Not-for-profit-Sektor« noch heute gängig ist und in manchen Modellen des Mitarbeiter-Coachings durch Vorgesetzte bei uns wieder aufgegriffen wird.

Die Funktion des administrativen Supervisors prägt noch heute im amerikanischen und im angelsächsischen Raum und damit auch bei uns im Profitbereich das Verständnis von Supervision. Der Supervisor in diesem Sinne bezeichnet eine Managementfunktion. Seine Aufgabe ist es, die Erreichung vorgegebener Ziele in Teams, Gruppen und bei Einzelnen zu steuern, aber auch die Arbeitsfähigkeit von Einzelnen und von Gruppen zu erhalten und zu fördern.

Der in dieser Funktion enthaltene Aspekt der Kontrolle und Überwachung wird leicht mit dem Begriff des Supervisors, wie er bei uns im »Not-for-profit-Bereich« gebräuchlich ist, verbunden. Der Supervisor als externer Berater hat diese Managementfunktionen nicht.

Exkurs

Unter Supervision wird in Amerika i.d.R. eine Managementfunktion auf der operativen Ebene verstanden, die sich auf die Begleitung und Kontrolle von Teams und nicht nur von einzelnen Mitarbeitern bezieht. Im Kapitel »Leadership and management in public organizations« der »organization theory« von Gortner, Mahler, Nicholson und Bell (1987) findet sich im Abschnitt »Readership at the individual and group level: The supervisors« folgende Definition: »At the productive heart of the bureau, the groups that are »getting the work done« are led by supervisors. Supervisors are not usually involved in making policy for the bureau or even in establishing the coordinative structures. Rather, supervisors have three major focuses in all their activities: production, maintenance of individual morale, and maintenance of group cohesiveness. Higher officials decide what is to be done and how the bureau will be structured to accomplish those goals; the supervisor makes sure that the particular tasks and goals of his or her group are completed properly and productively. While supervisors must organize and coordinate their groups, the main talents they need are a combination of the skills used by their subordinates and the ability to work with those subordinates on an interpersonal level. Since they are usually chosen from the workers, supervisors can be expected to possess the requisite technical skills; thus, the area of expertise that must be either present or quickly developed is the interpersonal« (S. 321 f).

Zur Entwicklung fachlicher Kompetenz und professioneller Identität von AusbildungskandidatInnen wurde in den 20er-Jahren dieses Jahrhunderts das 1. Mal im Berliner Psychoanalytischen Institut die Kontrollanalyse eingeführt (Pühl, 1990, S. 61). Diese Form von Supervision existiert noch heute in allen Therapie- und Beratungsausbildungen, man nennt sie **Ausbildungssupervision**. Junge KollegInnen besprechen mit erfahrenen AusbilderInnen ihre ersten »Fälle«, ihre Behandlungen und Beratungen von KlientInnen. Hier tritt der Supervisor als Experte der Profession auf.

Die 3. Wurzel der Supervision wurde in den 40er-Jahren von dem ungarischen Arzt Michael Balint entwickelt, der Gruppen von SozialfürsorgerInnen und später auch Ärzten leitete, in denen berufsbezogene Selbsterfahrung zur Erreichung

1 Zu den Wurzeln der Supervision vgl. Heft 18 (1990) der Zeitschrift »Supervision«, Belardi (1992, S. 33 ff) und zu neueren Entwicklungen Rappe-Giesecke (2002b, 2009c), Hege (2002) und Münch (2002).

zweier Ziele stattfand: Einmal hatte Balint das Interesse, Professionsentwicklung zu betreiben, die »Organmedizin« hin zu einer ganzheitlichen Medizin zu entwickeln – was es erforderlich machte, dass Ärzte Kenntnisse in Psychotherapie erwarben – verbunden mit dem 2. Ziel, sie zu trainieren, ihre Person und ihr Gefühl als Instrument in der Behandlung von Patienten einsetzen zu können. Michael Balint hat die Entwicklung seiner »Training-cum-research-Gruppen« 1968 und 1976 in dem Klassiker »Der Arzt, sein Patient und die Krankheit« dargestellt. Die Würdigung von Balints Leistung, dem es in erster Linie um Professionsentwicklung und nicht um die Entwicklung einer Supervisionsmethode ging, findet sich bei Rappe-Giesecke (1994a).

In die Supervision sind wesentliche Elemente der von Balint entwickelten Methodik der Gruppensupervision, sowie das Ziel **Beziehungsdiagnostik** zu erlernen, eingegangen.

Fand Supervision im sozialen Bereich nach dem 2. Weltkrieg im Wesentlichen noch in Einzelsettings statt, so brachte die Entwicklung der angewandten Gruppendynamik die Chance mit sich, den »**Gruppenvorteil**« auch für die Supervision nutzbar zu machen. Es entwickelte sich das auch schon von Balint inaugurierte Setting der Gruppensupervision, in dem Erfahrungen mit der Dynamik von Gruppen gemacht werden konnten. Die SupervisorInnen der späten 60er- und frühen 70er-Jahre arbeiteten mit den damals entstehenden Teams in gruppendynamischer Manier (vgl. hierzu das Heft 2 der Zeitschrift »Supervision«, das sich 1982 mit Teamsupervision befasste und den Aufsatz von Nellessen & Schmidt, 1975). Die Idee, dass sich Kooperation allein dadurch verbessern lässt, dass man sich in einen gemeinsamen gruppendynamischen Prozess begibt, in dem Beziehungsklärung betrieben wird, erwies sich als nicht tragfähig. Institutionelle Strukturen kamen in den Blick.

Die Auseinandersetzung mit der Organisationsberatung und -entwicklung setzte in den 80er-Jahren ein. War es zunächst die Einführung einer 3. Perspektive – nach dem Individuum und der Gruppe kamen die **institutionellen Rahmenbedingungen** in den Blick – so wurde mit der Zeit deutlich, dass Supervision nur einen sehr begrenzten Einfluss auf die institutionellen Gegebenheiten nehmen kann. Das Wissen um die Notwendigkeit von Umstrukturierungsmaßnahmen, die im Rahmen von OE-Prozessen durchgeführt werden und die Klärung der begleitenden Funktionen, die Supervision dabei haben kann, ist inzwischen zu einem gewissen Abschluss gekommen (Rappe-Giesecke, 2002b).

Definition

Supervision ist personenbezogene berufliche Beratung für Professionals. Ihre Aufgabe ist es, Einzelne, Gruppen oder Teams von Professionals zu individueller und sozialer Selbstreflexion zu befähigen. Ziel dieser Reflexion ist die Überprüfung und Optimierung des beruflichen und methodischen Handelns.

Mit dieser Definition grenze ich mich auf der einen Seite gegen individuelle Selbstreflexion, wie sie schon immer in Beratungen, Therapien, Selbsterfahrungen u. Ä. betrieben wurde, ab. Nicht die Person in ihrer Komplexität steht im Mittelpunkt, sondern derjenige Teil der Person, der die professionsabhängige Ich-Identität bildet. Zum anderen grenze ich Supervision gegen Organisationsberatung ab. Auch in der Organisationsberatung ist soziale Selbstreflexion eine notwendige Voraussetzung für das Gelingen von Veränderungsprozessen. Medium der Veränderung ist in der Supervision die Person, in der Organisationsberatung sind es soziale Systeme, also bestehende oder durch die Beratung neu geschaffene Subsysteme von Organisationen. Wir haben den Begriff »Soziale Selbstreflexion« geprägt, um einen zentralen Mechanismus der Erkenntnisgewinnung in Beratung und Forschung zu kennzeichnen. Er grenzt sich ab gegen alleinige Erkenntnisgewinnung durch unbeteiligte Beobachtung und gegen individuell durch Selbstbeobachtung gewonnene Erkenntnisse (vgl. dazu Giesecke & Rappe-Giesecke, 1997, S. 21).

Die Stärke der Supervision liegt darin, dass sie die latenten Steuerungsprogramme der Person, der Profession, der Klientel und der Organisation erforscht und den Professionals zur Verfügung stellt. Wenn ich weiß, was mein Handeln leitet, habe ich die Chance, die Angemessenheit dieses

	Administrative Supervision	Ausbildungs-Supervision Educational Supervision	Supervision in OE-Prozessen Clinical Supervision	Berufsbegleitende Supervision Clinical Supervision		
Ziele	• Kontrolle der Arbeit • Fachliche Begleitung • Personalführung • Personalentwicklung	Erlernen einer bestimmten Methode oder Profession	Begleitung von strukturellen Veränderungsprozessen	**Klientenbezogen** • Fachkompetenz erhöhen • professionelle Identität entwickeln • Kontrolle der Arbeit	**Kooperationsbezogen** • Effektivierung der Kooperation • Arbeitszufriedenheit schaffen • Aufgaben- und Klientenbezogenheit stärken	**Rollenbezogen** • Aufgaben klären • Rollengestaltung • Rolle/Person/Organisation in Einklang bringen • Karriereplanung
Settings	Teil der Personalführung	Teil eines übergreifenden Ausbildungssystems	In OE-Prozess eingegliederte From von berufsbegleitender Supervision	• Gruppensupervision • Balintgruppe • Einzelsupervision	• Teamsupervision • Projektsupervision	• Einzelsupervision • Leitungsberatung
Qualifikation	**Fachlicher Vorgesetzter (der Chef als Coach) mit Qualifikation im Mitarbeitergespräch und beruflicher Beratung**	**»Meisterin oder Meister« der Methode oder Profession**	**Supervisorin oder Supervisor mit Kenntnis von OE-Methoden**	**Erfahrene Angehörige einer Profession, die Supervision oder Balintgruppenarbeit gelernt haben**	**In Institutionsanalyse ausgebildete Supervisorinnen und Supervisoren**	**In Institutions- und Rollenanalyse ausgebildete Supervisorinnen und Supervisoren**

Programms für diese Situation zu überprüfen und Alternativen zu suchen. Supervision hilft adäquate Selbstbeschreibungen zu finden und trägt so in hohem Maße zur Entwicklung der professionellen Identität bei.

1.2 Supervisionsvarianten

Grundsätzlich kann man zwischen 4 Typen von Supervision unterscheiden:

- administrative Supervision,
- Ausbildungssupervision-,
- Supervision im Rahmen von Organisationsentwicklungsprozessen und
- berufsbegleitende Supervision.

In ◘ Abb. 1.1 wird eine Übersicht über die 4 Formen gezeigt, die im Einzelnen erläutert werden.

1.2.1 Administrative Supervision

Diese Form ist die älteste Supervisionsform, praktiziert von Führungskräften des »Not-for-profit-Bereichs«, die Kontrolle der Arbeit mit fachlicher Begleitung verbinden wollten. Diese Form der Supervision findet gerade eine Neuauflage unter dem Titel »Die Führungskraft als Coach«. Konstitutiv für diesen Typus ist die Rollenspannung, unter der der Supervisor steht: Er ist Repräsentant der Organisation und hat deren Interessen zu vertreten und er ist Begleiter des Lern- und Entwicklungsprozesses des Mitarbeiters, was eine symmetrische Beziehung voraussetzt. Drittens muss er die Interessen der Klientel im Blick haben. Gut beschrieben ist diese Rollenspannung für die Arbeit von Personalentwicklern, die sich wie die supervisierenden Führungskräfte in diesem Interessensdreieck bewegen (vgl. Looss, 1998). Die Funktion der administrativen Supervision kann Qualitätskontrolle sein, fachliche Instruktion, Training von Fertigkeiten, z. B. kundenorientiertes Verhalten einüben, bis hin zur Laufbahnplanung oder zum Krisenmanagement in akuten Situationen.

Diese Form wird nicht von ausgebildeten SupervisorInnen praktiziert, sondern von Führungskräften, die eine Qualifikation in Beratung und dem Führen von Mitarbeitergesprächen haben sollten, um die eigenen Rollenwidersprüche erkennen und produktive Beratung machen zu können.

1.2.2 Ausbildungssupervision

In der Ausbildungssupervision geht es darum, eine bestimmte Methode oder Profession zu erlernen. In der Therapieausbildung begleiten erfahrene Kollegen in der Supervision Ausbildungskandidaten und kontrollieren deren professionelle Praxis. Dieses Setting ist mit der Praxisanleitung im Rahmen der Sozialarbeit vergleichbar, die einen wesentlichen Anstoß zur Entwicklung der Supervision gegeben hat. Die Ausbildungssupervision ist immer Teil eines übergreifenden Ausbildungssystems. Sie ist in dieses eingebunden, was bestimmte Konsequenzen bezüglich der Handhabung der Schweigepflicht und der Vernetzung mit der übergreifenden Organisation hat. Diese Form von Supervision können nur diejenigen geben, die »Meisterin« oder »Meister« entweder dieser Profession oder dieser bestimmten Methode sind.

Das führt i.d.R. dazu, dass Professionelle, die nur in dieser Art und Weise Supervision kennen gelernt haben, der Ansicht sind, das wäre Supervision überhaupt. Vielmehr handelt es sich um eine Möglichkeit, Elemente von Supervision, insbesondere die Fallsupervision, zu Ausbildungszwecken anzuwenden. Die Meisterinnen und Meister gehen auf den Markt und bieten berufsbegleitende Supervision an, ohne die dafür erforderlichen Qualifikationen zu haben.

Die Unterschiede zwischen Ausbildungssupervision und berufsbegleitender Supervision sind in der ◘ Tab. 1.1 dargestellt.

Tabelle 1.1 Ausbildungs- und berufsbegleitende Supervision: Unterschiede und Gemeinsamkeiten

	Berufsbegleitende Supervision	Ausbildungssupervision
Ziele	Verbesserung professioneller Kompetenz im Umgang mit KlientInnen, MitarbeiterInnen, KollegInnen und Vorgesetzten	Methoden lernen
	Erhöhung oder Wiederherstellung der Arbeitszufriedenheit	Professionalisierungsprozess begleiten
	Überprüfung der Wirksamkeit des professionellen Handelns	Entwicklung neuer professioneller Identität Konflikt: Schüler – Professionelle Entwertung des bisherigen Könnens und Überidentifizierung mit Neuem Notwendige Irritationen und Verunsicherungen
Rollen		
Rolle der SupervisandInnen	Professional mit eigener Verantwortung für Arbeit mit KlientInnen	Doppelrolle: Schüler/Laie und Supervisand im klassischen Sinne
Rolle des Supervisors	Berater	Berater, Experte, Kontrolleur, Repräsentant der Ausbildungsinstitution
System-Umwelt-Beziehungen	Supervision hat nur Funktion für die Professionals selbst	Supervision ist eingebaut in ein übergreifendes Ausbildungssystem, das Setting und Ziele bestimmt und in anderer Weise interferieren kann
	Supervisor ist unabhängig von der Institution, in der Supervisand arbeitet	
	Teilnahme ist freiwillig bis verpflichtend	Teilnahme ist verpflichtend
	Supervisor kann frei gewählt werden	Wahl des Supervisors ist eingeschränkt
Auf welchen Ebenen emergieren die SupervisandInnen?	Angehörige einer Profession	Lernender mit unsicherer Rollenidentität
	Individuum	Teil von Professional-Klient-Systemen
	Professional mit spezifischer Berufsbiografie	Praktikant etc. in einer Organisation
	Teil von Professional-Klient-Systemen	Teil des Ausbildungssystems
	Funktionsträger in einer Organisation	Teil des Supervisionssystems
	Teil des Supervisionssystems	

1.2.3 Supervision im Rahmen von Organisationsentwicklungsprozessen

Supervision im Rahmen der Organisationsentwicklung (im Folgenden als OE abgekürzt) ist vielleicht noch weitestgehend unbekannt (vgl. »Das Proprium der Supervision und ihre Rolle in der Organisationsentwicklung«. In: Giesecke & Rappe-Giesecke, 1997, S. 663–665). Supervision als eine personenbezogene Beratung ist ein notwendiges Element in OE-Prozessen. Supervision wird in die Architektur des OE-Prozesses eingebaut, erfüllt eine von den für den Prozess Verantwortlichen definierte Funktion.

Organisationsentwicklungsprozesse kranken häufig daran, dass die Umsetzung der Maßnahmen nicht genügend begleitet wird. Wenn die Dinge durch neue Aufgabenbeschreibungen, Funktionssetzungen etc. formell geregelt sind, geht es im 2. Schritt darum, dass die MitarbeiterInnen und Führungskräfte diese Veränderungen für sich nachvollziehen. Hier kann Supervision eine wichtige Funktion übernehmen, um zu verhindern, dass die Selbstbeschreibungen, die zu den alten Gegebenheiten passten, weiter wirken und damit die Veränderungen mit der Zeit paralysieren.

Praxisbezug

Supervision kann z. B. die Funktion übernehmen, das Selbstverständnis eines Teams, das durch einen Umstrukturierungsprozess gegangen ist, klären zu helfen. Diese Form von Teamsupervision hat dann zum einen die Funktion, Psychohygiene für die Mitarbeiterinnen und Mitarbeiter zu betreiben, indem man sie bei den Veränderungen begleitet und eine Basis für die Entwicklung eines Teamgefühls schafft. Zum anderen trägt die Klärung des Selbstverständnisses dazu bei, die Kooperation reibungsärmer zu gestalten und vielleicht sogar zu optimieren. Das können Verfahren der Organisationsberatung, die den Fokus auf die Organisation haben, nicht leisten.

Eine weitere Einsatzmöglichkeit von Supervision ist die Karriere- und Berufsplanung im Rahmen der Einzelsupervision. Diese Form wird in diesem Abschnitt unter »Rollenbezogene Supervision« weiter unten näher erläutert werden.

Supervision kann im Rahmen der Organisationsentwicklung auch die Funktion übernehmen, MitarbeiterInnen im Umgang mit KlientInnen und KundInnen nachzuqualifizieren. Wenn von ihnen ein stärkeres Dienstleistungsbewusstsein gegenüber den KlientInnen entwickelt werden soll, dann kann man dieses nicht einfach durch Dekret verordnen, sondern es ist sinnvoller, eine Form kontinuierlicher Praxisbegleitung anzubieten, deren Aufgabe die Arbeit an der Einstellung gegenüber den KundInnen und KlientInnen ist.

Diese Form von Supervision sollten nur SupervisorInnen durchführen, die etwas von OE verstehen. In jedem Fall ist die Kooperation der SupervisorInnen mit den OrganisationsberaterInnen nötig und Supervision muss systematisch in den Veränderungsprozess eingebaut werden. Die günstigste Möglichkeit ist es, dass die SupervisorInnen im BeraterInnenteam oder in der Steuerungsgruppe zumindest phasenweise mitarbeiten. Auf jeden Fall müssen sie gut informiert sein, um nicht kontraproduktiv zu arbeiten.

1.2.4 Berufsbegleitende Supervision

Den 4. Typus von Supervision trifft man in der Praxis am häufigsten an, es ist die berufsbegleitende Supervision. Diese wird üblicherweise nach den verschiedenen Settings, in denen Supervision angeboten wird, also in Gruppen-, Einzel- und Teamsupervision differenziert. Diese Untergliederung habe ich nicht gewählt, sondern habe unterschieden, ob in erster Linie klientenbezogen, kooperationsbezogen oder rollenbezogen gearbeitet wird. Die folgenden beiden Gründe sprechen dafür: In den Settings wird oft an 2 dieser Themen gearbeitet und es gibt inzwischen viele Subsysteme von Organisationen, bei denen es sich nicht um Teams handelt, z. B. Arbeits- und Projektgruppen, Abteilungen etc., sodass die Benennung des Settings wenig aussagt.

In den 3 Formen berufsbegleitender Supervision beschäftigt man sich also entweder damit, wie die Arbeit mit den KlientInnen oder KundInnen aussieht (klientenbezogene Supervision), wie man miteinander kooperiert (kooperationsbezogene Supervision) oder damit, was die Merkmale und Aufgaben der eigenen Rolle innerhalb der Organisationen sind (rollenbezogene Supervision).

Klientenbezogene Supervision

Sie ist diejenige Form, die man braucht, um als Mitarbeiter die eigene Fachkompetenz im Umgang mit KlientInnen, KundInnen, AbnehmerInnen zu erhöhen. Dies geschieht dadurch, dass man »Beziehungsdiagnostik« lernt. Das bedeutet, die Selbst- und Fremdwahrnehmung als Instrument handhaben zu lernen, um professionelle Beziehungen besser verstehen und steuern zu können. Das geschieht auf dem Wege einer an konkrete Situationen und Personen gebundenen Selbsterfahrung: »Wie wirke ich auf andere, wie wirken andere auf mich, mit welchem Typus von Menschen oder Klienten habe ich besondere Schwierigkeiten und mit welchen komme ich besonders gut aus?«

Neben dieser Verbesserung der Selbst- und Fremdeinschätzung gehört dazu, das Wissen um die handlungsleitenden Maximen, die das eigene professionelle Handeln steuern, zu verbreitern. Abgesehen davon, dass es sinnvoll ist zu wissen, nach welchen Regeln man handelt, hat dieser Aspekt auch durch die geschichtliche Veränderung der Identität und des Selbstverständnisses vieler Professionen Relevanz erlangt. Die Entwicklung des Wissens, des Handwerkszeugs und die sich wandelnden Anforderungen der AbnehmerInnen haben das Selbstbild und die Aufgabe mancher Professionen sehr stark verändert. Hinzu kommt, dass das Selbstverständnis und auch das Selbstwertgefühl mancher Professionen durch die Notwendigkeit, in multiprofessionell zusammengesetzten Teams zusammenarbeiten zu müssen, in Bewegung geraten sind.

Praxisbezug

Man nähert sich diesem Thema mit Fragen wie: »Was macht meinen spezifischen Umgang als Krankenschwester oder als Arzt etc. mit den KlientInnen aus? Wodurch unterscheidet sich meine professionelle Beziehung zu KlientInnen, KundInnen, PatientInnen von der anderer Professionen?« Weiterhin beschäftigt man sich mit den Bildern, die die einzelnen Professionen vom idealen Klienten, Kunden, Patienten haben – diese mentalen Modelle sind meist jedoch nur latent, steuern dann aber umso stärker das professionelle Handeln – und mit ihren »blinden Flecken«.

»Blinde Flecken« ist ein Ausdruck aus der Supervisorensprache. Man könnte auch sagen, dass Professionelle durch die Ausbildung geschult sind, Menschen und Dinge unter einer begrenzten Perspektive wahrzunehmen, um die alltägliche Komplexität reduzieren zu können. Wenn dann mehrere Professionen mit unterschiedlichen Sichtweisen aufeinander treffen, ist es mit der Verständigung nicht immer ganz einfach. Man könnte auch mit Peter Senge sagen, dass es darum geht die mentalen Modelle, die die Professionen über sich und über die jeweiligen Abnehmer haben, zu rekonstruieren.[2] Es ist das Verdienst von Michael Balint, diese Form der klientenbezogenen Supervision, die gleichzeitig eine optimale Form der Professionsentwicklung ist, in den 40er-Jahren entwickelt und konzipiert zu haben (vgl. Balint, 1968, 1976). Eine Darstellung der Ideen zu Supervision, Professionsentwicklung und der Verbindung von Beratung und Forschung, die Michael Balint entwickelt hat, findet sich in Rappe-Giesecke (2000a).

Klientenbezogene Supervision dient der Selbstkontrolle des Umgangs mit Klienten. Es handelt sich hier nicht um Fremdkontrolle durch Fachaufsicht, sondern es ist eine Form von Selbstkontrolle, die die Professionellen im Rahmen der Supervision selbst ausüben. Peter Berker hat die Supervision als »Mittel der Innensteuerung zur Sicherung der fachlichen Qualität im Vergleich zu anderen Mitteln der Außensteuerung« bezeichnet (1997). Indiziert ist diese Form von Supervision in Teams oder Arbeitsgruppen, denen der Klientenbezug fehlt.

2 Zur Theorie der mentalen Modelle als einer Disziplin der lernenden Organisation vgl. Senge (1996a, Kap. III.10, Mentale Modelle). Zu den Techniken, wie man diese Modelle rekonstruiert, vgl. Senge et al. (1996b, Kap. Mentale Modelle, S. 271–340).

Praxisbezug
Teams haben die Tendenz, sich mit sich selbst zu beschäftigen. Es gibt immer viele Konflikte und vieles, über das man sprechen kann. Wenn es notwendig ist, sich wieder auf die KlientInnen zu konzentrieren, dann ist Fallsupervision eine gute Möglichkeit und Form, dies zu tun.
Klientenbezogene Supervision ist weiterhin sinnvoll, wenn man den Eindruck hat, dass die fachlichen Standards nicht gehalten werden und dass nicht ausreichend qualifiziert mit den KlientInnen umgegangen wird. Fallsupervision kann dazu beitragen, einen reflektierteren, angenehmeren und vielleicht auch erfolgreicheren Umgang mit den KlientInnen zu schaffen.

Die Settings, in denen dies geschieht, sind fallbezogene Teamsupervision, Gruppensupervisionen, Balint-Gruppenarbeit oder auch Einzelsupervision.

Kooperationsbezogene Supervision

Diese verfolgt ein doppeltes Ziel: Zum einen die Arbeit mit den Klienten effektiver zu gestalten und damit zur Absicherung der Qualität der Arbeit beizutragen und zum anderen die Arbeitszufriedenheit zu verbessern. Arbeitszufriedenheit ist ein wichtiger Faktor. Trotz einer produktiven und optimalen Planung kann es vorkommen, dass sich die Mitarbeiter nicht wohl fühlen und aufgrund dessen nicht gut zusammenarbeiten. Das ist der Punkt, an dem die Supervision vor vielen Jahren mit der Idee angefangen hat: »Wenn es allen gut geht, dann wird das Übrige auch schon klappen«. Das hat sich als Irrtum erwiesen, weil Beziehungsklärung prinzipiell unabschließbar ist.

Zur Erhöhung der Arbeitszufriedenheit in der Kooperation zwischen KollegInnen, Führungskräften oder MitarbeiterInnen kann Supervision beitragen, indem sie Kommunikationsstörungen beseitigt, und hilft, ein wertschätzendes Klima aufzubauen.
Zur Steigerung der Effektivität in der Kooperation kann Supervision beitragen, indem sie hilft die Aufgabenbezogenheit und Klientenbezogenheit zu fördern.

Klientenbezug herstellen meint, sich darauf zu besinnen, dass man in erster Linie für die KlientInnen und KundInnen da ist, und sich zu fragen, wie wirkungsvoll man für sie arbeitet. Grundsätzlich ist Kooperation immer noch verbesserbar, der Maßstab ist hier der Nutzen der Kooperation für die Arbeit mit den KundInnen oder KlientInnen.

Praxisbezug
Es ist häufig so – was auf den ersten Blick relativ unlogisch erscheint –, dass irgendwann in den Institutionen, in den Teams oder bei Einzelnen, die Idee verloren geht, wozu sie eigentlich da sind: Was ihre Hauptaufgabe ist, was der Grund für ihre Existenz innerhalb der Organisation ist und wer ihre KundInnen sind. In der Supervision wird mit der Zeit erfahrbar, dass hier Irritationen bestehen, weil ganz unterschiedliche Auffassungen vorhanden sind. Viele Konflikte, die innerhalb des Teams oder auch der Leitung bestehen, haben ihre Grundlage darin, dass nicht mehr klar ist, was die Aufgabe der Organisation insgesamt, was die Aufgabe des Teams oder der anderen Abteilungen ist. Wie müssen diese miteinander kooperieren, damit die Aufgabe erfüllt wird? Was muss der einzelne Mitarbeiter tun, damit das Team seine Aufgabe erfüllen kann? Es ist so banal wie schwierig. Oft reicht es schon aus, mit einer Kombination von Selbstreflexion und einfachen Mitteln der Datenerhebung zu arbeiten, um Klarheit zu schaffen.

Der Unterschied zur Organisationsberatung besteht darin, dass in der Supervision der Fokus auf der fachlichen Arbeit mit dem Klientel liegt und die Verständigung über strukturelle Bedingungen, die aus der Aufbau- oder Ablauforganisation resultieren, in den Dienst der Reflexion dieser fachlichen Arbeit treten. In der Teamentwicklung ist Letzterer der Fokus, der eine andere Beratungsarchitektur als die Supervision erfordert. SupervisorInnen, die mit Teams arbeiten, sollten die Fähigkeit zur Organisationsdiagnose und -analyse mitbringen; allein in therapeutischen Verfahren ausgebildete SupervisorInnen sind ungeeignet, weil ihnen i.d.R. das Wissen über Organisationen fehlt.

Rollenbezogene Supervision

Sie findet im Setting der Einzelsupervision statt. Unter Rolle wird ein Set an Erwartungen verstanden, das der Inhaber einer Funktion selbst an seine Arbeit hat und die Erwartungen der Kooperationspartner. Dazu gehört, dass man zunächst die zentrale Aufgabe, die »primary task« dieser Funktion klärt, als Nächstes die Fähigkeiten und Möglichkeiten zur Gestaltung der Funktion reflektiert und klärt, wie viele von den Gestaltungsmöglichkeiten wahrgenommen und genutzt werden und wo die Grenzen der Gestaltungsmöglichkeiten sind.

Das Ziel ist es, die Person, die Rolle und die Funktion in der Aufbau- und Ablauforganisation in Einklang zu bringen. Das Ideal von der richtigen Person am richtigen Platz in der richtigen Organisation, die ihre Rolle in angemessener Weise ausübt, ist ein schwer zu erreichendes. Das wissen Leitungskräfte und dies beschäftigt auch die MitarbeiterInnen. Passt die Person zur Rolle? Passt die Rolle zur Organisation? Und passt die Person in die Organisation und deren Kultur? Dies sind Fragen, mit deren Beantwortung man sich diesem Ziel nähern kann.

Ein Wechsel von der Supervision zur Karriereberatung ist indiziert, wenn sich herausstellt, dass Funktion, Rolle und Person nicht oder nicht mehr zusammenpassen. Karriereberatung hat andere Beratungsprogramme als Supervision zur Verfügung, mit denen die bisherige Karriere untersucht und die zukünftige Entwicklung sondiert oder sogar geplant werden kann: Werteklärung, Biographie- und Karriereanalyse sowie Profilentwicklung (Rappe-Giesecke, 2008).

Die Arbeit an der Rolle findet im Rahmen von Einzelsupervision und auch im Coaching statt. Die Abgrenzung von Coaching und Supervision beruht meist nur auf Annahmen und nicht auf empirischen Untersuchungen. Coaching ist laut Definition von Looss »eine professionell betriebene, personenbezogene Einzelberatung von Menschen zu der Frage, wie diese in schwierigen Situationen ihre berufliche Rolle handhaben« (Looss, 1999, S. 109). Diese Definition passt auch auf rollenbezogene Supervision im Setting der Einzelsupervision. Man muss sich bei den Abgrenzungsversuchen fragen, wozu man die Unterscheidung machen will: zu marketingtechnischen, zu berufspolitischen oder zu wissenschaftlichen Zwecken. Die Frage, was der Unterschied zwischen Coaching und Supervision ist, ist generell nicht zu beantworten, man braucht einen Bezugsrahmen. Mithilfe der Grundideen des »Triadischen Denkens« ist eine wissenschaftliche Unterscheidung mittlerweile gelungen (vgl. Rappe-Giesecke, 2008, S. 48 ff).

1.3 Standards guter Supervision

Was ist gute Supervision? Supervision ist personenbezogene Beratung für Professionals. Ihr überkomplexer Gegenstand erfordert ein Beratungskonzept, das verschiedene wissenschaftliche Disziplinen und verschiedene Methoden integriert. Diese Entwicklung hat Mitte des letzten Jahrhunderts eingesetzt und nun einen befriedigenden Stand erreicht.[3] Supervision hat sich mit Konzepten und Methoden wie Balints »Training-cum-research-Gruppen«, Case-work, Andragogik, Praxisanleitung, Ausbildungssupervision, angewandter Gruppendynamik, Gruppenanalyse, Psychoanalyse und anderen Therapieformen wie Gestalttherapie, Psychodrama bis hin zur systemischen Beratung, NLP und Methoden der Organisationsentwicklung auseinander gesetzt. Parallel fand die Adaption von Theorien der Gruppe, des Individuums, der Organisation, der Gesellschaft und der Kultur statt (vgl. Rappe-Giesecke, 2002b, 2009c).

Der Sinn dieser Auseinandersetzung mit dem »Fremden« ist darin zu sehen, dass wir es in der Supervision mit überkomplexen Phänomenen zu tun haben: Da es um berufliche Beratung geht, weisen die eingebrachten Probleme immer mehrere Ebenen auf: Person, Profession, Funktion, Organisation und Klientel.

Meine These ist, dass die konzeptionelle Entwicklung der Supervision so zu verstehen ist, dass sie uns mit ihren verschiede-

3 Zur Entwicklung in den letzten 20 Jahren vgl. Rappe-Giesecke (2002b) und zur Entwicklung der Supervision in der Sozialarbeit Hege (2002).

nen Phasen nach und nach ein umfassendes Theoriegerüst und Praxismodell zur Verfügung gestellt hat, um diese verschiedenen Ebenen professioneller Probleme adäquat verstehen und zum Nutzen der SupervisandInnen bearbeiten zu können.

Das bedeutet, dass zum »state of the art« der Supervision gehört, diese verschiedenen Theorie- und Praxismodelle zu kennen, sie situationsadäquat anwenden zu können und sie so auszuwählen und aufeinander zu beziehen, dass sie eine gute und stabile Basis für die eigene professionelle Identität liefern.

Für das Modell von Gruppen- und Teamsupervision, das hier beschrieben wird, aber auch für Supervision, die in anderen Settings wie der Einzelsupervision praktiziert wird, gelten die Standards, die im Folgenden erläutert werden.

1.3.1 Supervision ist Training und Forschung zugleich

»Training-cum-research-Gruppen«, so nannte Michael Balint selbst seine Gruppen, die das Ziel hatten, sowohl die Praxis der Ärzte zu beforschen als auch diese darin zu trainieren, eine neue Haltung gegenüber ihren PatientInnen einzunehmen. Für ihn waren diese Gruppen ein Instrument der Professionsentwicklung, weg von der Organmedizin hin zu einer ganzheitlichen Medizin. Dass er wenig über die Methodik der Gruppenleitung geschrieben hat hängt damit zusammen, dass ihn nicht die Entwicklung einer Supervisionsmethode interessierte, sondern die Entwicklung seiner Profession. Er führte diese Gruppen auch als reine Forschungsgruppen mit Ärzten, die in Balint-Gruppenarbeit erfahren waren, durch (Balint, 1968, 1976).

Diese sehr praxisnahe Form der Beforschung professionellen Handelns ist m. E. ein geniales Instrument, um die Maximen und Steuerungsprogramme einer Profession oder einer Methode zu rekonstruieren. Die Leistungen Balints wurden bereits in Rappe-Giesecke (2000a) beschrieben.

Balint-Gruppen schaffen die institutionalisierte Möglichkeit, die bewussten und die latenten Programme und Selbstbilder einer Profession zu analysieren und weiter zu entwickeln. Mit Programm sind die orientierungsrelevanten und handlungsleitenden Maximen einer Profession gemeint. Diese werden im Rahmen der professionellen Sozialisation nur selten bewusst erlernt und vermittelt, sondern i.d.R. eher durch Identifikation oder Versuch und Irrtum gelernt. Die Selbstbilder einer Profession umfassen sowohl das Selbstbild als auch das Fremdbild über Klienten, Patienten etc.

Zu diesen Programmen kommt man allerdings nur dann, wenn man in der Supervisionsarbeit über die Analyse des Einzelfalls hinauskommt. Im Programm Fallarbeit kommt nach der Bearbeitung einer einmaligen professionellen Interaktion die Phase der Verallgemeinerung und damit der Versuch, das rekonstruierte Thema auf Maximen für professionelles Handeln hin zu untersuchen. Für mich ist Supervision, die diese Phase nicht erreicht und beim Verstehen des Einzelfalls stehen bleibt, eher Einzelfallhilfe oder Krisenmanagement als Supervision.

Supervision ist nur dann gute Supervision, wenn sie – genau wie die Forschung – übertragbares Wissen schafft und damit nachhaltig wirkt.

Neben der Rekonstruktion von Maximen für professionelles Handeln wird es auch immer um Erforschung von Identität gehen, die eine Mischung aus Identitätskonzepten ist, die die Professionen liefern und aus der professionsabhängigen Ich-Identität, die sich in der Berufsbiografie und der persönlichen Biografie entwickelt hat.[4] Von den SupervisorInnen fordert dies die Fähigkeit zur Abstraktion, eine Fähigkeit, die am besten durch Forschung trainiert werden kann. Die durch die Qualitätsanforderungen steigende Notwendigkeit der Selbstevaluation verstärkt den Druck auf die Profession, wissenschaftliches Arbeiten und Forschen in das Kompetenzprofil von SupervisorInnen aufzunehmen. Die Verlagerung der Ausbildung von den privaten Fort- und Weiterbildungsinstituten an die Hochschulen trägt diesen Anforderungen bereits Rechnung.

4 Zur Berufsbiografie vgl. Hege (1994).

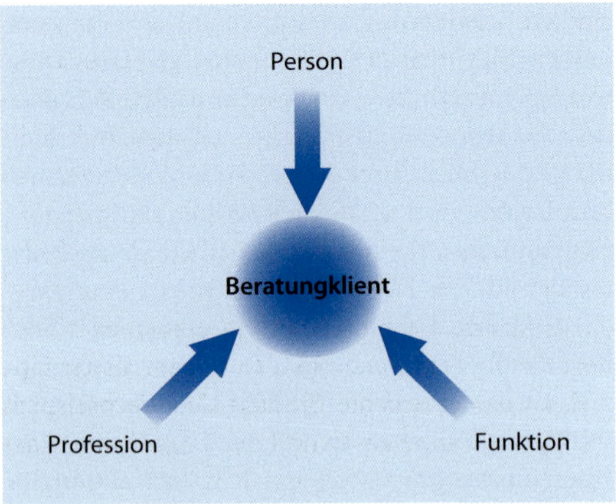

Abb. 1.2. Der Klient berufsbezogener Beratung (Aus Rappe-Giesecke, 2008, S. 36)

1.3.2 Supervision nutzt Triadische Modelle

Wenn Professionals in der Supervision Probleme aus ihrem beruflichen Alltag einbringen, dann müssen SupervisorInnen in der Lage sein, die verschiedenen Relevanzsysteme, die das berufliche Handeln ihrer SupervisandInnen beeinflussen, zu erkennen und zu analysieren. Habe ich früher von Emergenzniveaus eines beruflichen Problems gesprochen, um die Vielfalt der Perspektiven, unter denen berufliche Probleme zu betrachten sind, deutlich zu machen, so ist es durch die Entwicklung des »Neuen Triadischen Denkens« möglich, diese Vielfalt mithilfe von Basistriaden neu zu ordnen und zu erhalten (Rappe-Giesecke, 2008). BeraterInnen brauchen ein Modell ihres Klienten; die folgende Basistriade ist mein Modell des Klienten berufsbezogener Beratung. TherapeutInnen und LebensberaterInnen brauchen andere Modellierungen ihrer Klienten. Das berufliche Handeln eines Supervisanden wird hier als das »emergente Produkt« seines Handelns als Angehöriger einer Profession, als Inhaber einer Funktion in einer Organisation und als Person verstanden. Die 3 Dimensionen Profession, Funktion und Person liegen auf einer logischen Ebene (Abb. 1.2). Sie schaffen durch ihr Zusammen- und auch Gegeneinanderwirken das berufliche Handeln, das auf einer anderen logischen Ebene als sie selbst liegt.

Betrachtet man in der Supervision eine problematische Situation aus dem beruflichen Alltag eines Supervisanden, sollte man die Problematik durch alle 3 Dimensionen »durchkonjugieren«: Welche Perspektive auf diese berufliche Situation hat der Supervisand als Angehöriger einer Profession mit ihren spezifischen Relevanzsystemen, ihren professionellen Programmen und Werten? Welche Perspektive auf das Problem hat der Supervisand als Inhaber einer bestimmten Funktion in der Organisation, die durch ihre Aufgabe, ihre Stellung in der Aufbauorganisation und die eigenen und fremden Rollenerwartungen geprägt ist? Welche Perspektive auf das Problem nimmt der Supervisand als Person, die durch ihre Biographie, ihre Persönlichkeit und ihre Werte geprägt ist, ein? Es wird sich in der Falldarstellung und bei der Fallbearbeitung zeigen, dass dem Supervisanden nicht alle 3 Perspektiven gleichwertig erscheinen und ihm oft auch gar nicht zur Verfügung stehen. Hier wird die 2. Grundannahme des »Triadischen Denkens« (neben der der Emergenz) wichtig, die der Prämierung. Wir können im beruflichen Handeln nicht anders, als zu einem Zeitpunkt eine der Dimensionen zu prämieren, das meint sie zu fokussieren und zwar auf Kosten der anderen. Das Gleiche gilt für die Prozesse der Wahrnehmung und der Informationsverarbeitung, die dem Handeln vorausgehen.

Zunächst folgt man in der Supervision der Prämierung des Supervisanden, führt dann die zwei anderen Dimensionen ein, und fragt, welchen Einfluss sie auf das Verstehen des Problems haben. Manche Probleme lassen sich aus konkurrierenden inneren Logiken der Person, Profession und Funktion oder aus Konflikten, die aus konkurrierenden Werten entstehen, erklären.

Eine Supervisionssitzung hat eine hohe Ergebnisqualität-, wenn es gelungen ist, das Zusammenwirken dieser 3 Dimensionen beruflichen Handelns in einer Interaktionssituation zu analysieren und die Kosten der Prämierung einer Dimension zu verstehen. Die Komplexität des Problems wird zunächst erhöht mit dem Ziel, die Anzahl der Perspektiven auf das Problem und dadurch die Handlungsoptionen zu erwei-

tern, um sie danach wieder zu reduzieren und die Professionals handlungsfähig werden zu lassen.

Für die Arbeit mit Teams braucht man neben dem Modell des Supervisanden noch ein weiteres Triadisches Modell, ein Modell des Teams.

Definition

Ein Team ist sowohl Gruppe im gruppendynamischen Sinn, als auch Subsystem einer Organisation als auch als Verbund von Professionals, also Angehöriger der gleichen oder unterschiedlicher Professionen.

Dieses Triadische Modell von Teams gilt nur für die Beratung von Teams, deren Produkt eine Dienstleistung ist, die die Professional-Klient-Beziehung als Arbeitsinstrument nutzt. Die Mitglieder dieser Teams sind i.d.R. Angehörige akademisierter Professionen, die im Studium und in Weiterbildungen professionelle Programme gelernt haben, die ihre Arbeit steuern und die deshalb weniger durch Anweisungen oder durch Programme der Organisation gesteuert werden müssen. Die Steuerung ihres fachlichen Handelns geschieht durch die Programme der Profession. Teams dieses Typus arbeiten meist in »Organisationen von Professionals« nach Mintzberg (1991), einem Organisationstyp, der dann am besten funktioniert, wenn den Professionals eine hohe Autonomie zugestanden wird und sich die Leitung darauf beschränkt, die Rahmenbedingungen für deren Arbeit sicherzustellen und auf die Selbststeuerung zu setzen. Auf Teams aus dem Produktionsbereich oder Dienstleistungsteams, die Waren verkaufen kann man diese Triade nicht anwenden. So wie es unterschiedliche Modelle des Subjekts der Beratung, des Teams braucht, so braucht es auch differenzielle Beratungskonzepte für die Arbeit mit Teams.

Diesen Typus der Dienstleistungsteams, der v. a. im sozialen und therapeutischen Bereich zu finden ist, kann man nach fast 30 Jahren Erfahrungen mit der Beratung von Teams noch genauer bestimmen.

Eine Triadentrias ordnet eine Anzahl von 9 Faktoren in logische Beziehungen zueinander. Sie erläutert ein Objekt, indem sie es als Produkt des Zusammenwirkens von 3 Faktoren beschreibt (Basistriade), die wiederum aus 3 Faktoren 2. Ordnung bestehen. Diese Relationen sind nicht gleichwertig, sondern auf unterschiedlichen logischen Ebenen geordnet (■ Abb. 1.3). Zum Verstehen des Verhältnisses zwischen Objekt und Basistriade und Basistriade und Triadentrias ist die **Idee der Emergenz** wichtig. Emergenz meint, dass aus dem Zusammenwirken der Faktoren einer Ebene ein Phänomen entsteht, das auf einer anderen logischen Ebene liegt als die Faktoren selbst. Das Team als Gruppe z. B. ist das emergente Produkt des Wechselspiels zwischen Gruppe als Spiegel der Organisation, des Klientel und der Persönlichkeiten der Teammitglieder. Hieran wird klar, dass das Modell eines Teams, das materielle Produkte produziert, eine andere Trias erfordert.

Um dieses Modell nutzen zu können brauchen BeraterInnen von Teams ein Verständnis des Teams als Gruppe, des Teams als Organisation und des Teams als Verbund von Professionals. Sie sollten die jeweiligen Referenztheorien (Theorien der Gruppe, der Organisation und der Profession) kennen, Kompetenzen zur Konstruktion von adäquaten Settings haben und Programme und Verfahren zur Bearbeitung von Problemstellungen zur Verfügung haben, die die 3 Dimensionen und ihre Wirkungen aufeinander erfassen können.

»Die Geschichte der Beratung von Teams kann man als Prozess der Vervollkommnung des Wissens und der Kompetenzen der Berater in diesem Sinne verstehen. Die Auseinandersetzung mit Theorien der Gruppe und Konzepten der Arbeit mit Gruppen stand am Beginn dieser Entwicklung. Die Adaption der angewandten **Gruppendynamik und der Gruppenanalyse** Ende der 70er- und zu Beginn der 80er-Jahre prämierte die Dimension der Gruppe als Spiegel – meist als Spiegel der Persönlichkeiten und der Organisation. Das Team als Organisation wurde als Umwelt verstanden und nur in seiner Wirkung auf die Dynamik der Beziehungen im Team analysiert. Gleiches gilt auch für die Dimension der Profession. Die Homogenität oder Inhomogenität der professionellen Zusammensetzung, der unterschiedliche Status von Professionen und die Verschiedenheit professioneller Programme und dahinter liegender Werte wurden in ihrer Wirkung auf die Beziehungsdynamik der Teammitglieder angeschaut. Zur Beratung

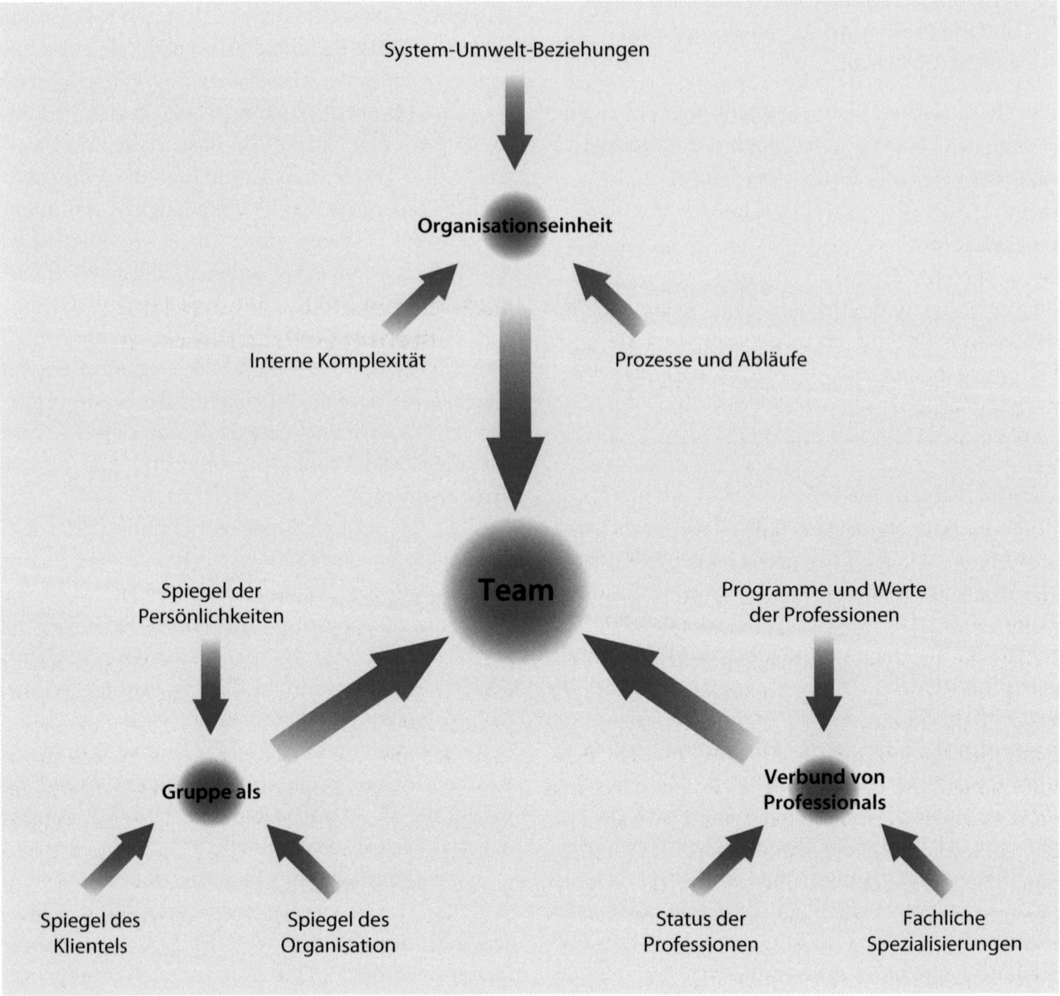

Abb. 1.3. Teams als Beratungsklienten – Die Triadentrias

von Teams hat diese Auseinandersetzung Theorien zum Verständnis von Gruppenprozessen beigetragen und sie hat Interventionsmöglichkeiten gezeigt, die sich sowohl auf die Gruppe als Ganze als auch auf Einzelne beziehen.

Balint-Gruppenleiter, die die Methode der Fallarbeit, die für das Gruppensetting mit Mitgliedern aus verschiedenen Organisationen oder von Selbständigen von Balint konzipiert wurde, in anderen Settings anwendeten, reduzierten die Komplexität ebenfalls, aber anders. Organisation war auch für Sie Umwelt und nicht Gegenstand der Beratungsarbeit, sie setzten den Fokus auf das fachliche Handeln der Professionals. Programme und Werte von Professionen, die die Arbeit der Klienten und Kunden leiten, kann man hervorragend mit dem Programm Fallarbeit analysieren, die anderen Dimensionen allerdings nicht.

Von **Organisationsberatern**, die Strukturen, Prozesse und System Umwelt-Beziehungen in der Arbeit mit Teams fokussieren, konnte man lernen, was es bedeutet, das Team als eine Organisation oder als Subsystem einer Organisation zu betrachten. Ein Prozess, der Ende der 80er-Jahre begann und seinen Höhepunkt Mitte der 90er-Jahre hatte« (Rappe-Giesecke, 2009c).

Praxisbezug
Die Auseinandersetzung mit Organisationsentwicklung hat in den letzten Jahren dazu geführt, dass Supervision mit Organisationsberatung verwechselt wurde. SupervisorInnen brauchen die Perspektive auf die Organisation, um die Ereignisse, von denen die Professionals berichten, auch als organisationale Phänomene verstehen zu können, sie machen damit aber noch keine Organisationsberatung. Letztere erfordert eine völlig andere Beratungsarchitektur als SupervisorInnen sie zur Verfügung haben. Supervision ist Beratung von Professionals aber nicht von Organisationen, obwohl sie auch organisationale Phänomene bearbeitet.

Zum »**state of the art**« gehört es heute, Teams in allen diesen 3 Dimension betrachten und begleiten zu können und sie anzuleiten, diese Komplexität in Bezug auf jede einzelne Problemstellung herzustellen, um sie dann im 2. Schritt wieder reduzieren zu können. Auftragsbezogen und phasenbezogen können die Prämierungen der Dimensionen im Laufe der Beratung wechseln, man braucht dann unterschiedliche professionelle Programme und dazu passende Verfahren. Beim heutigen Stand der Professionsentwicklung kann es weder eine gruppenanalytische oder gruppendynamische Teamberatung geben, noch eine rein organisationsbezogene, noch rein fallbezogene Balint-Gruppenarbeit mit Teams. Aber man braucht 3 aus diesen Wurzeln stammende professionelle Programme, um die Komplexität der Problemlagen erfassen zu können.

Exkurs

Auf diesem Hintergrund ist die Unterscheidung in Teamsupervision und Teamentwicklung/OE wenig hilfreich, noch weniger der Streit darum. Sie hatte eine wichtige Funktion für die Identitätsbildung, für die Berufspolitik und für das Marketing der Supervisoren und Organisationsberater. Wenn man an dieser Unterscheidung noch festhalten wollte, kann man sie lediglich an der Prämierung einer Dimension festmachen, anders lassen sich die beiden Formate m. E. nicht unterscheiden. Teamentwicklung prämiert die Arbeit an der Dimension Organisation, Teamsupervision prämiert die fachliche Arbeit der Professionals. Beide Formate brauchen die Dimension der Gruppe.

1.3.3 Supervision arbeitet mit mehreren Programmen!

Gute Supervision hat mehrere Programme zur Verfügung: Fallsupervision, Selbstthematisierung und Institutionsanalyse sind die 3 Programme, die man je nach Anlass und Ziel der Supervision miteinander kombiniert.

Für mich gilt der Grundsatz der Bauhauskünstler: »form follows function«. Welches Programm ich einsetze hängt vom Ziel der Beratung ab, was impliziert, dass ich mehrere Programme zur Verfügung haben muss. Die Qualität eines Supervisionskonzepts hängt also davon ab, dass es nicht nur ein Programm zur Verfügung stellt. Die Qualität der Arbeit eines Supervisors hängt davon ab, wie viele Programme er gelernt hat und anzuwenden in der Lage ist. Hier hat es in den letzten 20 Jahren eine gute Entwicklung gegeben, die als »von der Orientierung an Konzepten oder Verfahren hin zur Kundenorientierung« charakterisiert werden kann. Wenn SupervisorInnen verschiedene Programme zur Verfügung haben, können sie angemessener auf die Situation der KundInnen, der SupervisandInnen eingehen. Watzlawicks Bonmot »Wer nur einen Hammer hat, für den sind alle Probleme Nägel« kennzeichnet in humorvoller Weise einen Stand der Entwicklung, der längst überholt ist.

Es macht die besondere Qualität dieses Supervisionsmodells aus, dass es den Programmen das Primat vor den Verfahren einräumt. SupervisorInnen unterschiedlichster konzeptioneller Orientierungen können es nutzen, es ist in diesem Sinne neutral.

Man kann das Programm Fallsupervision mit Verfahren aus dem Psychodrama, aus der Balint-Arbeit, aus der systemischen Beratung, aus dem

Rollenspiel etc. praktizieren. Das Gleiche gilt für die Selbstthematisierung und die Institutionsanalyse. Bei der Beschreibung meines Supervisionsmodells in den folgenden Kapiteln wurden diese Programme in einer meinen konzeptionellen Orientierungen entsprechenden Weise aufgefüllt. Man kann die Idee der Programme übernehmen, ohne meine Verfahren zu übernehmen. Dies ist der Grundsatz, nach dem ich SupervisorInnen ausbilde, die als erfahrene Berufstätige schon Vorlieben für bestimmte konzeptionelle Orientierungen mitbringen. Sie muss zur Person, zur Berufsbiografie und damit zu den eigenen Werten und Grundüberzeugungen passen. Der größte Teil der Veröffentlichungen zur Supervision hingegen bleibt auf dem Level der Beschreibung von Verfahren.

Die Anzahl der Verfahren, die man in der Supervision einsetzen kann, ist prinzipiell unendlich, das zeigt die Flut der Veröffentlichungen der letzten Jahre. Der Handwerkskoffer der SupervisorInnen hat sich gut gefüllt und wird sich auch weiter füllen. Die Leistung der einzelnen SupervisorInnen ist es, diejenigen Verfahren auszuwählen, die zu ihnen als Person passen und – dann gilt wieder der Bauhaus-Grundsatz – zur aktuellen Aufgabe in der Supervisionsarbeit passen. Den identitätsstiftenden Charakter, den sie oft für Anfänger haben (Auf die Frage: »Wie machen Sie Supervision?« zu antworten: »Ich mache Rollenspiel«) verlieren sie natürlich dadurch. Gewinnen kann man die Möglichkeit, die vielfältigen Tools, die auf dem Markt sind, auf ihre Brauchbarkeit hin überprüfen zu können, ohne damit eine andere Identität annehmen zu müssen (ich werde nicht Therapeut, wenn ich aus der Therapie kommende Verfahren in der Supervision anwende).

Weder auf der Ebene der Konzepte noch auf der der Verfahren lässt sich Supervision von anderen Beratungsformen abgrenzen. Das gelingt nur auf der Ebene der Programme.

Exkurs

Die Begriffverwirrung, was den Gebrauch von Konzept, Methode, Verfahren, Tool anbetrifft, ist immer noch beachtlich. Unter Konzept versteht man in unserem Zusammenhang z. B. das systemische oder psychoanalytische Beratungskonzept. Den Begriff Methode nutze ich nicht mehr, weil er nicht mehr trennscharf ist und auf alles angewandt wird. Die Kategorien Programm und Setting sind eine notwendige Differenzierung dessen, was gewöhnlich unter Methode verstanden wird. Verfahren werden im Rahmen der Programme eingesetzt, z. B. Fallarbeit nach Balint, Rollenspiel.

1.3.4 Supervision schafft ein neues System – Das Beratungssystem

Geht es um eine Anfrage nach Beratung, welcher Couleur auch immer, so treffen zunächst 3 voneinander unabhängige Systeme, nämlich das Beratersystem, das Rat suchende System und das Auftrag gebende System aufeinander.

Beratersysteme bestehen in ihrer Minimalform aus einem Berater, es kann sich um Praxisgemeinschaften, Sozietäten oder auch Firmen handeln. Das jeweilige Beratersystem hat eine bestimmte Identität ausgebildet, es gestaltet seinen Anschluss an KundInnen wie auch KollegInnen in einer spezifischen Weise, organisiert die notwendigen Abläufe wie Akquisition, Diagnose, Maßnahmen und Evaluationen nach einem bestimmten Ablaufschema. Auch das Rat suchende und das Auftrag gebende System haben eine bestimmte Identität, bestimmte Mitgliedschaftsregeln, gestalten System-Umwelt-Beziehungen, also Anschluss und Abgrenzung in einer bestimmten Art und Weise, prozessieren ihre Aufgaben in für sie typischen Ablaufmustern und praktizieren eine für sie typische Art von Aufgabenteilung. Diese beiden Systeme können personell identisch sein, müssen es aber nicht.

Treffen nun diese 3 Systeme aufeinander (◘ Abb. 1.4) – in einem ersten Sondierungsgespräch z. B. – so müssen sie es zulassen, dass ein neues System entsteht, emergiert, das nicht identisch mit einem der 3 ursprünglichen Systeme ist (vgl. dazu Rappe-Giesecke, 2008), Kap. 4, Die Systemkonstitution)

Dieses neue System muss genau wie alle 3 anderen eigene Regeln für Mitgliedschaft entwickeln, Aufgaben und Rollen ausdifferenzieren, System-Umwelt-Beziehungen regulieren, seine Aufgabe in Abläufe prozessieren und schlussendlich eine eigene Identität entwickeln.

Dies kann nur gelingen, wenn keines der 3 Ursprungssysteme dominiert. Ist das Beratungssystem identisch mit Strukturen, Abläufen und Identitäten des Rat suchenden Systems, so ist der Berater marginalisiert und wird nichts ausrichten. Sind sein Ziel und seine Ressourcen einseitig durch das Auftrag gebende System bestimmt, so finden die beiden anderen dort nicht die optimalen Arbeitsbedingungen. Eine Dominanz durch das Beratersystem kann man sich so vorstellen, dass der Berater die Verantwortung sowohl für die Diagnose und die Zielformulierung als auch für das Vorgehen übernimmt.

Die Konstruktion eines neuen in der Organisation bisher noch nicht existierenden Systems löst das durch die Systemtheorie gestellte Problem, wie man in Systemen intervenieren kann.

Konstituiert wird das Beratungssystem durch 3 parallel laufende Prozesse. Der geschäftliche Kontrakt zwischen gleichberechtigten Partnern wird erarbeitet, ihre Rollen und Verantwortlichkeiten geklärt und es wird ein Arbeitsbündnis zwischen den 3 Parteien geschlossen, das auf Vertrauen aufbaut (Abb. 1.5). Die Beziehungen zwischen den Beteiligten sind dabei wohl symmetrisch als auch asymmetrisch.

Die 3 Prozesse kann man nicht nacheinander bearbeiten, sondern parallel, man klärt anhand des einen Prozesses die Bedingungen für den anderen. Man kann Bestimmungen des Kontrakts klären, wenn man sich darüber verständigt, wer welche Erwartungen hat. Man kann das Arbeitsbündnis daran testen, wie zielführend die Verhandlung der Erwartungen und unterschiedlichen Interessen (z. B. bei der Festlegung der Dauer der Beratung oder des Preises) ist.

Der formale und geschäftliche Teil behandelt die juristische und ökonomische Dimension des Beratungssystems: Wer ist Vertragspartner, welche Rechte und Pflichten haben sie und wie sieht die Honorarregelung aus. Das Ergebnis dieser Aus-

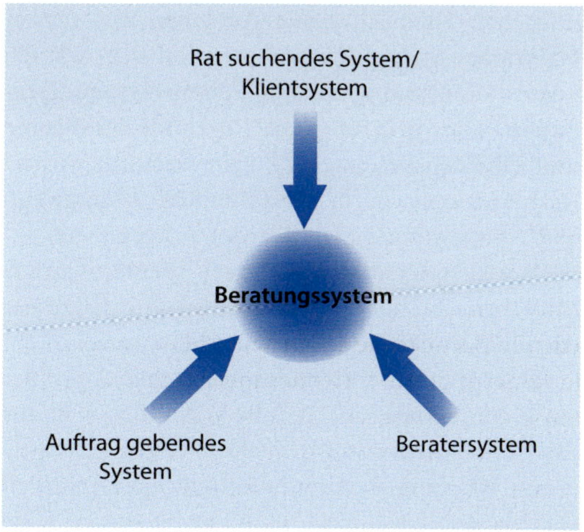

Abb. 1.4. Das Beratungssystem. (Aus Rappe-Giesecke, 2009a)

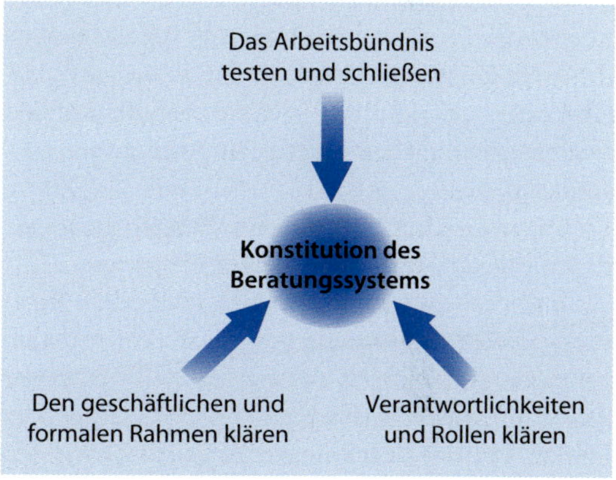

Abb. 1.5. Die Konstruktion des Beratungssystems. (Aus Rappe-Giesecke, 2009a)

handlung wird in Form eines Vertrages oder, wie Berater sagen, eines Kontrakts geregelt.

Das Arbeitsbündnis ist geschlossen, wenn man Vertrauen in die anderen als Person, als Verhandlungspartner und Fachleute für ihre Profession gefasst hat und Sympathie füreinander empfindet oder mindestens Respekt. Diese Vertrauensvorschüsse müssen vorhanden sein, um sich auf einen ergebnisoffenen Prozess einlassen zu können und um die bestehenden Asymmetrien in der Beziehung aushalten zu können.

Rollenklärung meint, zu verdeutlichen, wer welche formelle Funktion hat (z. B. Berater, Auftraggeber, Klient), welche Aufgaben mit diesen Funktionen verbunden sind, wer von wem was erwarten kann und wer wofür Verantwortung übernimmt. Dies geht über die Regelung der Rechte und Pflichten des geschäftlichen Teils hinaus und wird auch meist nicht in Kontrakten niedergelegt. Es ist nicht immer klar, wer der Adressat der Beratungsleistung ist, der »primary client«, wie Edgar Schein ihn nennt (Schein, 2000, S. 92). Ob der Anrufer, der den Erstkontakt gestaltet, lediglich ein »contact client« ist, ob er der Auftraggeber ist oder ein »intermediate client«, ein Vermittler z. B. aus der Personalentwicklung, oder ob er der »primary client« ist, muss in der Sondierungsphase ermittelt werden. Die prinzipielle Frage ist an dieser Stelle auch, ob der Berater, der das Sondierungsgespräch führt, Element dieses Beratungssystems werden kann, m. a. W. ob er den Auftrag übernehmen kann. Bringt er die notwendigen Kompetenzen und Kenntnisse für diesen Auftrag mit? Berater sollten ihr Profil kennen, damit sie in Sondierungsgesprächen oder auch schon im telefonischen Erstkontakt abschätzen können, ob sie für die Anfrage geeignet sind.

Die Kompetenzen, die ein Berater in dieser Phase braucht, sind denen eines Projektmanagers ähnlicher als denen, die er im laufenden Beratungsprozess braucht. Er muss wie Projektmanager auch ein paralleles System auf Zeit neben der Aufbauorganisation schaffen. Die Gestaltung der System-Umwelt-Beziehungen ist essenziell für den Beratungserfolg (vgl. dazu Rappe-Giesecke, 2008, S. 78 ff).

Gute Supervision zeichnet sich dadurch aus, dass sie die Vernetzung mit ihrer relevanten Umwelt und ihre Autonomie dem Anlass und Ziel der Beratung gemäß gestaltet.

Praxisbezug

In Seminaren zur Einführung in die Organisationsberatung für praktizierende SupervisorInnen wird oft die Frage gestellt: »Muss ich mich denn nun völlig neu orientieren? Gilt die Schweigepflicht nicht mehr, muss ich mich überall vernetzen? Muss ich ganz anders einsteigen und gleich mit den Führungskräften reden? Diese Fragen lassen sich nicht generell beantworten. Erst wenn man geklärt hat, ob es sich bei dem Auftrag um die Entwicklung der Organisation, die Entwicklung der professionellen Kompetenzen oder die persönliche Entwicklung handelt, kann man diese Frage genauer beantworten. In Abb. 1.6 wird veranschaulicht, wie hoch bzw. niedrig bezogen auf diese Ziele der Bedarf an Autonomie und Vernetzung ist.

Organisationsentwicklung

Diese braucht mehrere Beratungssysteme, die von einem Team aus Insidern und Outsidern geleitet und gesteuert werden. Wie die Arbeitsteilung in solchen Teams aussehen kann und welche Paradoxien dort entstehen, habe ich zusammen mit den beiden Projektleitern anhand eines gemeinsam gesteuerten Leitbild-Entwicklungsprozesses untersucht (Schmidt, Klose & Rappe-Giesecke, 2001). Externe BeraterInnen und auf der anderen Seite Führungskräfte, Projektleiter und Teamleiter müssen von Anfang an miteinander kooperieren und die Verantwortung teilen. Externe BeraterInnen können OE-Prozesse nicht allein steuern, da sie zu lange brauchen, um die Kultur, d. h. die latenten Programme der Organisation, zu verstehen. Überdies brauchen sie jemanden, der ihnen Zugang zu den verschiedenen Subsystemen der Organisation verschafft und der mit der entsprechenden Macht ausgestattet ist, um die Konsequenzen, die aus den Beratungen resultieren, umsetzen zu können. Interne, also Führungskräfte oder interne Berater brauchen Externe, um die latenten Programme, nach denen sie und die Organisation handeln, aufdecken zu können und Differenzerleben produzieren zu können. Das Wissen externer BeraterInnen über das Funktionieren von Organisationen, über Spiegelungsphänomene, über Kultur etc. ist hilfreich, um die Besonderheiten der eigenen Organisation besser einschätzen zu können. Die von Anfang an geteilte Verantwortung ermöglicht es, dass die Berater aus der Organisation auch wieder herausgehen können, ohne dass die neu geschaffenen Strukturen sofort wieder zerfallen. Natürlich wird es im Laufe des Prozesses »kleine« Beratungssysteme geben, wie z. B. die rollenbezogene Leitungsberatung, wo lediglich die Abnehmer der Beratungsleistung

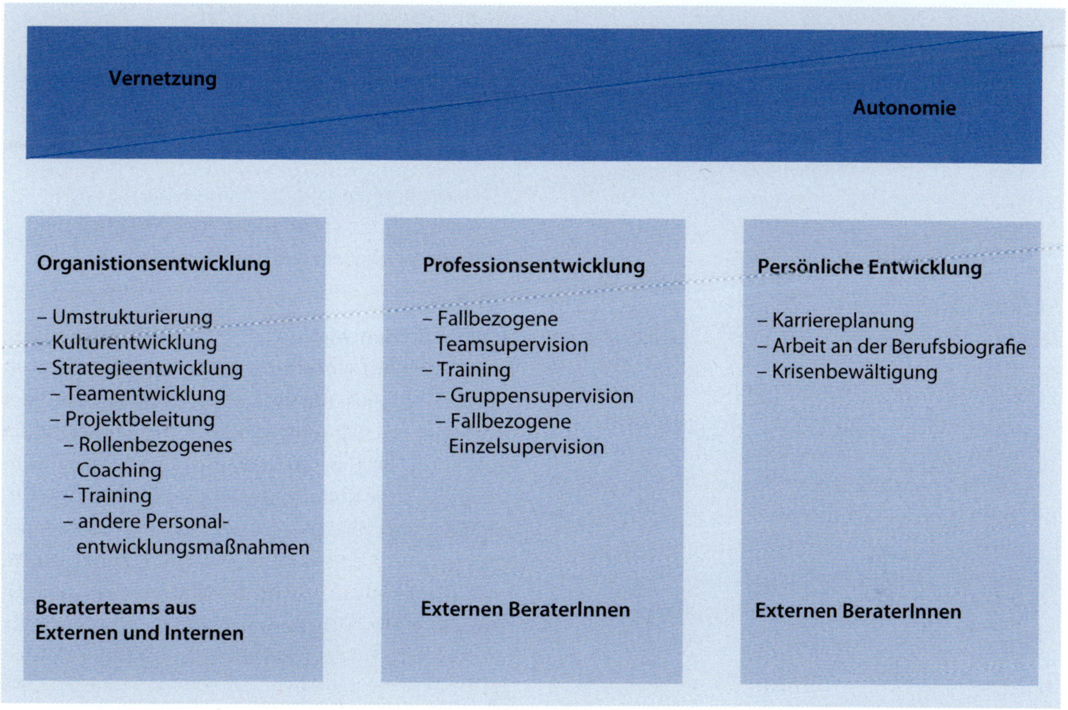

Abb. 1.6. Autonomie und Vernetzung des Beratungssystems in der Organisation. (Aus Rappe-Giesecke, 1999b)

und die externen BeraterInnen das Beratungssystem bilden.

Professionsentwicklung

Diese enge Anbindung an die Organisation braucht die Professionsentwicklung nicht. Hier werden lediglich die Fachaufsicht und die Personalentwicklung tangiert. Mit den jeweiligen Repräsentanten sollten zu Beginn und zum Abschluss der Beratung Gespräche geführt werden. In diesem Bereich bewegen sich die Balint-Gruppenarbeit und die fallbezogene Einzelsupervision. Fallbezogene Teamsupervision nimmt schon eine Mittelstellung zum Bereich Organisationsentwicklung ein, da die Konzentration auf Professional-Klient-Beziehungen hier nicht möglich ist.

Persönliche Entwicklung

Der Bereich persönliche Entwicklung erfordert die höchste Autonomie des Beratungssystems, da es hier oft zu Interessenkollisionen zwischen dem Mitarbeiter und der Organisation kommen kann. Handelt es sich um eine Personalentwicklungsmaßnahme, so wird bestenfalls zu Beginn ein Gespräch zwischen Personalentwickler und Berater stattfinden oder die Personalentwicklungsabteilung wählt den Berater nur aus. Gleiches gilt für die Vermittlung durch Führungskräfte. Bezahlen die Mitarbeiter die Beratung selbst, so ist es kontraindiziert, einen Kontakt zur Organisation aufzubauen. Karriereberatung gehört zu dieser Kategorie. Hier kann es nur einen Zweierkontrakt geben, weil man nicht gleichzeitig einen Auftrag von einer Organisation oder Führungskraft und einen Auftrag vom Klienten annehmen kann. Im Gegensatz zum Coaching und zur Supervision kann es keine geteilte Loyalität oder Allparteilichkeit geben (vgl. dazu Rappe-Giesecke, 2008, S. 105 ff).

1

Exkurs

Exkurs zu Beratungsarchitektur und -design
Diese Begriffe kommen aus der systemischen Organisationsberatung. Königswieser und Exner (1999) haben sie eingeführt um deutlich zu machen, dass das Primat nicht auf den Verfahren, sondern auf der Schaffung der »Räume« für die Beratung liegt. Zunächst gestalten die Berater genau wie die Architekten gemeinsam mit ihren KundInnen das Haus (in meinen Worten: die verschiedenen Settings und die Vernetzung zwischen ihnen), dann designen sie die Innenausstattung (Supervisionsprogramme) und erst danach kommt die Entscheidung für Materialien (Verfahren). In der Supervision wie auch in der Organisationsberatung standen vor 20 Jahren die Verfahren noch im Mittelpunkt. Die Diskussion über Dreieckskontrakte, über die Handhabung der Verschwiegenheitspflicht in Organisationen, über die Zusammenarbeit mit anderen Beratern oder mit Führungskräften in der Organisation spiegeln das gestiegene Bewusstsein für die Notwendigkeit, die Architektur des Supervisionssystems zu gestalten. Der Unterschied zwischen Supervision und Organisationsberatung ist an dieser Stelle, dass Supervision ein Setting etabliert, das seine System-Umwelt-Beziehungen regeln muss, während Beratungsarchitektur in der Organisationsentwicklung meint, dass man verschiedene Beratungssysteme konstruiert, die zugleich aufeinander bezogen und voneinander abgegrenzt werden müssen. Die Innengestaltung der Räume, das Design meint, mit welchem Programm gearbeitet wird: Fallarbeit, Selbstthematisierung, Institutionsanalyse oder eine Kombination dieser oder anderer Programme. Erst nach dieser Entscheidung stellt sich die Frage, welche Verfahren innerhalb dieser Programme einzusetzen sind.

Die Abgrenzung dazu wird in ▶ Kap. 4 beschrieben. Die Grundgedanken dieses Abschnitts fasst die ◘ Tab. 1.2 zusammen, die man auch mit dem Titel überschreiben könnte: »Strukturqualität von Supervision«.

1.3.5 Supervision hat Normalformen des Ablaufs herausgebildet

Definition

Normalformen sind Programme, die die Wahrnehmung, die Wahrnehmungsverarbeitung und das Handeln der Professionals steuern.

Jede Profession bildet sich solche Programme im Laufe ihrer Entwicklung aus. Sie sind zunächst rudimentär, orientieren sich an Programmen anderer Professionen und werden in der Pionierphase der Profession nur in Face-to-face-Situationen zwischen »Meister und Schüler« und gebunden an Einzelfälle weitergegeben. Sie werden also situationsabhängig und durch Versuch und Irrtum gelernt. Erst im nächsten Schritt der Professionalisierung können diese Programme situationsunabhängig beschrieben, z. B. aufgeschrieben werden.

Gute SupervisorInnen zeichnen sich dadurch aus, dass sie ihre Normalformmodelle kennen, in den Beratungssituationen nach diesen Normalformen handeln, ohne dass sie sich diese bewusst machen müssen; die Programme bleiben unterhalb ihrer Aufmerksamkeitsschwelle. Erst nachträglich in der reflexiven Verarbeitung können sie ihr Handeln auf diese Programme zurückführen.

Berufsanfänger unterscheiden sich dadurch, dass sie diese Programme als Orientierung brauchen und ihr Handeln bewusst an ihnen ausrichten, z. B. Phase für Phase abarbeiten, statt Abweichungen und damit den Zerfall dieser Struktur zuzulassen.

Zur Arbeit mit Normalformen gehört untrennbar die **Arbeit mit Abweichungen** von diesen Normalformen. Abweichungen sind informative Informationen über den Einzelfall. Abweichungen setzen nicht die Normalformen außer Kraft, sondern liefern den SupervisorInnen Daten über den Einzelfall (vgl. dazu die Einleitung in ▶ Kap. 5 sowie Giesecke & Rappe-Giesecke, 1997, S. 30–34).

Tabelle 1.2 Standards von Supervision bei der Etablierung des Beratungssystems

Vorgespräche mit Abnehmern und Auftragebern der Beratungsleistung zur Indikationsprüfung, Identifikation der Kliententypen und der Ziele	Maxime: Keine Beratung ohne Klärung der Indikation von Supervision, des Ziels der Beratung und der Frage, wer Abnehmer, wer Auftraggeber und wer von der Beratung mittelbar betroffen ist [a]
Schaffung eines Beratungssystems mit dem optimalen Maß an Autonomie und Vernetzung in der Organisation	Maxime: Das Setting und die Methoden hängen vom Ziel ab (»form follows function«) Maxime: Die Komplexität des Beratungssystems muss die Komplexität des Rat suchenden Systems spiegeln können
Den angemessenen Typus von Beratung klären: Geht es um Experten- oder Prozessberatung oder Beratung nach dem Arzt-Patient-Modell?[b]	Maxime: Am Beginn immer nach den Prinzipien der Prozessberatung arbeiten: »Geteilte Verantwortung«, »Setze Dein Nichtwissen ein«, »Alles was Du tust ist eine Intervention«, »Alles liefert Daten« und »Be allways helpful« (Schein, 2000)
Klärung der Frage, ob der Berater zum Auftrag und zur Kultur der Organisation passt und ob sich voraussichtlich ein Arbeitsbündnis schließen lassen wird	Maxime: Der Berater muss sich mit der »primary task« der Organisation oder des Professionals identifizieren können
Verabredung über Verschwiegenheit und die Rückkopplung von Beratungsergebnissen im laufenden Prozess und die Form der Ergebniskontrolle	Maxime: Verschwiegenheit im Persönlichen, Offenheit im Strukturellen
Fixierung der Verabredungen in einem schriftlichen Kontrakt zwischen Abnehmer, Auftraggeber und Auftragnehmer	Maxime: Der Kontrakt muss Folgendes regeln: Zielvereinbarung, Rahmenbedingungen, Dauer und Kündigungsmöglichkeit, Kontrollmechanismen und Rückkopplung von Ergebnissen

a Edgar Schein unterscheidet 6 Grundtypen von Klienten, die von der Beratung mehr oder weniger affiziert werden, aber in der 1. Phase nicht immer zu identifizieren sind (Schein, 2000, S. 91 ff).

b (Schein, 2000, S. 23–39). Berater sollten diese 3 Modelle kennen, um zu wissen, welches wann bei welchen Voraussetzungen angewandt wird. Es gehört zu den verbreiteten Selbstmissverständnissen der SupervisorInnen, dass sie nach dem Prozess-Beratungsmodell arbeiten, meist arbeiten sie eher nach dem Arzt-Patient-Modell.

Gute Supervision zeichnet sich dadurch aus, dass sie in der Anfangsphase der Beratung die Normalformen des Ablaufs der Supervision einführt und die Beteiligten in ihre Programme einsozialisiert, bis diese kontrafaktisch stabilisiert sind. Sind die Normalformen als handlungsleitend und orientierungsrelevant für alle etabliert, kann im 2. Schritt mit der Differenz zwischen Normalform und Abweichung gearbeitet werden.

Was zunächst als professionelles Sonderwissen gilt, wird im Laufe eines gelungenen Supervisionsprozesses zum gemeinsamen Wissen.

Die Normalformen der Programme dieses Supervisionsmodells sind in ► Kap. 5 beschrieben. Wir haben sie mit Verfahren der kommunikativen Sozialforschung aus Transkripten von Supervisionssitzungen guter SupervisorInnen rekonstruiert. Dieses Vorgehen entspricht dem »Master Modeling« des NLP. Die Normalform des Ablaufs des gesamten Supervisionsprozesses findet sich in ► Kap. 5.1 und in Rappe-Giesecke (1999a).

1.3.6 Supervision generiert Erkenntnis im Wechsel von Selbstbeobachtung und distanzierter Betrachtung

Definition

Supervision kombiniert 2 Wege der Erkenntnisgewinnung, sie verbindet Introspektion mit distanzierter Betrachtung.

Gute Supervision zeichnet sich dadurch aus, dass sie die Selbstbeobachtung des Einzelnen und die Selbstbeobachtung des Beratungssystems zum Mittel der Erkenntnis macht. In der Supervision wird über Ereignisse in der Umwelt gesprochen, die meist nur ein Anwesender miterlebt oder beobachtet hat. Verstanden werden diese Ereignisse, indem sich die SupervisandInnen und die SupervisorInnen als Resonanzkörper zur Verfügung stellen und sich in ihnen die Gefühle und Vorstellungen der nicht anwesenden Personen widerspiegeln. Voraussetzung dafür ist eine Erzählung über die Ereignisse. Wir nennen dies die Arbeit mit Spiegelungsphänomenen, die zuerst von Michael Balint entdeckt wurde.

Die Arbeit mit Spiegelungsphänomenen ist der Königsweg der Supervisionsarbeit. In der Supervision nutzen wir die allgemeine Eigenschaft informationsverarbeitender Systeme, ihre Umwelt spiegeln zu können um Erkenntnisse über die Umwelt zu erlangen.[5]

Notwendige Vorbedingung ist allerdings, dass das Beratungssystem die gleiche Komplexität aufweist wie das System, das sich spiegeln soll. Personen können sich nur in Personen spiegeln, Körper nur in Körpern, Organisationen nur in Organisationen. In der Einzelsupervision können sich keine Organisationen spiegeln, in der Teamsupervision hingegen schon. Will man Probleme bearbeiten, die auf der Ebene intrapsychischer Prozesse liegen, so muss sich das Supervisionssystem als Ansammlung von Individuen typisieren, will man Probleme auf der Ebene der Gruppendynamik bearbeiten, muss sich das Supervisionssystem als Gruppe typisieren, will man Probleme auf der Ebene von Funktion und Rolle bearbeiten, so muss sich das Supervisionssystem als Organisation typisieren, um seine Umwelt durch Selbstbeobachtung erkennen zu können (vgl. ► Kap. 5.2, Abschn. »Ablauf der Inszenierung des Falls«; Giesecke & Rappe-Giesecke, 1997, S. 599 f).

Neben diesen Weg der Erkenntnis tritt die Datenerhebung über das geschilderte Problem, bei der die SupervisandInnen einen distanzierten Beobachterstandpunkt einnehmen. Was ist wahrnehmbar, welche beobachtbaren Daten sind vorhanden? Diesen Standpunkt nimmt man üblicherweise bei alltagsweltlichen Beschreibungen und in der Wissenschaft ein. Trainieren kann man gute Beobachtung mithilfe der »Abstraktionsleiter«, einem Instrument zur Rekonstruktion mentaler Modelle, einer Disziplin der lernenden Organisation (Senge et al., 1996b, S. 279 ff).

Der eigentliche Übergang von den Protosupervisionen zur Supervision findet u. E. in dem Augenblick statt, in dem eine systematische Integration der beiden Paradigmen gelingt und diese Verknüpfung auch reflektiert und als essenziell erkannt wird (Giesecke & Rappe-Giesecke, 1997, S. 27).

Die Integration beider Erkenntniswege wird möglich, weil es in allen Programmen immer 2 verschiedene Phasen des Ablaufs gibt, in denen zeitlich getrennt beide Erkenntnisformen praktiziert werden. In der Phase der Erkenntnissicherung werden sie dann aufeinander bezogen.

Ein weiterer Unterschied zu anderen Beratungsformen ist die Verknüpfung von individueller und sozialer Selbstreflexion. Individuelle Selbstreflexion ist uns aus der Therapie bekannt, soziale Selbstreflexion hat Vorläufer in der angewandten Gruppendynamik und der Gruppenanalyse.

Definition

Soziale Selbstreflexion findet statt, wenn sich die Mitglieder des Supervisionssystems über die zunächst noch latente Struktur und Dynamik

▼

5 Giesecke & Rappe Giesecke (1997, S. 541 ff). Zur Spiegelungstheorie vgl. auch die Homepage von Giesecke: www.mythen-der-buchkultur.de, Modul 01, Kommunikation 3d.

ihres Supervisionssystems verständigen. Diese Selbstverständigung schließt alle Mitglieder des Systems, also auch die Leitung, mit ein. Soziale Selbstreflexion umfasst die Reflexion auf verschiedenen Emergenzniveaus des Supervisionssystems. Ihre Funktion ist es, aus der Selbstbeobachtung Daten über das System zu bekommen, das nicht direkt beobachtet werden kann, die professionelle Interaktion, über die in der Supervision berichtet oder erzählt wird.

Die Einführung der Selbstbeobachtung in die Wissenschaft, die Integration beider Erkenntniswege dort und in der Beratung und damit die Überwindung der unproduktiven Trennung von Forschung und Beratung hat sich die kommunikative Sozialforschung zum Ziel gesetzt (Giesecke & Rappe-Giesecke, 1997, 1998).

1.3.7 Supervision integriert Selbsterfahrung und Instruktion

Supervision unterscheidet sich von anderen Formen von Fortbildung und von ihren eigenen Vorläufern dadurch, dass sie zwei bis dahin getrennte Paradigmen, nämlich das der Instruktion und das der Selbsterfahrung systematisch miteinander verknüpft. Selbsterfahrung und Therapie hat sich im Laufe dieses Jahrhunderts zu eigenständigen Institutionen entwickelt, die einen hohen Grad an Differenzierung und Professionalisierung aufweisen. Instruktion schien lange Zeit den SupervisorInnen in Deutschland ein sehr fernes Paradigma, was sich mit ihrem eher an Selbstreflexion und Selbsterfahrung orientierten Verständnis von Supervision nicht vereinbaren ließ. In den Niederlanden gab es schon sehr früh eine Richtung, die Supervision mit Erwachsenenbildung verband, die andragogische Supervision, die bis heute die Praxis in den Niederlanden stark beeinflusst (vgl. dazu Siegers, 1986). Wie sehr die Gewichtung von Instruktion und Selbstreflexion, die die zukünftigen BeraterInnen ihrer Ausbildung erfahren ihre spätere Beratungspraxis beeinflusst, habe ich an anderer Stelle beschrieben: »Meine These ist, sie gestalten Beratung

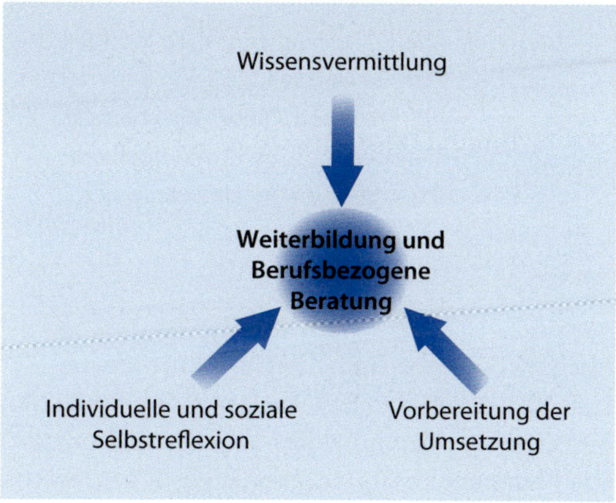

Abb. 1.7. Basistriade berufsbezogener Beratung. (Aus Rappe-Giesecke, 2009c)

so, wie sie Beratung gelernt haben. Sie folgen den Prämierungen ihrer Ausbilder/innen:

- Sie beraten ohne Wissensvermittlung, wenn sie selbst lediglich durch Reflexion gelernt haben.
- Sie gehen eher instruktiv und wenig reflexiv vor, wenn sie im Wesentlichen durch Wissensaneignung gelernt haben.
- Wenn Sie selbst nicht gelernt haben, dass die Umsetzung oder zumindest die Vorbereitung der Umsetzung zum Lernen gehört (Ökocheck, Maximen, Szenarien etc.), werden sie in der Beratung auch wenig umsetzungsorientiert arbeiten« (Rappe-Giesecke, 2009b).

Jede Form berufsbezogener Beratung sollte 3 Basisprogramme: Wissensvermittlung oder Instruktion, Anleitung zu individueller und sozialer Selbstreflexion sowie Vorbereitung der Umsetzung der Erkenntnisse in das berufliche Handeln integrieren (Abb. 1.7). Im Einzelfall können sie unterschiedlich gewichtet sein.

Was kann man unter diesen Basisprogrammen verstehen?

Definition

Instruktion meint Wissensvermittlung, eine sehr alte Form der Erfahrungstradierung, wie sie in

▼

der Schule und in den meisten Fortbildungen praktiziert wird. Das Wissen wird von Experten an Laien weiter gegeben. Diese Form berücksichtigt i.d.R. weder die subjektiven noch die objektiven Bedingungen der Umsetzbarkeit allgemeiner Konzepte oder wissenschaftlicher Erkenntnisse.

Michael Giesecke (1991) hat die Entwicklung der Instruktion von der Face-to-face-Kommunikation in der unmittelbaren Arbeits- und Instruktionssituation hin zum situationsunabhängigen Lernen von Experten oder aus Büchern in seiner »Historischen Fallstudie über die Durchsetzung neuer Informations- und Kommunikationstechnologien« beschrieben. Man hat sich im Mittelalter nicht vorstellen können, aus Büchern zu lernen und nur die Sprache als Medium zu benutzen, sondern hat Instruktionen in konkrete Handlungsabläufe eingebaut.

Fortbildungen, die auf Instruktionen aufbauen, können nicht sicherstellen, dass das neu erworbene Wissen mit der Person, der professionellen Identität und der Institution, in der der Betreffende arbeitet, zusammenpasst. Dieses Problem wird in der Literatur als »Back-home-Effekt« beschrieben. Man kennt die Situation von KollegInnen, die begeistert von Fortbildungen kommen, mit ihren neuen Erkenntnissen auf Skepsis stoßen und sie dann in der alltäglichen Routine mit der Zeit selbst wieder vergessen.

In der Supervision wird neues Wissen auf dem umgekehrten Weg gewonnen. Man setzt an den problematischen Situationen aus dem professionellen Alltag Einzelner oder von Teams an und versucht erst im 2. Schritt, Maximen für professionelles Handeln daraus abzuleiten. Die persönlichen Eigenarten des Lernenden werden zum Thema. Die Vor- und Nachteile dieser Eigenarten für die Gestaltung des professionellen Kontakts zu erkennen und zu verstehen, ist ein wichtiger Bereich des Lernens in der Supervision. Es wird also weniger mittels des kognitiven Verstehens gelernt denn auf dem Wege über das Verstehen und die Verarbeitung des eigenen Erlebens. Die problematischen Situationen, die die SupervisandInnen erzählen, wiederholen sich in der Supervision. Ohne dass es den Beteiligten zunächst deutlich ist, spielen sie das erzählte Geschehen in verschiedenen Rollen nach, das oben beschriebene Spiegelungsphänomen stellt sich ein. Man nennt dies die »Inszenierung des Problems«. In der Supervision werden das Erleben der Beteiligten, ihre Gefühle, ihre wechselseitigen Wahrnehmungen wieder lebendig und für die Betroffenen oft das 1. Mal überhaupt wahrnehmbar. Sie erfahren etwas über ihre Wirkung auf andere, über manchmal auch unangenehme Seiten ihrer Persönlichkeit, über ihre Reaktionsbereitschaften auf bestimmte Persönlichkeitstypen von KlientInnen oder KollegInnen. Es wird also ein Stück **Selbsterfahrung** betrieben, immer bezogen auf die gerade im Mittelpunkt stehende problematische Interaktionsszene und begrenzt auf einen bestimmten Ausschnitt der Persönlichkeit, nämlich denjenigen, der die produktive Gestaltung professioneller Beziehungen behindert oder erschwert.

Supervision unterscheidet sich von Selbsterfahrung, in der die Personen mit ihrer intrapsychischen Struktur und Dynamik und den Beziehungsdynamiken, die sie konstellieren, in ihrer gesamten Komplexität im Mittelpunkt stehen, dadurch, dass sie lediglich die professionsabhängige Ich-Identität zum Gegenstand machen. Nur diejenigen persönlichen Anteile, die in die berufliche Interaktion in störender Weise interferieren, sind Gegenstand der berufsbezogenen Selbsterfahrung.

Instruktion, also die Vermittlung und Aufnahme von Wissen, ist in der Supervision an das Verstehen konkreter Situationen aus dem professionellen Alltag gebunden. Nachdem man das Erleben und die wechselseitigen Wahrnehmungen rekonstruiert hat und versteht, wieso jemand ein Problem mit dieser Situation hatte, kann man sich damit beschäftigen, welche Maximen für professionelles Handeln allgemein aus diesem Fall zu ziehen sind und was man aus diesem Fall über die Psychodynamik professioneller Beziehungen und über deren Zusammenwirken mit den jeweiligen institutionellen Rahmenbedingungen lernen kann. Seltener gibt es Inputs zu einem Thema, SupervisandInnen und SupervisorInnen erarbeiten dieses professionsrelevante Wissen gemeinsam. Es gibt also innerhalb einer Sitzung einen mehr oder weniger deutlich markierten Programmwechsel zwischen der Beschäftigung mit dem Erleben der Situation durch die Beteiligten und der 2. Phase, der verallgemeinernden Verarbeitung eines Einzelfalls. Erst diese Phase schafft die Nachhaltigkeit von Supervision.

Praxisbezug

Praxisbezug zum Lernen und Verlernen

Die Verarbeitung neuen Wissens bringt psychodynamische Prozesse in Gang, die meist völlig unterschätzt werden. Festhalten an alten Gewohnheiten, Widerstand gegen Neues, Bedauern und Scham über eigenes Verhalten, das man jetzt neu einschätzt, Angst vor dem Loslassen alter vertrauter Gedanken, Selbstbildern oder Gewohnheiten sind typische Phänomene in Lernprozessen von Erwachsenen. Balint hat von Verlernen und Umlernen gesprochen, das in der Supervision passieren muss. Viele haben noch das Bild des Nürnberger Trichters gegenwärtig, durch den eine wissende Person Wissen in den Kopf eines Unwissenden gießt. Hilfreicher finde ich die Computermetapher: Bei erwachsenen berufstätigen Menschen sind die Speicher meist schon ziemlich voll. Man kann nicht beständig neue Dateien dazu packen, es ist immer wieder nötig, die Speicher aufzuräumen, die Festplatte zu formatieren, die Dateinamen zu verändern, neue Ordner zu schaffen, alte abzuschaffen und die Dateien neu zuzuordnen. Die Metapher meint, dass die alten Erfahrungen neu sortiert und in Beziehung zum Neuen gesetzt werden müssen und gelegentlich muss auch etwas in den Papierkorb geworfen werden, was nur noch Speicherkapazität wegnimmt. Diesen Lernprozess begleitet Supervision durch die Kombination von Selbsterfahrung und Instruktion (vgl. Rappe-Giesecke, 2009b).

Diese sonst in Fortbildungen fachlicher Art oder in der Selbsterfahrung getrennten Formen von Lernen in einem Setting zu verbinden, ist die Leistung von Supervision und macht ihre Überlegenheit gegenüber diesen klassischen Formen von Fortbildung aus. Die Unterschiede und Gemeinsamkeiten von Selbsterfahrung, Instruktion und Supervision sind in der ◘ Tab. 1.3 zusammengefasst und ausdifferenziert.

1.3.8 Gute SupervisorInnen mögen Paradoxien, halten Spannung zwischen Polen aus und fördern dialogische Prozesse

Die neuzeitliche Wissenschaft hat Paradoxien und Ambivalenzen selten als Chance und meist als aufzulösendes Übel empfunden. Dies mag für den Aufbau einer mechanischen Industriekultur seine Vorteile besitzen. Sobald Kommunikation und soziale Informationsverarbeitung als Basis und Produktivkraft der Gesellschaft betrachtet werden, tut Umorientierung not (Giesecke & Rappe-Giesecke, 1997, S. 688).

Die Einstellung zu Paradoxien und Ambivalenzen

Ein wichtiges Ziel der Supervision ist es, die Einstellung zu Paradoxien und Ambivalenzen bei den Professionals zu verändern. Einzelne und auch ganze Organisationen verwickeln sich beständig in paradoxe Situationen, die sie m. E. nicht durch Vereinfachungen begradigen sollten. Es hat eine unglaublich entlastende Wirkung, wenn man diese Paradoxien formulieren kann und sich danach überlegen kann, wie man mit ihnen jenseits von Schuldzuschreibungen und Versagensängsten umgehen könnte. Sich abfinden können, Demut und Gelassenheit sind die Haltungen, die hier ein gutes Gegengewicht gegen Individualisierung und Personalisierung von Problemen und gegen »Machertum« bilden können. Gleichermaßen ist es sinnvoll, Ambivalenzen positiv zu besetzen. Während es dem alten Denken entspricht, klare Gegensätze wie »entweder oder«, »wahr oder falsch«, »ja oder nein« zu konstruieren, die das Lebendige und Kreative aus den Menschen heraustreiben, so erscheint es mir angebrachter, die Ambivalenzen, die wir jeden Tag erleben, zu akzeptieren.

> **Die dabei entstehende natürliche Spannung auszuhalten und die Komplexität nicht vorschnell zu reduzieren, indem man Entscheidungen trifft, ist eine Anforderung an gute SupervisorInnen.**

Der »**Dialog**« nimmt diese Grundgedanken auf und versucht Gruppen und Organisationen dazu zu verhelfen, »gemeinsam zu denken«, wie es dort genannt wird; zu sozialer Selbstreflexion anzuleiten

Tabelle 1.3 Unterschiede und Gemeinsamkeiten von Selbsterfahrung, Instruktion, Supervision und Beratung. (Aus Giesecke & Rappe-Giesecke, 1997, S. 684)

	Selbsterfahrung/ Therapie	Instruktion	Supervision und Beratung
Informationsgewinnung	Lernen durch Erleben	Kognitive Wissensvermittlung und -aufnahme	Beides: Verbindung von Lernen durch Erleben und Reflexion, die theoriegeleitet ist
Ziele der Informationsverarbeitung	Vermittlung von alternativen Selbstmodellen für PatientInnen/ KlientInnen	Vermittlung von möglichst allgemeingültigem, »wahren« Wissen	Vermittlung von Normalformmodellen als Programme für die Analyse des professionellen Alltags
	Lernen durch Selbstreflexion über innere Vorgange und aktuelle Beziehungen in der Gruppe	Distanzierte Betrachtung, klassische Subjekt-Objekt-Trennung	Beides: Perspektivenwechsel
	Lernen an Störungen, Fehlern und Abweichungen	Lernen am Idealtypus	Beides: Mit dem Wissen über ideale Abläufe und Strukturen Informationen aus Störungen, Fehlern u. Ä. ziehen können
	Selbststeuerungsfähigkeit durch Aktivierung der blockierten Ressourcen erhöhen	Fremde Ressourcen werden aufgenommen und assimiliert	Beides: Was an fremden Ressourcen aufgenommen wird, wird selbstregulativ gesteuert
Typisierung der KlientInnen	KlientInnen sind Individuen mit mehr oder minder defizienter Selbststeuerungsfähigkeit	KlientInnen sind Laien	KlientInnen sind Fachleute ihrer Profession und Lernende in Sachen Psychodynamik professioneller Beziehungen, institutioneller Dynamik, Kooperation und Kommunikation
Typisierung der Professionals	Therapeuten sind Fachleute für die Psychodynamik menschlicher Beziehungen und intrapsychischer Prozesse	Experten für fachliche Fragen	BeraterInnen sind Fachleute für die Psychodynamik professioneller Beziehungen und institutioneller Dynamik
	Therapeut ist Vorbild im Verstehen intrapsychischer und interpersoneller Prozesse	Vermittelte Inhalte haben nichts mit der Form der Vermittlung zu tun	Berater verkörpert, was er lehren will, sowohl durch die Art, sich Arbeitsbedingungen zu schaffen, als auch durch die Art des Verstehens

würden wir es nennen. In der Dialogtheorie, die in Anlehnung an David Bohm (1998) von verschiedenen amerikanischen und europäischen Organisationsberatern weiter entwickelt worden ist, werden Haltungen und Handlungsweisen, die notwendig sind, um miteinander in einen dialogischen, d. h. nicht argumentativen Diskurs treten zu können benannt, die die Kompetenzen von guten SupervisorInnen beschreiben:

- »suspending«,
- »voicing«,
- »listening« und
- »respecting« (Beucke-Galm, 2001; Issacs, 2002).

Definition

»Suspending« meint die Fähigkeit, die Gedanken in der Schwebe zu halten, Bewertung und Beurteilung zeitlich zu verzögern und das Denken zu verlangsamen. »Voicing« beschreibt die Fähigkeit, die innere Stimme zum Ausdruck zu bringen und das eigene Denken und Fühlen zur Verfügung zu stellen. »Listening« meint die Fähigkeit zuzuhören, sich innerlich leer zu machen und mit dem, wie Balint es nennen würde, »dritten Ohr« zu hören. »Respecting« meint, wertschätzend mit anderen umzugehen, sie erst einmal so wahrzunehmen wie sie sind und sie nicht zu beurteilen.

Hinter diesen, wie der Dialog es nennt, »Handlungsweisen und Handlungspositionen« stehen Maximen, die u. a. aus der »klientenzentrierten Gesprächsführung«, aus der Psychoanalyse und aus der systemischen Beratung kommen. Ich denke, dass SupervisorInnen gelernt haben, auf die hier beschriebene Weise Themen in der Spannung zu halten, Ambivalenzen und Paradoxien nicht im Sinne von »Entweder-oder-Entscheidungen« aufzulösen und Überkomplexität nicht zu schnell zu reduzieren.

Gute Supervision schafft Raum für Dialoge durch den Wechsel zwischen ziel- und aufgabenbezogenem Arbeiten und prozessbezogener Reflexion.

Handeln und Reflektieren – eine Maxime der Aktionsforschung – ist eine notwendige Voraussetzung für gute professionelle Arbeit, die in den meisten Organisationen und Unternehmen allerdings nicht praktiziert wird und in der Supervision trainiert werden kann. Aufgrund meiner Beratungserfahrung ist mir bekannt, dass es nicht leicht ist, diese schnell als Luxusveranstaltung und unnötige Zeitverschwendung empfundene Selbstreflexion zu implementieren. Das ist ein Problem, das jeder Berater oder jede Organisation mit der Einführung der Maximen der lernenden Organisation hat.

Ein guter Supervisor muss in der Lage sein, stabile und haltende Rahmenbedingungen herzustellen – im Dialog wird das »Container« genannt – in denen sich Chaos entwickeln kann. Er muss lernen, das Chaos und den damit verbundenen Strukturzerfall auszuhalten und in der Lage sein, die neuen Strukturen, die sich in diesem Chaos zaghaft zeigen, zu erkennen und dem System als selbst geschaffene Lösung zur Verfügung zu stellen.

Aus Struktur entsteht nur wieder Struktur und zwar dieselbe – nach dem alten Watzlawick'schen Motto »Mehr vom selben«. Die Tücken dieser Einstellung werden in einem Watzlawick zugeschriebenen Witz deutlich: Ein Mann hackt mit einem stumpfen Beil Holz. Jemand weist ihn darauf hin, dass es doch wohl besser wäre, das Beil zu schärfen. Er aber erwidert: »Ich habe keine Zeit, ich muss Holz hacken!«

Nur aus Chaos entsteht etwas Neues, eine neue Ordnung. Eine wesentliche Aufgabe der Supervision ist es, den Rahmen zu bieten, in dem sich ein solcher Prozess entwickeln kann, wenn es nötig ist und die Professionals zu befähigen, solche Prozesse selbst initiieren und erfolgreich beenden zu können. Vertrauen in die Kraft der Einzelnen, der Gruppe und in die eigene sind hierzu notwendig, sie entstehen durch positive Erfahrungen. Die Fähigkeit des Supervisors sich außerhalb des Systems, das er mit initiiert hat und dessen Teil er ist, zu stellen und dessen Strukturen zu erkennen, ist für diesen Lernprozess unabdingbar.

Die folgende Übersicht fasst die Maximen für die Anforderungen an die Gestaltung des Super-

1

visionsprozesses zusammen, es sind Standards zur Beschreibung der Prozessqualität.

Standards von Supervision im Beratungsprozess

- Abarbeiten aller Phasen eines vollständigen Beratungsablaufs:
  - Indikation für Supervision klären
  - Ziel klären
  - Diagnose des Ist-Zustandes
  - Setting konstruieren
  - Arbeit in einem oder verschiedenen Settings
  - Evaluation des Ergebnisses

  Maxime: Man kann von diesem Idealfall abweichen, dann sollte man die Folgen für die weitere Interaktion prognostizieren können und die Abweichungen als relevante Information weiter verarbeiten
- Arbeit mit mehreren Programmen und Steuerung des Programmwechsels
  Maxime: Das Ziel bestimmt die Auswahl der Programme – wer nur einen Hammer hat, für den sind alle Probleme Nägel!
- Arbeit mit der Abfolge von Datenerhebung, Datensichtung und Datenbewertung
  Maxime: Daten aus der Beobachtung der Umwelt und der Selbstbeobachtung (Introspektion und Analyse von Spiegelungsphänomenen) verwenden
- Wechsel zwischen aufgaben- und zielbezogenem sowie prozessbezogenem, selbstreflexivem Arbeiten – im jeweiligen Thema und im Beratungsprozess insgesamt
  Maxime: Ermögliche den Wechsel zwischen Struktur und Chaos, nutze die Maximen des Dialogs. Neues entsteht nur aus Strukturzerfall!
- Maximale Auffächerung der Komplexität des zu bearbeitenden Themas
  Maxime: Bearbeite möglichst viele Dimensionen des Problems

Das Modell und seine Wurzeln

2.1 Ziele und Ansprüche des Modells

In diesem Buch wird ein Modell von Gruppen- und Teamsupervision vorgestellt, das bewährte Supervisionsprogramme und -verfahren aufgreift und in einem Konzept integriert, das weitaus mehr Komplexität verarbeiten kann als die einzelnen Supervisionskonzepte. Die Stärken der bewährten Konzepte werden genutzt und ihre Schwächen, die darin bestehen, dass immer nur ein Aspekt der Supervisionsarbeit im Fokus der Aufmerksamkeit sein kann, kompensiert. Dieses Modell enthält sowohl die Perspektive auf die psychischen Prozesse in der Professional-Klient- bzw. -Patient-Beziehung, auf die psychischen Prozesse in der Supervisionsgruppe selbst als auch auf die sozialen Strukturen und Prozesse in der Professional-Klient-Beziehung, im Team und in der Supervisionsgruppe selbst. Arbeitet man mit diesem Konzept, so kann man flexibel auf die Anforderungen des jeweiligen Supervisionssettings und auf die zu bearbeitenden Probleme eingehen und braucht Probleme nicht auszugrenzen, weil man nicht über die zu ihrer Bearbeitung notwendigen Programme und Verfahren verfügt.

Welches die grundlegenden Ziele dieses Supervisionsmodells sind, wird zuerst aufgezeigt werden. Die Wurzeln dieses Modells werden anschließend erläutert.

Bei einer Supervision von Gruppen und Teams mit diesem Konzept werden folgende Ziele verfolgt:

1. Die Verbesserung der professionellen Kompetenz der einzelnen SupervisandInnen:
   Dieses Ziel soll erreicht werden durch das Kennenlernen der unbewussten Anteile der Persönlichkeit des Supervisanden/der Supervisandin, die sich störend auf die Beziehung zu Klienten und Kollegen auswirken. Zur Erreichung dieses Ziels ist auch ein Kennenlernen der durch die berufliche Sozialisation erworbenen professionellen Deformationen in der Selbst- und Fremdwahrnehmung erforderlich (vgl. dazu Gosling, 1979). Die SupervisandInnen sollen befähigt werden, ihre Praxis unter verschiedenen Perspektiven analysieren zu können, d. h. mehrere Emergenzniveaus eines professionellen Problems erkennen zu können. Durch die Supervision sollen die SupervisandInnen zu beständiger Selbstreflexion und Selbstveränderung befähigt werden, die sie von der Supervision unabhängig machen.
2. Die Veränderung der »Selbstbeschreibung« des Teams:
   Dieses Ziel erreicht man durch die Rekonstruktion der oftmals ideologischen und dysfunktionalen Selbstbeschreibung und die Erarbeitung einer realitätsnahen und funktionalen Selbstbeschreibung. Die Veränderung betrifft die Identität des Subsystems der Organisation, dem die SupervisandInnen angehören, nicht die realen institutionellen Abläufe oder etwa die personelle Zusammensetzung des Subsystems.

Veränderung der Selbstbeschreibung

Der Begriff der Selbstbeschreibung soll hier noch näher definiert werden, weil er in die Diskussion neu eingeführt wird. Dazu wird auf die Theorie sozialer Systeme zurückgegriffen, die weiter unten dargelegt wird. Die hier kurz zu skizzierenden Komponenten der Selbstbeschreibung werden vielleicht erst deutlich und verständlich, wenn man sich mit den Ausführungen über die Systemtheorie in ► Kap. 2.2 (Abschn.: »Die Theorie sozialer Systeme«) befasst hat.

Änderung der Selbstbeschreibung eines Systems bedeutet im Rahmen der hier vertretenen Sichtweise, dass über folgende Teile des Systems ein Verständigungsprozess zwischen den Mitgliedern des Systems in Gang gesetzt wird:[1]

- Über die bei den Einzelnen vorliegenden Erwartungen über Ziele und Funktionen des Systems, über den Ablauf der Prozesse, die der Erreichung dieses Ziels dienen, über die Rahmenbedingungen (das Setting), die für diese Prozesse die notwendige Voraussetzung bilden, über die typischen Rollen und über den Umgang mit Krisen im System.

1 Diese Aufzählung orientiert sich an den Strukturen der »selbstreferenziellen Dimension von Systemen«, der »Selbstrepräsentation«, der »Selbstregulation«, der »Selbstidentifizierung und -korrektur« sowie der »Selbstreflexion« (vgl. dazu Giesecke 1988, S. 37 ff und Kap. 2.2, Abschn. »Die Theorie sozialer Systeme«).

- Man wird sich über die grundlegenden Steuerungsmechanismen des Systems verständigen müssen: Wie werden Prozesse im Team reguliert, wie werden sie rückgekoppelt und kontrolliert?
- Die Gruppenmitglieder werden sich mit der Frage beschäftigen, wie Informationen im System verarbeitet werden und welche Steuerungsmechanismen es hat, um diese Verarbeitung zu regulieren. Dazu gehört z. B. die Regelung, welche Informationen als informativ bewertet werden und weiter bearbeitet werden müssen und welche Informationen als redundant bewertet und vernachlässigt werden.
- Die Selbstreflexion des Systems über seine latenten Strukturen verstärkt entweder Systemstrukturen, deren Bestand zuvor gefährdet war, oder aber sie setzt an deren Stelle neue Strukturen, wenn sich die alten als dysfunktional oder als nicht kompatibel mit dem Ziel und der Funktion des Systems oder z. B. mit den typischen Rollen im System erwiesen haben.

Praxisbezug

Ein Beispiel für die Nichtkompatibilität von Aufgaben der Rollen und von Zielen des Systems wäre Folgendes: Eine Gruppe von Sozialarbeitern und Soziologen kann nicht einzelne Klienten psychotherapeutisch behandeln, wenn es das Ziel des Systems (z. B. eines Projekts) ist, eine Erhebung über die psychosoziale Situation in einem Stadtteil zu erstellen.

Änderung der Selbstbeschreibung bedeutet die Erstellung einer Diagnose über den momentanen Stand des Zusammenwirkens von Zielen der Institution, Funktion der Institution für die Umwelt, typische Rollen und ihre Aufgaben, die in Aufgaben und Arbeitsabläufe umgearbeiteten Ziele der Institution, die Regelung der Beziehungen zwischen den Rollen und ihre Identität. Diese Diagnose wird mit den von der Gruppe selbst oder von der vorgesetzten Organisation formulierten Vorstellungen über diesen Zusammenhang verglichen. In einem weiteren Schritt wird dann von der Gruppe eine neue Selbstbeschreibung erarbeitet, und es werden die Bedingungen für ihre Durchsetzbarkeit geprüft.

Diese beiden Ziele der Verbesserung der professionellen Kompetenz der SupervisandInnen und der Veränderung der Selbstbeschreibung können nicht mit einem einzigen Konzept erreicht werden. Deshalb verfügt das Supervisionsmodell, das im Folgenden vorgestellt wird, über 3 Programme:

- das Programm Fallarbeit,
- das Programm Institutionsanalyse und
- das Programm Selbstthematisierung.

Die Verbesserung der professionellen Kompetenz soll durch Fallarbeit, also durch die Bearbeitung der psychodynamischen Vorgänge in der Beziehung zwischen Professional und Klient oder Patient erreicht werden. Das Programm Institutionsanalyse hat die Veränderung der Selbstbeschreibung zum Ziel. Selbstthematisierung hat die Funktion, Krisen, die bei der Arbeit in den beiden anderen Programmen entstehen, zu lösen. Dies soll erreicht werden, indem sich die Gruppe selbst zum Thema erhebt, sie reflektiert, welche Schwierigkeiten sie momentan hat und welches die Gründe für diese Schwierigkeiten sind.

Je nachdem, auf welches Ziel sich Gruppe und Supervisor zu Beginn des Gruppenprozesses geeinigt haben und wie die Zusammensetzung der Supervisionsgruppe aussieht (handelt es sich z. B. um ein Team oder um eine frei zusammengestellte Gruppe, deren Mitglieder verschiedenen Institutionen angehören), wird eine der 3 Kombinationsmöglichkeiten der Programme ausgewählt werden.

Dieses Modell von Gruppen- und Teamsupervision enthält 3 Varianten:

1. Kombinationsmöglichkeit: Alle 3 Programme werden angewendet.
   Diese Variante ist indiziert bei Teamsupervisionen, die sich das Ziel gesetzt haben, sowohl die professionelle Kompetenz der Teammitglieder zu verbessern, also Fallarbeit zu machen, als auch das eigene Selbstverständnis als Team zu klären, also die Selbstbeschreibung zu verändern.
2. Kombinationsmöglichkeit: Fallarbeit und Selbstthematisierung.

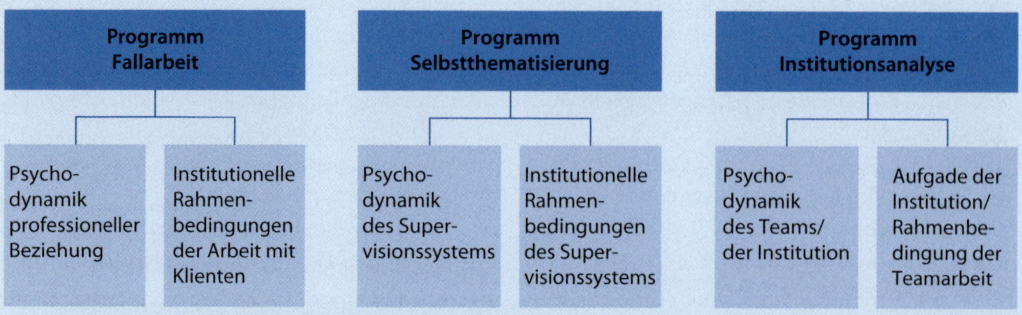

Settings:	Fallarbeit:	Selbstthematisierung:	Institutionsanalyse:
Einzelsupervision:	ja	ja	ja
Gruppensupervision:	ja	ja	nein
Teamsupervision:	ja	ja	ja
Leitungsberatung:	ja	ja	ja
Organisationsberatung:	nein	ja	ja

Abb. 2.1. Programme der Supervision und ihre Funktion

Wenn das Ziel die Verbesserung der professionellen Kompetenz ist, dann ist diese Variante angezeigt, wenn es sich um ein Team oder eine frei zusammengestellte Gruppe handelt. Fallarbeit allein ist in diesem Supervisionsmodell nicht vorgesehen. Selbstthematisierung ist ein notwendiger Reparaturmechanismus, über den das Modell verfügt und der angewendet wird, wenn es Probleme im unbewussten Gruppenprozess gibt, also die Fallarbeit, wie man sagt, in den Dienst des Gruppenprozesses tritt.

3. Kombinationsmöglichkeit: Institutionsanalyse und Selbstthematisierung.
   Diese Variante ist für die Supervision von Teams gedacht, die sich lediglich mit der Veränderung ihrer Selbstbeschreibung befassen wollen. Auch hier gilt, dass Institutionsanalyse nur in Kombination mit Selbstthematisierung angewendet werden sollte. Gibt es Probleme bei der eher rationalen Analyse der Strukturen des Teams, dann können die Arbeitsschwierigkeiten, die emotionaler Natur sind, im Rahmen dieses Programms angegangen werden.

Diese Programme umfassen gemäß der Definition von Supervision 2 Bereiche: Die Analyse der Psychodynamik des jeweils untersuchten Systems und seiner institutionellen Rahmenbedingungen, seiner institutionellen Dynamik. In welchen Supervisionssettings diese Programme in welcher Kombination angewendet werden können, zeigt Abb. 2.1. Hier sind alle Supervisionssettings berücksichtigt, nicht nur die Gruppen- und Teamsupervision. Auch in der Einzelsupervision, der Leitungs- und Organisationsberatung kann man diese Programme verwenden.

2.2 Die 4 Wurzeln des Modells

Dieses Modell von Gruppen- und Teamsupervision hat 4 Wurzeln, die ich im Laufe meiner Forschungsarbeiten und meiner Praxis als Supervisorin unabhängig voneinander kennen lernte und zu integrieren versuchte. Zunächst werden die 4 Konzepte vorgestellt, ihre Leistungen und ihre Grenzen charakterisiert, bevor detaillierter auf ihre Grundgedanken eingegangen wird.

Leistungen und Grenzen der verwendeten Konzepte

Die **Balint-Gruppenarbeit** lernte ich durch langjährige empirische Untersuchungen an Balint-Gruppen verschiedener Leiter kennen.[2] Die Leistung dieser psychoanalytisch orientierten Methode der Bearbeitung von Fällen – also von Erzählungen über problematische Professional-Klient- bzw. Professional-Patient-Beziehungen – besteht in der Analyse der Psychodynamik von professionellen Beziehungen und in den Ideen über die Veränderbarkeit berufsabhängiger Ich-Identität von Professionellen. Zu den besonderen Verdiensten der Balint-Gruppenarbeit gehört auch die systematische Arbeit mit den sog. Spiegelungsphänomenen, die inzwischen von den meisten Supervisionsmodellen übernommen worden ist (▶ Kap. 5.2, Abschn. »Ablauf der Inszenierung des Falls«). Die Grenzen dieser Methode sind durch die Beschränkung auf die Analyse psychischer Prozesse gezogen, sie kann die sozialen Strukturen von Professional-Klient-Beziehungen nicht erfassen. Warum erscheint dies für die Fallsupervision notwendig? Diese professionellen Beziehungen sind meist in übergeordnete soziale Systeme eingebaut, wie z. B. Krankenhäuser oder Beratungsstellen, die das Setting, den organisatorischen Rahmen dieser Beziehung, vorstrukturieren. Sind diese institutionellen Bedingungen dysfunktional, so kann dies ein wesentlicher Faktor neben den psychischen Bedingungen, die in der Struktur der Individuen begründet sind, sein. Balint-Gruppenarbeit würde an der psychischen Verarbeitung eines unklaren oder dysfunktionalen Settings ansetzen und nicht an der Analyse des Settings selbst.

Konzepte der **psychoanalytisch orientierten Gruppentherapie und -selbsterfahrung** werden von mir als Konzepte zur Analyse der Psychodynamik von Gruppen bezeichnet.

Psychoanalytisch orientierte Gruppentherapieformen lernte ich durch Hospitationen und durch empirische Untersuchungen von Tonbandaufzeichnungen dieser Gruppen kennen.[3] Ihre Leistung besteht darin, ein Relevanzsystem zu liefern, mit dem man psychische Prozesse in Gruppen analysieren kann und eine Anleitung zur Selbstthematisierung und Selbstreflexion von Gruppenprozessen zu geben. Die Gruppen werden vorwiegend als psychische Systeme und nicht als soziale aufgefasst. Eine Ausnahme bildet das Konzept der interaktionellen Gruppentherapie des Göttinger Modells (vgl. Heigl-Evers & Heigl, 1984b). Es hat die Interpenetration von sozialen und psychischen Strukturen im Blickpunkt. Nun ist die Supervision keine Gruppentherapie, denn sie hat eine ganz andere Funktion.

> **Die Funktion einer Selbsterfahrungs- oder Therapiegruppe ist es, Individuen, die als überkomplexe und durch ihre biografischen Erfahrungen geprägte psychische Systeme gesehen werden, zu besserer Selbst- und Fremdwahrnehmung bzw. psychisch Kranken zu einer Heilung zu verhelfen. Die Funktion der Supervision ist es, Professionellen zu einem kompetenteren Umgang mit Klienten und Kollegen zu führen. Darin ist eine begrenzte Selbsterfahrung eingeschlossen, aber die Selbsttypisierung des Supervisanden/der Supervisandin ist nicht die eines überkomplexen psychischen Systems, das sich selbst in dieser Komplexität reflektieren will oder eines Patienten, sondern die eines Individuums, dessen Komplexität dadurch reduziert wird, dass man nur diejenigen Anteile betrachtet, die bei der Ausübung einer professionellen Rolle relevant sind.**

Was kann die Gruppentherapie hier leisten? Bei der Analyse von Balint-Gruppensitzungen, die von D. Eicke geleitet wurden, bin ich auf Sitzungen gestoßen, in denen keine Fälle bearbeitet, sondern, wie wir es zunächst nannten, »Gruppendynamik gemacht wurde«. Er verwandte hier Methoden und Verfahren psychoanalytisch orientierter Gruppen-

---

2 Ich danke Prof. Dr. Eicke, Prof. Dr. Rosin, Prof. Dr. Gaertner, Dr. Luban Plozza, Prof. Dr. Argelander und Prof. Dr. Loch für die Möglichkeit, ihre Gruppenarbeit zu beobachten oder untersuchen zu können.

3 Prof. Dr. Heigl-Evers, Prof. Dr. Heigl, Prof. Dr. Ohlmeier, Prof. Dr. Rosin und Dr. Sachsse verdanke ich die Möglichkeit, ihre Gruppen beobachten und mit ihnen darüber diskutieren zu können.

therapien, um Probleme der Balint-Gruppe, die es verhinderten, sich auf die Fallarbeit zu konzentrieren, zu thematisieren und zu bearbeiten. Dabei hatte er die Funktionssetzung im oben beschriebenen Sinne geändert und die besondere Leistung dieser Methoden für die Supervision nutzbar gemacht. Diese Methode zur Selbstthematisierung von Gruppen wurde in mein Konzept aufgenommen, um Probleme zu lösen, die in den beiden anderen Programmen nicht zu lösen sind.

Die **Organisationsentwicklung** und die **angewandte Gruppendynamik** lernte ich bei meiner Ausbildung zur Supervisorin und bei meiner Suche nach einem Konzept für Teamsupervision kennen. Das Proprium der Organisationsentwicklung ist die Analyse und die Veränderung von sozialen Systemen, also von Organisationen und Institutionen im alltäglichen Sprachgebrauch. Man knüpft an die Ressourcen und Kompetenzen von deren Mitgliedern an, um Arbeitszufriedenheit einerseits und die Effektivität der Arbeit andererseits zu erhöhen. Teams kann man nun als Subsysteme solcher übergreifender Organisationen verstehen und analysieren: Verfahren der Teamentwicklung kann man für die Teamsupervision übernehmen, allerdings mit der Einschränkung, dass der Supervisor im Gegensatz zum Organisationsentwickler keinen Auftrag hat, praktisch verändernd in das System einzugreifen. Aus diesem Grunde wird in diesem Supervisionskonzept auch nur an der Identität und dem Selbstverständnis des Teams gearbeitet.

Die Grenzen der Organisationsentwicklung liegen m. E. darin, dass sie sich nicht systematisch mit den psychischen Folgen sozialer Regelungen für die Rollenträger beschäftigen kann. Wie z. B. Hierarchien erlebt werden, seien sie nun funktional oder dysfunktional, kann eher mit Methoden und Verfahren der angewandten Gruppendynamik in Erfahrung gebracht werden, die Möglichkeiten bietet, Wahrnehmungseinstellungen, Kooperationsprobleme, Probleme des Umgangs mit Leitung und Führung und Probleme bei Entscheidungs- und Problemlösungsprozessen zu analysieren. Reichen diese Analysen nicht aus, um die psychischen Folgen sozialer Regelungen bei den Beteiligten zu bearbeiten, kann man in diesem Modell auf das Programm Selbstthematisierung, das psychische, insbesondere unbewusste Prozesse thematisieren hilft, zurückgreifen.

Soziologische Systemtheorien haben in diesen Ansatz zunächst als Untersuchungsverfahren Eingang gefunden. Die Idee, Supervisionsgruppen als soziale Systeme zu betrachten, entwickelte sich langsam bei unserer Untersuchung von Balint-Gruppen (vgl. dazu z. B. Giesecke & Rappe-Giesecke, 1983b). Nachdem eine umfassende Methodologie der Untersuchung von Kommunikation in Institutionen (Giesecke, 1988) vorlag, war es naheliegend, die dort beschriebenen kommunikationswissenschaftlichen Untersuchungsmethoden auch auf dieses Supervisionsmodell anzuwenden, es als ein organisiertes Sozialsystem zu beschreiben. Dies bedeutete die Überwindung der psychologischen Betrachtungsweise der interaktiven Prozesse in der Supervision und ihre Rekonstruktion als soziale Systeme. Der Vorteil hierbei ist, dass man ein von allen verwendeten Konzepten unabhängiges wissenschaftliches Begriffssystem und Analyse-Instrumentarium hat und deshalb alle Konzepte mit dem »gleichen Maßstab messen« kann. Beschreibungen von Supervisionsmethoden sind meist in der gleichen Terminologie abgefasst, die der Supervisor zur Erklärung der praktischen Erfahrungen benutzt. Dass kein von den üblichen Erklärungsmodellen unabhängiges Relevanzsystem benutzt wird, führt dann lediglich zu einer »Verdopplung des Wissens«[4] und dazu, dass Anhänger anderer Konzepte diese Systematisierungen praktischer Erfahrungen nicht nachprüfen und mit ihren eigenen vergleichen können.

Die Theorie sozialer Systeme bekam im Laufe meiner Arbeit aber auch noch eine Bedeutung für die praktische Supervisionstätigkeit. Ich benutzte die Begriffe zur Reflexion meiner Teamsupervisionen, zum Verstehen der institutionellen Vorgänge und zur Analyse der Wiederholung oder Spiegelung dieser Vorgänge in der Supervision selbst. Damit ist die Theorie sozialer Systeme zum 4. Pfeiler dieses

4 Zu diesem Problem, das sich insbesondere auch bei der interdisziplinären Zusammenarbeit zwischen Praktikern und Forschern stellt, vgl. Giesecke (1983a).

Modells geworden, mit deren Hilfe man neben der Analyse psychischer Vorgänge in der Professional-Klient-Beziehung, im Team und in der Supervision selbst auch die sozialen Prozesse in diesen Systemen bzw. Subsystemen von übergreifenden Systemen analysieren kann.

Nach dieser Einführung in die historische Entwicklung des Modells werden im Folgenden die Grundgedanken der verwendeten Konzepte und der Theorie sozialer Systeme erläutert und zugleich beschrieben, wie sie durch die Integration in einem Modell modifiziert werden.

2.2.1 Balint-Gruppenarbeit

In den 50er-Jahren entwickelte der Arzt und Psychoanalytiker M. Balint in London sog. Training-cum-Research-Gruppen, vorwiegend für Ärzte, aber zunächst auch für Sozialarbeiter, deren Ziel es war, den Professionellen psychotherapeutische Techniken zu vermitteln, und zwar durch Reflexion über deren Anwendbarkeit in ihrer praktischen Arbeit und nicht durch Vorträge oder andere Formen von Wissensvermittlung, wie sie für das Experten-Laien-Verhältnis typisch sind. Er entwickelte die Methode der »Fallarbeit«, der Arbeit an problematischen Beziehungen zwischen Arzt und Patient, wie sie sich in seiner alltäglichen Praxis entwickeln. Die Intention des Begründers war es, diese Gruppen zu einem Instrument der Erforschung und Etablierung einer, die »Organmedizin« ablösenden, »ganzheitlichen Medizin« werden zu lassen (vgl. dazu Balint, 1968, 1976).

Definition

Bei der Balint-Gruppenarbeit handelt es sich um eine Form von begrenzter Selbsterfahrung, die die Erkenntnisse der Zusammenhänge zwischen professioneller Rolle und Persönlichkeit des Rollenträgers zum Gegenstand hat.

Balints Zielsetzung war es, »… eine begrenzte, jedoch wesentliche Umstellung in der Persönlichkeit des Arztes« (Balint, 1976, S. 399) herbeizuführen. Diese Umstellung hielt er für unabdingbar, wenn die Ärzte zu einer »ganzheitlichen Sichtweise« vom erkrankten Menschen befähigt werden sollten. Die Berücksichtigung von Psyche und Soma in seiner »patientenorientierten Medizin« (Balint, 1968, S. 136) erforderte den Erwerb psychotherapeutischer Fähigkeiten bei den Ärzten. Diese Kompetenz sollte in der Balint-Gruppenarbeit erworben werden, und zwar über den »vermeintlichen« Umweg der Erkenntnis der eigenen Persönlichkeit. Erkannt werden sollen die »automatischen Verhaltensweisen«, die nicht durch bewusste Absichten, sondern durch unbewusste Motive gesteuert werden (Balint, 1976, S. 404). Die Diskrepanz zwischen Absichten und tatsächlichem Verhalten,[5] die Grenzen des Einzelnen, seine »blinden Flecken« und seine immer wiederkehrenden Fehler sind diejenigen Aspekte der Persönlichkeit, die durch die Balint-Gruppenarbeit erkannt und verändert werden sollen (Balint, 1976, S. 405).

Die von Balint beschriebene **Umstellung in der Persönlichkeit der Professionellen** soll auch in diesem Supervisionsmodell erreicht werden, mit Ausnahme der von Balint gesetzten Funktion dieser Veränderung. Nicht die Befähigung zur Ausübung einer ganzheitlichen Medizin ist hier das Ziel, sondern die Verbesserung der professionellen Kompetenz der SupervisandInnen, sei sie nun beratender, erziehender, betreuender oder therapeutischer Natur. Auch innerhalb der klassischen Balint-Gruppenarbeit hat sich neben dieser engen Definition eine zweite etabliert, die »das gemeinsame Erforschen der Beziehung« (vgl. dazu Knoepfel, 1980, insbesondere S. 60) nicht nur zwischen Arzt und Patient, sondern auch zwischen therapeutisch und beratend tätigen Professionellen und ihren Klienten als Ziel der Arbeit formuliert.

Die von Balint betonte und für die Selbsterfahrung in der professionellen Rolle – im Vergleich zu anderen Formen von Selbsterfahrung – bedeutsame Kenntnis der Wirkung der eigenen Persönlichkeit in Verbindung mit der beruflichen Rolle auf Klienten oder Patienten, die Kenntnis der Wirkung der »Droge Arzt« und der »apostolischen Funktion« des Arztes ist auch für andere Professionen bedeutsam.

5 In der hier verwendeten systemtheoretischen Begrifflichkeit würde diese Diskrepanz als diejenige zwischen ideologischer und realitätsangemessener Selbstbeschreibung formuliert werden.

Mit der Wirkung der »Droge Arzt« meint Balint die Wirkung der Interaktion des Patienten mit dem Arzt auf den Verlauf der Krankheit des Patienten, nicht etwa die Wirkung eines vom Arzt erteilten Ratschlags oder eines verordneten Medikaments (Balint, 1968, S. 133 f). Er weist nach, dass die oft unbewusst bleibende emotionale Einstellung des Arztes zu seinem Patienten meist einen stärkeren Einfluss auf das Befinden des Patienten ausübt als die anderen »Drogen«, die der Arzt verschreibt. Der gravierende Unterschied zwischen beiden Drogen ist jedoch, dass der Arzt seine Wirkung meist nicht so gut kennt wie die Wirkungen, Nebenwirkungen und Risiken der verordneten Medikamente.[6]

Das Erkennen der Psychodynamik der Beziehungen, die der Arzt zu den verschiedenen Patienten hat, und das Erkennen der aus der Persönlichkeit des Arztes stammenden Anteile an dieser Psychodynamik ist ein Ziel der Balint-Gruppenarbeit, das mit dem Kennenlernen der »Droge Arzt« umschrieben wird.

Mit der »apostolischen Funktion des Arztes« bezeichnet Balint (1968, S. 134) die Vorstellungen eines Arztes über den idealen Patienten und den idealen Ablauf einer Therapie. Verhalten sich Patienten abweichend von diesem Idealbild, so versuche der Arzt, sie entsprechend dieses Ideals zu sozialisieren, und, falls ihm dies nicht gelänge, werde er den Patienten vermutlich zu einem Kollegen oder Spezialisten überweisen, ihn für untherapierbar erklären oder eine kollusive Beziehung eingehen, in der der Arzt versucht, dem Patienten zu beweisen, dass er ein guter und tüchtiger Arzt ist, und der Patient dem Arzt zu beweisen versucht, dass alle seine Anstrengungen nutzlos sind (vgl. Balint, 1976, S. 311). Balint beschreibt diese Haltung als »missionarischen Eifer«, dessen Ziel die Bekehrung des Patienten zu den Vorstellungen des Arztes über Patient sein und über Krankheit ist (vgl. dazu Balint, 1976, S. 311 und S. 315; Rosin, 1981, S. 367 ff). Das Ziel der Supervisionsarbeit sieht Balint darin, die Ärzte diesen missionarischen Eifer erst erkennen zu lassen und dann die Vorstellungen des Einzelnen über Krankheit, über Patienten und über die Funktion des Arztes bei der Heilung einer Krankheit zu analysieren. Die Motive für diesen Bekehrungseifer liegen darin, dass der Arzt aufgrund seiner spezifischen psychischen Struktur unfähig ist, auf bestimmte Typen von Patienten einzugehen und sich in sie einzufühlen.

Vorstellungen vom idealen Klienten oder Patienten haben auch andere Berufsgruppen, und alle Professionellen werden immer wieder Klienten in Professional-Klient-Beziehungen oder in ganze Institutionen einsozialisieren müssen. Die Erkenntnis, welche dieser Sozialisierungsbemühungen funktional sind und welche nur der Aufrechterhaltung des eigenen Gleichgewichts dienen, sollte auch ein Ergebnis der Fallsupervision in diesem Modell sein. Eicke spricht in diesem Zusammenhang von den Mythen der Professionen.

Der Mythos der Sozialarbeiter ist vermutlich der der Gleichheit von Klient und Sozialarbeiter und der der Gleichheit der Sozialarbeiter untereinander (Eicke, 1983, S. 12).

Was Balint hier für die Ärzte für sinnvoll hält, kann auch als Leitlinie für die Fallsupervision mit Angehörigen anderer Professionen gelten:

»Wir hatten Vorbedingungen zu schaffen, dass ... sie [die Ärzte] ihre eigenen Methoden und Reaktionen auf ihre Patienten mit einigem Abstand sehen, Züge in ihrer eigenen Art des Umgangs mit Patienten erkennen lernten, die nützlichen unter ihnen verstehen und entwickeln konnten, während andere, die nicht so nützlich erschienen, wenn ihre dynamische Bedeutung [unbewusste] verstanden war, modifiziert oder sogar aufgegeben werden mussten« (Balint, 1976, S. 402).

Selbsterfahrung in der Balint-Gruppenarbeit

Die hier beschriebene Form von Selbsterfahrung wird in der Balint-Gruppenarbeit aber nicht durch direkte Thematisierung der persönlichen Eigenarten der SupervisandInnen erreicht, sondern findet vermittelt über die Analyse der Psychodynamik der Professional-Klient-Beziehungen statt. Dass eine Veränderung der SupervisandInnen in diesem Sinne eine Veränderung der gesamten Persönlichkeit

6 Vgl. dazu die Beispiele aus Supervisionssitzungen, die Balint im Kapitel zur »Apostolischen Funktion des Arztes« aufführt (Balint, 1976, S. 289–320).

nach sich ziehen kann, die über die Optimierung des Zusammenspiels von beruflicher Rolle und Persönlichkeit hinausgeht, ist ein Effekt der Supervision, der nicht primär angestrebt, aber auch nicht unwillkommen ist. Verändert sich ein Element eines Systems, dann zieht dies auch Veränderungen bei den anderen Elementen nach sich. Die Auffassungen Balints über die Art der Abgrenzung der Selbsterfahrung in der Supervision von der Selbsterfahrung, wie sie in Therapien und Selbsterfahrungsgruppen praktiziert wird, wo man das Individuum in seiner gesamten Komplexität betrachtet, teile ich. Anders als Balint würde ich jedoch den Umgang mit den Manifestationen des unbewussten Gruppenprozesses in der Fallsupervision handhaben.[7] Sicher würde er auch sagen, dass der unbewusste Gruppenprozess die Auswahl der Fälle, die vorgestellt werden, determiniert, allerdings soll in der klassischen Balint-Gruppenarbeit der unbewusste Gruppenprozess, wie Argelander (1972, S. 99 f) es formuliert, »in den Dienst der Fallarbeit treten«. Die unbewusste Thematik sollte auch möglichst latent bleiben, um ein Umkippen der Gruppe von einer Arbeitsgruppe zu einer Selbsterfahrungsgruppe zu vermeiden.

An anderer Stelle wurden Balints Arbeitsbedingungen charakterisiert, unter denen ein Verzicht auf die Bearbeitung der Gruppendynamik problemlos war. Hierbei handelte es sich um Gruppen, die er aufgrund von Auswahlinterviews mit potenziellen Mitgliedern zusammenstellte. Die SupervisandInnen waren niedergelassene Ärzte, die nicht in professionellen Abhängigkeiten zueinander standen und sich meist auch nicht persönlich vorher kannten. Balint konzentrierte seine Supervision auf die Erforschung von Aspekten der Professional-Klient-Beziehungen und verstand sie eher als Seminar denn als Selbsterfahrung für Professionelle (vgl. dazu auch Rappe-Giesecke, 1986, 1988b).

Unter den Bedingungen heutiger Supervisionsarbeit erscheint es mir notwendig, gelegentlich von dieser Maxime abzuweichen und die Gruppendynamik direkt zu thematisieren. Weder sind die SupervisandInnen mit dem Forschungseifer bei der Arbeit, wie es in den »Pionierzeiten« von Balint der Fall war, noch wird jeder Supervisor über das Charisma Balints und dessen Fähigkeit verfügen, die SupervisandInnen für das Ziel der Supervisionsarbeit so zu begeistern.

Innerhalb dieses Supervisionsmodells ist ein Wechsel von der Fallarbeit zur Selbstthematisierung der Gruppensituation möglich und für den Fall vorgesehen, dass die gruppendynamische Situation die Arbeit an den Professional-Klient-Beziehungen behindert. Anders ausgedrückt: Tritt die Fallarbeit in den Dienst der Gruppendynamik, kann dieses Programm verlassen und zur direkten Thematisierung der gruppendynamischen Situation gewechselt werden, zum »Programm Selbstthematisierung«. Diese Notwendigkeit entsteht insbesondere dann, wenn die SupervisandInnen einem Team angehören und durch diese Rahmenbedingung eine Menge von Beziehungen zwischen den SupervisandInnen existieren, die über das für klassische Balint-Gruppenarbeit übliche Maß hinausgehen (▶ Kap. 3.3, Abschn. »Die Beziehungen zwischen den SupervisandInnen«). Hat man durch Selbstthematisierung die interferierenden Beziehungen erkannt und bearbeitet, dann kann man zum Programm Fallarbeit zurückkehren, wo sich dann nur noch die für dieses Programm typischen und notwendigen Beziehungen einstellen.

Balint (1968, S. 125) betont die Unmöglichkeit, solche Veränderungsprozesse im Rahmen von Lehrer-Schüler- oder Experte-Laie-Beziehungen zu bewirken. Er spricht stattdessen von der Notwendigkeit, eine »... emotionell freie und freundschaftliche Atmosphäre ...« (Balint, 1976, S. 405) in der Balint-Gruppenarbeit aufzubauen, die das Erkennen von eigenem unliebsamen Verhalten ermöglicht. Der Leiter lehrt seines Erachtens durch sein Verhalten, durch seine Art des Zuhörens und des Umgehens mit emotionalen Problemen in der Gruppe selbst (Balint, 1976, S. 409). Statt sich als allwissender Spezialist zu präsentieren, soll sich der Gruppenleiter ebenfalls als Lernender typisieren, der auf manchen Gebieten, z. B. dem der Psychodynamik mensch-

7 Vgl. Balints Ausführungen zum Umgang mit der Gruppenleiter-Arzt-Beziehung (Balint, 1976, S. 410 f).

licher Beziehungen, mehr weiß als die Teilnehmer und auf anderen Gebieten weniger weiß, z. B. über ihre Profession (Balint, 1968, S. 130 f).

Modifikationen der Balint-Gruppenarbeit

Was in der klassischen Balint-Gruppenarbeit noch wenig berücksichtigt ist, sind die Auswirkungen institutioneller Rahmenbedingungen auf die Professional-Klient-Interaktion. Dies ist nicht weiter verwunderlich, da Balint hauptsächlich mit niedergelassenen Ärzten arbeitete, die im Vergleich zu Angestellten von Organisationen ihre Rahmenbedingungen weitgehend selbst bestimmen können. Jedenfalls kann man Arztpraxen nicht als Subsysteme von Organisationen verstehen. Die Einbeziehung der institutionell vorgegebenen Bedingungen in die Besprechung von Professional-Klient-Beziehungen wird inzwischen von einigen Balint-Gruppenleitern praktiziert und bildet in diesem Konzept von Fallsupervision einen integralen Bestandteil.

Praxisbezug

Unter der Annahme, dass ein Team aufgrund von gruppendynamischen und organisationsimmanenten Problemen eine völlig dysfunktionale Arbeitsteilung entwickelt hat, so kann diese Arbeitsteilung nicht ohne Auswirkungen auf die Professional-Klient-Beziehungen bleiben. Würde man, nachdem mehrmals Fälle gebracht wurden, die dieses Problem indirekt thematisierten, bei der Bearbeitung der Psychodynamik der jeweiligen Professional-Klient-Beziehung bleiben, so betriebe man m. E. Suboptimierung. Hier wäre ein Wechsel zum Programm der Institutionsanalyse angezeigt, in dessen Rahmen die Probleme der Arbeitsteilung angegangen werden können. Hat man innerhalb der Gruppe eine Verständigung über die Bedingungen der Arbeit mit den Klienten und die Dysfunktionalität der Aufgabenverteilung in Gang gesetzt und die Möglichkeiten einer Veränderung dieser Situation besprochen, sofern sie im Zuständigkeitsbereich des Teams liegen, dann kann man zur Besprechung der Psychodynamik von Fällen zurückkehren.

Wie sich die Bedingungen der Fallsupervision im klassischen Setting der Balint-Gruppenarbeit von den Bedingungen der Fallsupervision im Rahmen der Beratung von Teams unterscheiden, zeigt die ◘ Tab. 2.1. Aus dieser Gegenüberstellung wird ersichtlich, dass man in der Teamsupervision die klassische Balint-Gruppenmethode nicht beibehalten kann, sondern, wie eben ausgeführt, die beiden anderen Programme hinzuziehen muss.[8]

2.2.2 Gruppentherapie und Gruppenselbsterfahrung

Man kann davon ausgehen, dass die psychischen Prozesse in Therapie-, Selbsterfahrungs- und Supervisionsgruppen strukturell identisch sind, wenn es auch Variationen zu berücksichtigen gibt, die durch die Ziele der Arbeit, durch die Technik der Leitung, die bestimmte Phänomene verstärkt und andere vernachlässigt, sowie durch psychische Strukturen ihrer Mitglieder und den Grad ihrer Gestörtheit bestimmt werden (vgl. hierzu Kutter, 1980, 1986 und die Darstellung seiner Ideen in diesem Abschnitt). Aus diesem Grunde kann man die Relevanzsysteme, die die Konzepte psychoanalytisch orientierter Gruppentherapien liefern, auch für die Analyse von Gruppenprozessen in der Supervision übernehmen.[9] Dass damit ihre Funktionssetzung, nämlich die Heilung von psychisch Kranken zu erreichen oder die Selbst- und Fremdwahrnehmung von als überkomplex aufgefassten Individuen zu verbessern, nicht übernommen wird, habe ich schon im vorhergehenden Abschnitt erläutert. Die Selbstthematisierung steht hier im Dienst der Verbesserung der Kompetenz von Professionellen im

---

8 Anhand empirischer Untersuchungen konnten wir nachweisen, welche Kosten es hat, wenn Balint-Gruppenarbeit unter diesen veränderten Settingbedingungen angewandt wird und der institutionelle Aspekt nicht beachtet wird (vgl. Giesecke & Rappe-Giesecke, 1997, insbesondere Kap. 3.4, 7.2 und 7.3).

9 Die Gründe, warum ich mich für psychoanalytisch orientierte Konzepte entschieden habe und nicht z. B. für gestalttherapeutische oder psychodramatische, sind sicher überkomplex. Dass man als Supervisor hingegen sich irgendwann für eine Theorie der menschlichen Psyche und ihre Anwendung in Therapiekonzepten entscheiden muss, habe ich schon zu Anfang begründet. Mir »liegt« die Psychoanalyse am meisten, und ich finde ihre Theorien am ausdifferenziertesten und komplexesten.

Tabelle 2.1 Fallsupervision in der Balint-Gruppe und in der Teamsupervision

Klassische Balint-Gruppensitzung	Setting von Fallsupervision mit Teams
Freiwilligkeit der Teilnahme	Bei Teamentscheidung Freiwilligkeit für Einzelne eingeschränkt
Leiter wählt Teilnehmer aus	Keine Auslesemoglichkeit
Kontrakt mit Teilnehmern	Dreieckskontakt mit Teilnehmern und Institution
Teilnehmer zahlen Honorar	Institution zahlt
Gruppe besteht aus Angehörigen einer Profession, die etwa statusgleich sind – egalitäre Beziehungen	Verschiedene Professionen, verschiedene Hierarchiestufen, Leitung und Untergebene in einer Gruppe – starke Asymmetrien
Teilnehmer haben keine privaten Kontakte, sind beruflich voneinander unabhängig	Berufliche Abhängigkeiten, private und informelle Kontakte
Eigenverantwortlichkeit für Patienten/Klienten	Geteilte Verantwortung oder Verantwortung an höherer Stelle
Ein Falleinbringer, kein anderer kennt den Fall	Mehrere Fallbetroffene, Falleinbringer nicht immer Fallbetroffener
Normalform des Ablaufs der Fallarbeit	Modifizierte Ablaufform durch Klärung von Falleinbringer/Fallbetroffener
Klassische Spiegelungen der Professional-Klient-Beziehung in der Gruppe	Außerdem Spiegelung sozialer Strukturen des Teams in der Gruppe
Konzentration auf Psychodynamik der Professional-Klient-Beziehung	Zusätzlich Fokus auf institutionelle Rahmenbedingungen
Umgang mit Störungen am Fall abarbeiten	Außerdem Störungen durch Thematisierung der Gruppendynamik klären
Schweigepflicht des Leiters und der Teilnehmer unproblematisch	Schweigepflicht nicht durchzusetzen

Umgang mit Klienten und Kollegen und im Dienst der Erarbeitung einer realistischen Selbstbeschreibung eines Teams.

Im Folgenden wird auf die schon erwähnte Methode der Bearbeitung von Problemen der Balint-Gruppe selbst zurückgegriffen, die Eicke unter Rückgriff auf seine Erfahrungen als Leiter von Therapiegruppen entwickelt hat.

3 Typen von Gruppentherapiekonzepten. (Nach Heigl-Evers & Heigl, 1984a)

1. Typ: Diejenigen, in denen innerhalb einer Gruppe die Therapie eines einzelnen Mitglieds stattfindet, wobei die Gruppendynamik nicht beachtet wird, sondern lediglich der Verstärkung des Problems dient, das der Betreffende hat.
2. Typ: Hier wird die Gruppe zu einer Art »Superperson« gemacht, sodass sich eine dyadische Situation zwischen Gruppe und Analytiker herstellen lässt.

▼

3. Typ: Hier sind die Konzepte gemeint, die den »Faktor Pluralität« berücksichtigen (Heigl-Evers & Heigl, 1984a, S. 765). Sie nennen Foulkes als einen der Begründer dieser 3. Richtung: Er setzte der Komplexitätsreduktion, die den beiden ersten Typen zugrunde liegt, ein Konzept entgegen, das sowohl die Bedeutung der Gruppendynamik als auch die Bedeutung des individuellen Verhaltens und Erlebens hervorhob (Foulkes, 1970).

Für den Gruppenleiter bedeutet diese auf die Pluralität der Gruppe gerichtete Sichtweise, dass er beim Verstehen der Vorgänge in der Gruppe beständig zwischen 2 Perspektiven hin und her wechseln muss: zwischen der auf die intraindividuellen Prozesse und der auf die interindividuellen Prozesse. Foulkes versteht die Gruppe als ein Netzwerk von Beziehungen, als eine »Matrix«, die sich aus den Netzen pathologisierender frühkindlicher Beziehungen, die die Gruppenmitglieder unbewusst in der Gruppe wieder zu etablieren suchen, bildet. Was aus dieser Vernetzung entsteht, ist mehr als die Summe der Netze, sondern etwas Drittes. Ich würde es als »psychisches System Gruppe« bezeichnen. Foulkes nennt es das »Eigentum der Gruppe«, das nicht nur interpersonell, sondern transpersonell ist (Foulkes, 1970, S. 80).

»Wir betrachten hier die Gruppe wiederum als ein Netzwerk. Die Individuen sind Knotenpunkte dieses Netzwerkes, sie erzeugen es, während sie von ihm durchwirkt werden« (Foulkes, 1970, S. 80 f).

Heigl-Evers und Heigl erklären den Zusammenhang zwischen individuellem Verhalten und Gruppenprozessen so:

»Das soziale Interaktionsfeld wirkt ständig auf latente intrapsychische Konflikte ein, je nachdem mobilisierend und verstärkend oder immobilisierend abschwächend oder auch scheinbar ohne Effekt .... Dieses so beeinflusste Verhalten des Konfliktträgers wirkt wiederum auf das soziale Interaktionsfeld, d. h. auf das Verhalten der Interaktionspartner zurück, es hat soziale oder interaktionelle Konsequenzen« (Heigl-Evers & Heigl, 1975, S. 243).

»Die intrapsychischen pathogenen Konflikte werden also aufgrund der Beteiligung von mehreren oder vielen anderen und deren Reaktionen und Antworten zu interpersonellen Konflikten, zu Konflikten mit anderen umgeformt« (Heigl-Evers & Heigl, 1975, S. 244).

Die Gruppe bildet »Normen« aus, die geeignet sind, die unbewusste Abwehr gegen das Manifestwerden dieser Konflikte zu stärken. Hingegen sind die Normen manifest und bewusstseinsfähig im Gegensatz zu den darunter liegenden pathogenen Mustern von Beziehungen (vgl. Heigl-Evers & Heigl, 1975, S. 244).

Schon allein aus dieser Begriffswahl wird deutlich, dass eine Therapie der Gruppe nicht allein mit einer Persönlichkeitstheorie auskommt, wie sie z. B. die Psychoanalyse in differenzierter Weise entwickelt hat, sondern auch eine Theorie sozialen Verhaltens braucht. Heigl-Evers und Heigl (1984a, S. 766) weisen darauf hin, dass erst durch die Übernahme sozialpsychologischer Konzepte die Bildung von Gruppentherapiemodellen möglich war, die dem Faktor der »Pluralität« von Gruppen Rechnung tragen konnten.

Von Ezriel (1960/61, S. 515 f) übernehme ich die Idee, dass man alle Beiträge in einer Gruppe, auch wenn sie in ihrem manifesten Inhalt scheinbar überhaupt nicht aufeinander bezogen sind, als Beiträge zu einem gemeinsamen Gruppenthema ansehen kann, als Beiträge zur »Gruppenspannung«, wie er es nennt. Die Analyse der Gruppensituation beinhaltet dann sowohl die Deutung der Gruppenspannung, man könnte auch sagen, die Deutung der »zentralen unbewussten Phantasie« als auch die Deutung der Anteile der einzelnen Gruppenmitglieder an dieser gemeinsamen Phantasie (vgl. Ezriel, 1960/61, S. 517 f). Die Beteiligung der Gruppenmitglieder an der Gruppenspannung sieht er als determiniert durch die lebensgeschichtlich erworbene psychische Struktur der Einzelnen.

Diese Idee Ezriels wird im Programm der Selbstthematisierung in diesem Modell so verwendet: Die Rekonstruktion des gemeinsamen Themas der Gruppe und der Beiträge der Einzelnen zu diesem Thema ist ein Teil der Arbeitsaufgaben der Supervisionsgruppe bei der selbstreflexiven Verständigung über Störungen der Arbeit.

Typisierung von Gruppenmitgliedern

Eine Typologie der Positionen von Gruppenmitgliedern schlägt Bennis vor. Er unterscheidet zwischen dependenten, kontradependenten, überpersonalen und kontrapersonalen Typen von Gruppenmitgliedern:

- »Der Dependenzaspekt umfasst die charakteristischen Verhaltensweisen eines Mitglieds in Bezug auf einen Führer oder eine Regelstruktur. Mitglieder, die Verfahrensregeln, eine Tagesordnung, einen Experten usw. angenehm finden, werden als abhängig (dependent) bezeichnet.
- Mitglieder, die angesichts autoritärer Strukturen aus der Fassung geraten, werden als kontradependent bezeichnet. Den personalen Aspekt bilden die charakteristischen Verhaltensweisen eines Mitglieds im Hinblick auf interpersonale Intimität.
- Mitglieder, die nicht ruhen, ehe sie nicht einen relativ hohen Grad an Vertraulichkeit in ihrer Beziehung zu allen anderen erreicht haben, werden als überpersonal, andere, die dazu tendieren, jede Intimität mit anderen zu vermeiden, werden als kontrapersonal bezeichnet« (Bennis, 1972, S. 273).
- Als »konfliktbehaftet« werden Teilnehmer bezeichnet, die starr und zwanghaft auf die Gruppenprobleme Autorität und Intimität reagieren. »Konfliktfrei« oder »independent« werden solche Mitglieder genannt, die relativ flexibel auf diese Probleme reagieren können (Bennis, 1972, S. 274).

Auch hinter dieser Modellierung steht wieder die Idee vom gemeinsamen Gruppenthema und den spezifischen Anteilen, die die einzelnen Gruppenmitglieder daran haben.

Bennis Modellierung der Gruppendynamik scheint besonders für die Analyse von Teams geeignet zu sein, in denen der Umgang mit Autorität besonders problematisch ist. Man könnte auf dem Hintergrund dieser Konzeption Teams hinsichtlich ihrer Gruppenstruktur als überwiegend dependent, kontradependent, überpersonal oder kontrapersonal typisieren und sich entsprechend auf den Entwicklungsprozess der Gruppe einstellen.

Entwicklungsprozesse von Gruppen

Bennis hat in Anlehnung an Bions Grundannahmen eine Abfolge von 2 großen Phasen des Gruppenprozesses mit entsprechenden Subphasen konstruiert (vgl. dazu Bion, 1974). In der 1. Phase, der »Dependenz«, findet eine Auseinandersetzung mit dem Gruppenleiter statt. Man kann hier die Subphasen »Flucht«, »Kampf« und »Katharsis« unterscheiden (Bennis, 1972, S. 275–282). Diese Phase wird bei einer gelungenen Bearbeitung dieser Probleme abgelöst durch die Phase der »Interdependenz«, in der eine Auseinandersetzung zwischen den Gruppenmitgliedern stattfindet. Bennis (1972, S. 282–288) unterscheidet folgende Subphasen: »Harmonie«, »Entzauberung« und »Konsensbildung«. Bennis (1972, S. 283, S. 290 f) beschreibt die Subphasen recht differenziert nach der vorherrschenden »emotionalen Modalität«, den »Themen«, den »bestimmenden Rollen«, der »Gruppenstruktur«, der »Gruppenaktivität« und der »Gruppenentwicklung«.

Meiner Ansicht nach kann Bennis' Modellierung der 1. Phase, der Dependenz der Gruppenentwicklung, durchaus als Relevanzsystem bei der Beurteilung der Gruppenthemen und des Entwicklungsstandes übernommen werden, während die Begrifflichkeiten der 2. Phase weniger plausibel erscheinen. Sandner (1978, S. 135 und S. 157) kritisiert an Bennis' Modell, dass diese 2. Phase nicht wirklich über die der Abhängigkeit hinausgeht, jedenfalls nicht im psychoanalytischen Sinne von Abhängigkeit. Er meint, dass die Gruppen, die nach Bennis' Vorschlägen geleitet werden, nicht über die »präödipale Phase« hinaus kommen.[10]

Sandner orientiert sich in seinem Modell der Gruppenentwicklung an der von der Psychoanalyse rekonstruierten frühkindlichen Entwicklung und ihren durch die Vorherrschaft bestimmter Triebe gekennzeichneten Phasen.

Er unterscheidet 3 Phasen der Gruppenentwicklung:

- die »präödipale« mit den Beziehungsmustern der Oralität und der Analität,
- die »ödipale Phase« und

10 Vgl. zu diesem Problem auch Kutters Überlegungen zur »Leiter-Variable« (Kutter, 1980, 1986).

- die »reflexiv-interaktionelle Phase« (Sandner, 1978, S. 168–176).

Die Subphasen der 1. Phase sind »Kampf und Flucht« und »Abhängigkeit«. In der 2. Phase unterscheidet er zwischen »ödipaler Rivalität und Ansprüche an den Gruppenleiter« und »Gruppenleiter als autoritäre Vaterfigur (die alles vorenthält); Rekrutierung der Teilnehmer für die Revolte gegen den Leiter«. Die 3. Phase ist gekennzeichnet durch »Die Teilnehmer sind hinsichtlich der Befriedigung ihrer Bedürfnisse auf sich selbst verwiesen« und »Selbständige (voneinander abgegrenzte) Individuen regeln ihre Beziehungen durch gegenseitige Übereinkunft« (Sandner, 1978, S. 174 f).[11]

Für eine genauere Darstellung der gesamten Abfolge der Subphasen wird auf Sandners elaborierte, aber auch verständliche Ausführungen verwiesen. Im Folgenden werden seine Überlegungen zur »psychosozialen Kompetenz«, die ein Ergebnis der Gruppenentwicklung in diesem Sinne sein könnten, dargestellt. Gemeinsam mit Ohlmeier geht er davon aus, dass sich sowohl im privaten als auch im beruflichen Bereich gruppendynamische Situationen entwickeln, die sich nach den vorgenannten Phasen klassifizieren lassen (vgl. Ohlmeier & Sandner, 1984; Sandner, 1986). In diesen Interaktionssituationen sind bestimmte »psychosoziale Kompetenzen« erforderlich, die in Gruppen durch die Nachsozialisationen von defizitärem Erleben und Verhalten erworben werden können. Die folgende ◘ Tab. 2.2, in der die Überlegungen zur psychosozialen Kompetenz kondensiert worden sind zeigt, welche Kompetenzen in den 3 Phasen der Entwicklung von Gruppen gefordert sind von den Gruppenmitgliedern und wie sich das Nichtvorhandensein dieser Kompetenzen in Form von Abwehrmechanismen gegen die typischen, in der jeweiligen Phase vorherrschenden Gefühle äußert (vgl. Ohlmeier & Sandner, 1984, S. 819).

Die ◘ Tab. 2.2 macht deutlich, wie man eine Gruppenentwicklung unter psychoanalytischer Perspektive betrachten kann und welche Probleme die beiden Autoren als die grundlegenden Probleme der Gruppenentwicklung ansehen.

Diese Zusammenstellung von Entwicklungsmodellen und Theorien über die Psychodynamik einer Gruppe erscheint womöglich willkürlich. Es handelt sich um Theorien, die sich in meiner Praxis für die Erklärung von Gruppenprozessen bewährt haben. Kutter ermuntert in seinem Aufsatz über Phasen des Gruppenprozesses auch die Leiter dazu, sich mit mehreren Erklärungsmodellen vertraut zu machen:

»Hat ein Gruppenleiter genügend Modelle konzeptuell zur Verfügung, kann er ausprobieren, welches Modell zum Verständnis der gerade gegebenen Gruppe am besten passt …« (Kutter, 1980, S. 202).

In wesentlichen Aufsätzen über die Frage, wie sich die Psychodynamik einer Gruppe entwickelt, schreibt Kutter (1980, 1986), dass es seines Erachtens keine idealtypischen Gruppenverläufe gäbe, die in allen Gruppen wiederzufinden seien (vgl. dazu Kutter, 1980, S. 206). Er benennt die verschiedenen Modelle der Gruppenentwicklung, wie sie von Bion, Battegay, Kutter und in Anlehnung an Entwicklungsstufen der Einzeltherapie von S.Freud, A.Freud und Fürstenau beschrieben worden sind. In dem späteren Aufsatz nennt er idealtypische Verläufe von der »Abhängigkeit über Protest zur neuen Ordnung«, von der »Regression und Katharsis zur Einsicht und Wandlung« und »von der initialen Abhängigkeit zu relativer Unabhängigkeit« (Kutter, 1986, S. 6). Er stellt fest, dass der Gruppenverlauf von folgenden Variablen abhängig ist:

»In wissenschaftlicher Perspektive können wir den Gruppenprozess als Funktion von mindestens 4 Variablen beschreiben« (Kutter, 1980), nämlich:

1. der Gruppen-Variablen, das ist die Gruppe als Ganzes (das Setting),

---

11 Darüber, wie sich die Beziehungen zwischen einer Leiterin und den Gruppenmitgliedern in den einzelnen Phasen darstellen, gibt es noch kaum Überlegungen. Gambaroff hat am Beispiel einer Frauenselbsterfahrungsgruppe mit einer weiblichen Leiterin beschrieben, welche spezifischen Probleme dort auftauchten. Sie spitzt sie auf die Frage zu, wie das »väterliche Element« in der Gruppe repräsentiert werden kann, das die Aufgabe hat, die Ablösung der TeilnehmerInnen von der in der Übertragung als Mutter erlebten Leiterin zu unterstützen und zu betreiben. Dieses Problem besteht vermutlich auch in gemischten Gruppen. Umgekehrt bedeuten diese Überlegungen für männliche Leiter natürlich auch, dass sie sich Gedanken darüber machen müssen, wie sie das »mütterliche Element« in ihren Gruppen repräsentieren können (vgl. dazu Gambaroff, 1984, S. 154 f).

Tabelle 2.2 Psychosoziale Kompetenzen

Psychosoziale Kompetenz in bestimmten sozialen Situationen	Erforderliche psychosoziale Kompetenzen		Deutliche Anzeichen unzureichender psychosozialer Kompetenzen (rigide Abwehr)
	Zulassen bestehender Gefühle	Aktivitäten (flexible Abwehr)	
Präödipale Situation	Sehnsucht nach Fusion, Angst vor Individualitätsverlust (Zerstörung der Identität); Abhängigkeit vom Gruppenleiter	Abwechselnd und vorübergehend; Kampf, Flucht, Abhängigkeit	Verleugnung der Situation, rigide Abwehr, entweder Flucht oder Kampf oder Scheinharmonie
Ödipale Situation	Wunsch, allein den Gruppenleiter zu besitzen, Rivalität mit den Anderen um den Gruppenleiter wegen sexuell-erotischer Wünsche ihm oder den anderen Teilnehmern gegenüber	Zurückstellen individueller Versorgungswunsche; Zusammenschluss mit Gleichrangigen gegen Gruppenleiter	Verleugnung der Rivalität, Angst vor dem Gruppenleiter, Beharren auf individueller Versorgung, Verleugnung sexuell-erotischer Wünsche
Reflexiv interaktionelle Situation	Eingeständnis der schmerzlichen Notwendigkeit, auf die eigenen Kräfte zu vertrauen, Auseinandersetzung mit Gleichrangigen und der Problematik der Geschlechtsidentitat	Vorübergehender Wunsch nach idealen Verhältnissen und völliger Harmonie, zugleich zunehmende Versuche der Beziehungsklarung zwischen den Teilnehmern und zwischen den Geschlechtern	Extremer Wunsch nach Anleitung durch den Gruppenleiter, übermäßige Aggressionsausbrüche (Kampf), übermäßige Passivität (Flucht)

2. der Teilnehmer-Variablen, das sind die einzelnen Teilnehmer mit ihrer je individuellen Geschichte und Struktur,
3. der Leiter-Variablen und
4. der Methoden-Variablen, das ist die Technik, Strategie des Leiters.
   Dazu kommt
5. die Zeit-Variable (Kutter, 1986, S. 3).[12]

Als Ergebnis einer wissenschaftlichen Untersuchung von zahlreichen Selbsterfahrungsgruppen mit Studenten, in der die Variablen relativ konstant gehalten werden konnten, erwies sich die »Teilnehmer-Variable« als das bestimmende Moment für den Gruppenverlauf:

»Wir nehmen mit hoher Wahrscheinlichkeit an, dass die Gruppenverläufe ganz wesentlich von der Zusammensetzung der Gruppe, also von der Teilnehmer-Variable abhängen: In der Tat ließen sich bei Häufung von Borderline-Strukturen und narzisstischen Persönlichkeiten häufiger präödipale Konstellationen, bei Überwiegen von neurotischen Prozessen bei den Teilnehmern ödipale Interaktionsmuster feststellen« (Kutter, 1986, S. 6).

Die Einschätzung der Gruppenentwicklung nach den auch von Sandner vorgeschlagenen Phasen – präödipal und ödipal – hält auch Kutter für praktikabel (vgl. dazu Kutter, 1986, S. 6).

Die bisher aufgeführten Konzepte hatten die Funktion, Gruppentherapie und Gruppenselbsterfahrung theoretisch zu fundieren und dem Leiter ein Relevanzsystem zur Steuerung der Prozesse in den Gruppen zur Verfügung zu stellen. Das folgende Konzept unterscheidet sich hiervon, weil

12 Sandner (1986, S. 102) nimmt auch mehrere Variablen an, die er »Feldkräfte« nennt, die die Entwicklung der Psychodynamik einer Gruppe beeinflussen. Er fügt noch hinzu, dass sich diese Variablen ändern, wenn die Gruppe im »Kraftfeld einer sie umgebenden Organisation oder Institution steht«. Ich nehme an, dass Kutter dieses Moment auch mit der Gruppen-Variablen meint, halte Sandners Idee, auf die Modifizierung des Ablaufs durch den Einbau in eine Organisation hinzuweisen, für erwähnenswert.

es eines ist, das in Supervisionsgruppen angewandt wird und dem Arbeitsgruppencharakter der Supervision Rechnung trägt.

Konzept der Selbstthematisierung von Gruppen

Das von Dieter Eicke praktizierte Vorgehen, das ich als ein Konzept der Selbstthematisierung von Gruppen beschrieben habe, wurde aus Transkriptionen von Balint-Gruppensitzungen, die Eicke geleitet hat, rekonstruiert und an anderer Stelle beschrieben (vgl. Rappe-Giesecke, 1986).[13] Die Theorie der Psychodynamik von Kleingruppen, die hinter diesem Konzept steht, deckt sich weitgehend mit den eben skizzierten psychoanalytisch orientierten Konzepten. Die für Balint-Gruppenleiter recht unorthodoxe Art des Umgehens mit der Gruppendynamik hat in Eickes Vorgehen die Funktion, die Bedingungen für die Fallarbeit wieder herzustellen, wenn durch das Interferieren des unbewussten Gruppenprozesses oder angrenzender Sozialsysteme eine reine Fallarbeit nicht mehr möglich ist oder zumindest als Suboptimierung erscheinen muss.

Die Interferenz des unbewussten Gruppenprozesses äußert sich z. B. darin, dass die Fallbearbeitung in den »Dienst der Bearbeitung von Gruppenproblemen« tritt. Ein den Gruppenmitgliedern unbewusstes Problem beschäftigt sie derart, dass sie nicht mehr in der Lage sind, ihre Aufmerksamkeit auf die im Fall geschilderten Beziehungen zu richten, sondern sich verdeckt mit sich selbst beschäftigen. Die Thematisierung der problematischen Gruppendynamik soll das Ergebnis haben, dass sich die Gruppe in einer emotional weniger belasteten Atmosphäre der Fallarbeit zuwenden kann.

13 Ich habe damals den Begriff »Gruppendynamik« oder »Gruppendynamikschema« benutzt, um dieses Vorgehen zu bezeichnen. Ich benutze diese Begrifflichkeit in dieser Arbeit nicht mehr, weil mir in der Zwischenzeit deutlich geworden ist, dass sie Anlass zu Missverständnissen gibt. Ich meine damit nicht die angewandte Gruppendynamik, sondern die unbewusste Dynamik, die sich in einer Gruppe entwickelt, so wie sie Argelander (1963/64, S. 451) definiert hat. Ich habe jetzt den Begriff »Selbstthematisierung« gewählt, weil er semantisch weniger besetzt ist.

Praxisbezug

Notwendig wird diese Einführung von Selbstthematisierungsmöglichkeiten m. E. – und hier würde wohl auch Eicke zustimmen – immer dann, wenn es sich nicht um ein klassisches Balint-Gruppensetting handelt mit unabhängig voneinander arbeitenden, allein verantwortlichen Praktikern. Dieses klassische Setting wurde so charakterisiert: »Wir haben den Eindruck, dass in professionell homogenen Gruppen, die hinsichtlich des Geschlechts ausgewogen inhomogen sind, deren Teilnehmer im Wesentlichen den gleichen beruflichen Status besitzen und die außerhalb der Gruppe keine Kontakte untereinander haben, am wenigsten Verständigungsprobleme vorprogrammiert sind« (Giesecke & Rappe-Giesecke, 1983b, S. 114).

Die Beziehungen zwischen den Gruppenmitgliedern sollten prinzipiell egalitärer Natur sein, dies wird am ehesten erreicht, wenn man unabhängig voneinander arbeitende, für ihre Klienten selbst verantwortliche und darüber hinaus erfahrene Professionelle, die einen annähernd gleichen Status haben, wie dies bei Balints Arbeit mit niedergelassenen Ärzten der Fall war, in einer Gruppe zusammenfasst. Unter diesen Rahmenbedingungen lässt sich die Konzentration auf die psychischen Prozesse in der Professional-Klient-Beziehung am leichtesten durchsetzen. Gibt es in der Balint-Gruppe Mitglieder, die einer Institution angehören und möglicherweise noch in hierarchischer Beziehung zueinander stehen, und gehören sie außerdem noch verschiedenen Professionen an, dann verkomplizieren sich die Beziehungen zwischen den SupervisandInnen derart, dass man gelegentlich klären muss – und dies ist im Rahmen der Selbstthematisierung möglich –, welcher Typus von Beziehung im Moment das Gruppengeschehen bestimmt. Bei der Fallbearbeitung kann es zu Missverständnissen und Schwierigkeiten kommen, weil Animositäten zwischen den verschiedenen Professionen vorhanden sind, weil sich die hierarchischen Beziehungen hinderlich auf Offenheit und Kooperativität der Gruppenmitglieder auswirken, oder die Probleme, wie es idealerweise bei der Balint-Gruppenarbeit der Fall sein sollte, sind durch Spiegelungen der Professional-Klient-Beziehung in den Beziehungen zwischen den Gruppenmitgliedern hervorgerufen.

Ist eine eindeutige Zuschreibung nicht mehr möglich, dann kann man im Rahmen der Selbstthedmatisierung klären, welchen Beziehungen zwischen den Mitgliedern diese Ereignisse bei der Fallbearbeitung zugeschrieben werden müssen, und so die Überkomplexität der Zuschreibungsmöglichkeiten, die durch die vermehrten Beziehungstypen entstanden sind, wieder reduzieren (diese Idee wurde bereits in 2 anderen Aufsätzen ausführlich dargestellt; vgl. Rappe-Giesecke, 1994a, b).

Das von Eicke praktizierte Konzept der Selbstthematisierung von Gruppen erfährt im Rahmen dieses Modells von Gruppensupervision folgende Modifikationen: Der Ablauf der Arbeit wird zu Beginn und am Ende einer Sitzung, in der nach diesem Modell gearbeitet wird, modifiziert. Diese Modifizierung ist notwendig, weil der Anschluss an die anderen Programme geschaffen werden muss. In ► Kap. 4.2 wird dieses Problem als eines der internen Differenzierung des Systems und in ► Kap. 5.2 als eines der Normalform des Ablaufs dieses Programms abgehandelt. Außerdem hat das Programm Selbstthematisierung hier nicht nur eine Funktion für die Fallarbeit, sondern auch für Probleme im Programm Institutionsanalyse. Die Funktion für das Programm Institutionsanalyse ist die folgende: Üblicherweise entwickeln sich Widerstände gegen eine sachliche und rationale Analyse von Rollen und Funktionen der Teammitglieder, gegen die Analyse der Effektivität der Arbeitsorganisation und der Arbeitsteilung.

Bei der Bearbeitung von institutionellen Problemen können sich die Teammitglieder nicht immer rational und selbstreflexiv verhalten. Häufig entwickeln sich emotionale Widerstände dagegen, sich selbst als Rollenträger und die Beziehungen untereinander als institutionell geprägte zu sehen. Das sog. Personalisieren von institutionellen Konflikten ist hinreichend bekannt. Die rollenmäßigen und funktionalen Beziehungen werden durch – den Beteiligten unbewusste – Übertragungsbeziehungen überdeckt. Teams neigen dazu, Familienbeziehungen wieder herzustellen, die das Erleben im Umgang mit Vorgesetzten, Kollegen und Untergebenen bestimmen. Hier haben wir es mit der Reduktion der Komplexität der Institution auf dyadische Beziehungen und Familiensysteme zu tun. Um diese Übertragungs- und Gegenübertragungsbeziehungen zu bearbeiten, kann man mit dem von mir so genannten »Gruppendynamikmodell« arbeiten (Rappe-Giesecke, 1988a).

Die Selbstthematisierung ist also innerhalb dieses Modells eine Art Reparaturmechanismus, dessen Aufgabe es ist, Krisen, die in den beiden anderen Programmen auftauchen und die auf Interferenzen der Psychodynamik der Gruppe oder des Teams im Fall der Institutionsanalyse zurückzuführen sind, durch Selbstreflexion zu lösen.

2.2.3 Organisationsentwicklung und angewandte Gruppendynamik

Vereinbart man mit Teams eine Supervision, deren Ziel die Verbesserung der Zusammenarbeit im Team ist, kommt man meist in eine paradox anmutende Situation: Beständig wird die Bedeutung der übergeordneten Organisation für die Arbeitsbedingungen des Teams deutlich, oder der Supervisor wird sogar mit Nachdruck darauf hingewiesen. Wird die institutionelle Geprägtheit der Teambeziehungen, des Arbeitsablaufs und der Rollen- und Funktionsverteilung nicht beachtet, läuft die Supervision Gefahr, zur Suboptimierung oder, wie Edding (1985, S. 12) es nennt, »zur Selbsterfahrung auf Kosten des Arbeitgebers« zu werden. Andererseits kann die Beachtung der institutionellen Rahmenbedingungen der Teamarbeit auch nicht so aussehen, dass man Organisationsentwicklung betreibt und die übergeordnete Organisation analysiert um dann in einem quasi deduktiven Vorgehen die Bedingungen der Teamarbeit aus dieser Analyse abzuleiten. Zum einen hat man als Teamsupervisor dafür keinen Auftrag, und zum anderen drückt sich in dieser Auffassung m. E. eine Entwertung des Teams aus, denn als das eigentlich Wichtige erscheint ja die Organisation.

Edding (1985) schreibt in ihrem Aufsatz (»Supervision – Teamberatung – Organisationsentwicklung. Ist denn wirklich alles dasselbe?«), der sich um eine differenzierte Unterscheidung zwischen diesen Konzepten bemüht, dazu Folgendes:

2

»Ein Arbeitsteam muss zwar die institutionelle Wirklichkeit mit zur Kenntnis nehmen, um seine eigene Aufgabe und seine eigene Situation verstehen zu können. Es ist Bestandteil und Ziel von Supervision, Teamsituation und Teamaufgabe in einem der Realität entsprechenden Komplexitätsgrad zu reflektieren. Die Institution als solche zu beraten/zu verändern/zu entwickeln aber ist nicht Ziel der Supervision und nicht Aufgabe des Supervisors« (Edding, 1985, S. 13).

Die Komplexität der Arbeitsbedingungen eines Teams, die daraus entspringt, dass es Teil einer übergreifenden Organisation ist, in der Supervision zu berücksichtigen, aber nicht zur Analyse der Organisation zu schreiten, ist und bleibt für den Supervisor und für die SupervisandInnen eine Gratwanderung.

Edding (1985, S. 13 und S. 19) löst dieses Problem für sich so: Die Supervision kann nur das Ziel haben, »die Berufsarbeit von Einzelnen zu verändern«, was natürlich auch Auswirkungen auf die Organisation haben kann. Davon grenzt sie die Organisationsentwicklung ab, die »den geplanten Prozess der Veränderung einer Institution« initiiert und begleitet. Ich meine, dass Supervision nicht nur die Berufsarbeit von Einzelnen, sondern auch die von Kollektiven, von Teams verändern kann. Das Ziel, die Veränderung der Selbstbeschreibung eines Teams, ist ja eines der beiden Ziele dieses Supervisionsmodells.

Grenzen der Supervisionsarbeit

Die Grenzen der Supervisionsarbeit bei der »Entwicklung« von Teams werden in Anlehnung an Edding folgendermaßen gezogen:

»Innerhalb des Rahmens, der den Entscheidungsspielraum des Teams bestimmt, können Veränderungen in Art und Inhalt der Zusammenarbeit und der Aufgabenerledigung vorgenommen werden. Diese Veränderungen haben aber ihre Grenze dort, wo durch Gesetze, Bestimmungen und Regelungen, die außerhalb der Dispositionsmasse des Teams liegen, die Erledigung der beruflichen Aufgaben und auch die besondere Form der Zusammenarbeit festgeschrieben sind« (Edding, 1985, S. 13 f).

Zeigt es sich im Laufe der Supervisionsarbeit, dass die übergeordnete Organisation Arbeitsbedingungen vorgibt, die eine effektive Arbeit und die Erreichung eines als funktional anzusehenden Ziels verhindern und eine Änderung dieser Bedingungen nicht in der Macht des Teams liegt, so kann dieses Problem nicht mehr im Rahmen der Supervision angegangen werden. Hier ist ein Settingwechsel nötig, entweder zu einer Organisationsentwicklungsmaßnahme für die übergeordnete Organisation oder zu einer »Teamberatung«, wie Edding sie vorschlägt. Deren Funktion ist es dann, die Verhandlungen des Teams mit der Organisation vorzubereiten, die sich um die Veränderung der Arbeitsbedingungen drehen sollen.

Im Folgenden werden noch einmal deutlich die Unterschiede zwischen Organisationsentwicklung und dem Programm Institutionsanalyse, wie sie in diesem Modell betrieben wird, herausgestellt. Organisationsentwicklung hat die Funktion, komplexe soziale Systeme zu verändern, Supervision greift nicht praktisch ändernd in soziale Systeme ein, sie setzt an der **Veränderung der Identität von Systemen** an, außerdem hat sie es nicht mit großen Organisationen, sondern mit Subsystemen dieser Organisation, mit Teams, zu tun. Dass aus einer Teamsupervision ein Organisationsentwicklungsprozess werden kann, ist eine andere Sache. Teamsupervisionen können die Funktion haben, eine Organisation »aufzutauen«, und sie können im laufenden OE-Prozess eine begleitende und unterstützende Funktion haben. Die wesentlichen Unterschiede zwischen Organisationsberatung und Teamsupervision zeigt Tab. 2.3.

Dem Programm Institutionsanalyse liegt das Prinzip der Aktionsforschung zugrunde, der zyklische Prozess von Datensammlung, Datenfeedback und Untersuchung der Daten durch das Klientensystem (French & Bell, 1982, S. 112). Die Aktionsforschung ist ein Zweig angewandter Sozialwissenschaft.

Tabelle 2.3 Organisationsentwicklung und Teamsupervision

Organisationsentwicklungsmaßnahme	Teamsupervision
Klient muss ermittelt werden	Klient vorgegeben
Mehrere Kontakte	Dreieckskontakt
Ziel ist es, gesamte Organisation zu Selbstdiagnose und Veränderung zu befähigen	Verbesserung der Kooperation, Verbesserung professioneller Kompetenz
Gegenstand der Arbeit sind Strukturen und Prozesse im gesamten System	Gegenstand sind rollen- und gruppendynamische Beziehungen im Team, Beziehungen des Subsystems zur Organisation, Beziehungen zum Klientensystem
Organisationsberater greift praktisch ändernd in Prozesse des Gesamtsystems ein	Veränderungen finden nur im Rahmen der Spielräume des Teams statt – Rollenaushandlung und interne Arbeitsteilung, Optimierung von Entscheidungs- und Problemlösungsprozessen, sonstige teaminterne Regelungen
Organisationsberater hat Zugang zu allen Teilen der Organisation	Supervisor hat Zugang zum Team und beim Kontrakt zur vorgesetzten Instanz
Eingriffe in Entscheidungs-, Macht- und in hierarchische Strukturen der Organisation	Reflexion über diese Verhältnisse und das Erleben, das sie bei Teammitgliedern auslösen

Aktionsforschung ist in zweierlei Hinsicht ein Prozess: Es ist eine Reihenfolge von Ereignissen und Maßnahmen innerhalb jeden Schrittes (Datensammlung, Feedback und Aufarbeitung der Daten und sich daraus ergebende Aktionen); und es ist ein Zyklus von Wiederholungen dieser Schritte, wobei manchmal dasselbe Problem in mehreren Zyklen und manchmal mehrere Probleme im selben Zyklus behandelt werden. Beide Aspekte verweisen auf den Prozesscharakter der Aktionsforschung (French & Bell, 1982, S. 113).

Diese Unterteilung in Diagnose, Entwicklung oder Intervention liegt auch dem 3. Programm dieses Modells zugrunde, ebenso wie die Strukturierung des Prozesses durch Datensammlung, Datenfeedback und Auswertung der Daten, der die Vorphase der Problemdiagnose bestimmt und der an mehreren Stellen des Ablaufs immer wieder eingebaut werden kann. Die Feindifferenzierung der Phasen des Ablaufs der Institutionsanalyse habe ich allerdings nicht von French und Bell übernehmen können, denn die Autoren geben nur eine sehr grobe Orientierung über die Unterschiede zwischen Diagnose und Entwicklung von Teams. Worauf sie verweisen, ist die Notwendigkeit, die Gruppe im »Entscheiden, Problemlösen und Planen und Zielsetzen in Gruppen« auszubilden (French & Bell, 1982, S. 136). Zur Feindifferenzierung der Phasen wird auf die in der angewandten Gruppendynamik beschriebenen Verfahren zurückgegriffen, wie sie bei Antons (1976) und Doppler und Nellessen (o. J.) zu finden sind. Ich habe sie als **Verfahren der Selbstanalyse und Selbstregulation von Gruppen** bezeichnet und sie an bestimmten Stellen des Ablaufs der Institutionsanalyse eingebaut. In ▶ Kap. 5.4 (Abschn. »Ablauf der Institutionsanalyse«) findet sich eine detaillierte Auflistung dieser aus der Gruppendynamik übernommenen Verfahren.

Das Selbstverständnis des Supervisors

Im Folgenden wird auf das Selbstverständnis des Supervisors, der Institutionsanalyse betreibt, eingegangen. French und Bell (1982, S. 34) charakterisieren den Berater in der Organisationsentwicklung als »Katalysator« und als »neutralen Dritten«. Er hat ihrer Auffassung nach weder die

Aufgabe, Ratschläge zu erteilen noch Vorschläge zu machen, sondern die Aufgabe, einen Prozess der Selbstveränderung der Organisation in Gang zu setzen und aufrecht zu erhalten, der von den Betroffenen verantwortlich getragen wird. Dazu muss er meiner Auffassung nach sowohl Beobachter als auch Beteiligter sein. Meine Kritik an dieser Auffassung ist, dass nicht die Person des Supervisors oder Beraters als Katalysator wirkt, sondern das Supervisionssystem, das neu installiert wird. Die Idee der Spiegelung der Institution in der Beratung halte ich für eine notwendige Ergänzung der eher rationalen Sichtweise der Organisationsentwicklung.

Eine Organisation in ihrer Komplexität kann sich nicht in einer Person spiegeln, sondern wiederum nur in einer Organisation. Fasst man beide, die Beratung und die Organisation, der die Klienten angehören, als ein System auf, dann kann man zu Strukturvergleichen kommen, weil man identische Einheiten hat.

Bei der Analyse von Balint-Gruppensitzungen, in denen die Bearbeitung von Fällen problematisch war, bin ich auf die »Spiegelung sozialer Strukturen« gestoßen (vgl. Rappe-Giesecke, 1988a, 1989; für die empirische Analyse einer solchen Sitzung, in der sich soziale Strukturen angrenzender Systeme in der Supervision spiegeln, vgl. Rappe-Giesecke, 1988b; zur systematischen Darstellung dieser beiden Typen von Spiegelung vgl. Rappe-Giesecke, 1989 und Giesecke & Rappe-Giesecke, 1997, Kap. 7.2 »Die Spiegelung von Umweltstrukturen in der Gruppeninteraktion«). Neben der Spiegelung der psychischen Vorgänge in der Professional-Klient-Beziehung, über die berichtet wurde, ließ sich auch das Setting dieser Beziehung in der Balint-Gruppe widerspiegeln. Es stellten sich diejenigen Rollen und Beziehungen zwischen diesen Rollen und die damit verbundenen Probleme auch in der Balint-Gruppe wieder her, die für die Professional-Klient-Beziehung typisch waren. Dieser Typus von Spiegelung wurde in der Balint-Gruppe hingegen nicht bemerkt und auch nicht systematisch in die Fallbearbeitung miteinbezogen.

Balint-GruppenleiterInnen und viele SupervisorInnen fassen ihre Gruppen als psychische Systeme auf, man könnte auch sagen, als einfache Interaktionssysteme und nicht als organisierte Sozialsysteme. Entsprechend werden auch nur Spiegelungsphänomene des 1. Typus bearbeitet. Folgende Definition stammt aus einer anderen Arbeit:

Definition

»Spiegelungsphänomene klassischer Art sind als Repräsentationen von Strukturen psychischer Systeme – als die die Professional-Klient-Beziehung aufgefasst wird – im System Balint-Gruppe, das sich ebenfalls als ein psychisches System (oder als eine Anzahl psychischer Systeme) typisiert« (Rappe-Giesecke, 1989).

Fasst man jedoch die Balint- oder Supervisionsgruppe, wie es hier getan wird, zusätzlich noch als ein organisiertes Sozialsystem auf, dann erkennt man einen 2. Typus von Spiegelung, der sich neben dem ersten entwickelt. Dieser Typus ist für die Arbeit mit Teams relevant, latent aber beständig auch in Supervisions- und Balint-Gruppen vorhanden, in denen über Professional-Klient-Beziehungen berichtet wird, die in einen übergreifenden institutionellen Rahmen eingebettet sind.

Definition

Spiegelungen des 2. Typus sind Repräsentationen von Strukturen organisierter Sozialsysteme (oder von deren Subsystemen) – als die die Professional-Klient-Beziehung und die Beziehungen zwischen den Professionellen aufgefasst werden – in der Balint-Gruppe (oder Supervisionsgruppe), die sich selbst als organisiertes Sozialsystem versteht und die Mitglieder als soziale Rolle typisiert (Rappe-Giesecke, 1989).

Vor dem Hintergrund dieser Differenzierung zwischen zwei möglichen Selbstbeschreibungen des Systems Supervision wird das Bild des Katalysators noch einmal aufgegriffen.

Die Supervision oder Beratung als soziales System wirkt als **Katalysator institutioneller Prozesse**, indem es Selbstaufklärungsprozesse in Gang setzt, z. B. durch eine öffentliche Verständigung über problematische Dinge, die zuvor nur informell geregelt wurden, und indem es diese Prozesse aufrecht erhält. Der Katalysator wird dabei aber nicht in die unmittelbaren »Reaktionen« einbezogen wie die »Elemente«, die »neue Verbindungen eingehen«. Er bleibt von diesen Reaktionen während des Prozesses relativ, aber nicht völlig unberührt. Die »eingebaute Selbstreflexion« verhindert die »Überhitzung« oder »Umwandlung«. Allerdings kann er aus den auf ihn ausgeübten Einflüssen auf die ihn umgebenden »Elemente« schließen und sie identifizieren. Ist die »Reaktion« beendet, haben sich neue »Verbindungen« zwischen den »Elementen« hergestellt, während er daraus relativ unverändert hervorgeht.

Was die relative Unverändertheit des Katalysators nach dem von ihm inaugurierten Prozess bedeutet, ist nicht so einfach zu bestimmen. Das Sozialsystem Supervision wird nach der zeitweiligen Verformung durch die Spiegelung institutioneller Strukturen wieder in seinem normalen Setting hergestellt werden müssen, sonst haben wir es nicht mehr mit einer Supervision, sondern vielleicht mit einer Teambesprechung oder einer Organisationsentwicklungsmaßnahme zu tun. Der Berater, der Repräsentant des Systems, wird sich aber – im Gegensatz zum sozialen System Beratung – durch die Erfahrungen, die er im Laufe des Beratungsprozesses gemacht hat, verändern. Tröstlich ist, dass es auch in der Chemie keine endgültigen Vorstellungen über die Katalysatoren gibt. In einem Lexikonartikel findet sich der abschließende Satz: »Die Wirkungsweise der Katalysatoren ist meist sehr verwickelt und nur in Einzelfällen bekannt«.

Abschließend wird skizziert, wie die aus der angewandten Gruppendynamik und der Organisationsentwicklung übernommenen Aspekte in das Programm Institutionsanalyse eingebaut werden. Am Anfang steht das Ziel der Institutionsanalyse, zu dessen Erreichung die Verfahren und Methoden einen Beitrag leisten sollen.

Das **Programm Institutionsanalyse** hat im Rahmen dieses Modells von Gruppensupervision die Funktion, die Arbeitsbeziehungen, Rollen, Arbeitsabläufe und die Ziele der Arbeit eines Teams, sofern sie sich als problematisch oder dysfunktional darstellen, zu klären und zu optimieren. Das Ziel der Arbeit ist die Schaffung einer funktionalen Selbstbeschreibung des institutionellen Subsystems.

Die bei der Institutionsanalyse verwendete Methode ist die der Abwicklung der »Normalform des Ablaufs der Institutionsanalyse«. Diese Normalform unterscheidet sich an verschiedenen Punkten von Organisationsentwicklungsmaßnahmen, deckt sich aber weitgehend mit dem Ablauf der »Teamentwicklung«, wie sie French und Bell (1982) beschrieben haben.

Die verwendeten Verfahren sind solche, wie sie in der angewandten Gruppendynamik beschrieben werden. Ich nenne sie »Verfahren der Selbstregulation und Selbstanalyse von Gruppen«. Diese Verfahren werden in den verschiedenen Phasen des Ablaufschemas modelliert als Beiträge des Leiters und der Gruppe zur Lösung der jeweils anstehenden kollektiven Aufgaben. Der Beitrag des Leiters ist es, diese Verfahren anzubieten, und der Beitrag der Gruppe ist es, diese Verfahren zu erlernen und sie in der Supervision anzuwenden. Sie schafft sich damit ein Arsenal an Möglichkeiten der Selbstanalyse und Selbstregulation für die zukünftige gemeinsame Arbeit im Team.

2.2.4 Die Theorie sozialer Systeme

Die 4. Wurzel dieses Supervisionsmodells, die Theorie sozialer Systeme, hat in dieser Arbeit diese Funktionen:

- Zum einen liefert sie das wissenschaftliche Relevanzsystem für die Beschreibung dieses Supervisionsmodells,
- zum anderen dient sie dem Supervisor, der nach diesem Modell arbeiten will, als Anleitung für die Analyse institutioneller Prozesse.

Es gibt verschiedene Varianten von Systemtheorien, die in die Soziologie und die Kybernetik Eingang gefunden haben. Hier wird die von Luhmann vertretene Theorie, die am differenziertesten und geeignetsten erscheint, um die Prozesse in sozialen Systemen zu betrachten (Luhmann, 1974a; 1975b, c; 1981a, b). Giesecke (1988) hat diese Theorie unter kommunikationswissenschaftlichen Fragestellungen weiter entwickelt und eine Anleitung zur systematischen Analyse von Kommunikation in sozialen Systemen, man könnte auch sagen, in Institutionen, geliefert. Die Grundzüge der Theorie sozialer Systeme, wie sie von beiden Autoren vertreten wird, werden kurz am Beispiel der Institution Supervision erläutert.

Als empirisch zu findendes und zu beobachtendes Phänomen hat die Gruppensupervision unendlich viele Merkmale und Dimensionen, die man beschreiben kann. Sie ist zunächst einmal ein überkomplexes Phänomen unserer alltäglichen Wirklichkeit, über das wir alltagsweltliches oder professionelles Wissen besitzen. Die Annahme, dass die Welt und ihre Elemente überkomplex sind und dass sowohl die Systeme selbst als auch der Forscher diese Überkomplexität beständig reduzieren müssen, ist eine zentrale Annahme systemtheoretischen Denkens (Luhmann, 1974a). Sowohl der Professional ist genötigt, aus dieser unendlichen Vielzahl von Merkmalen und Dimensionen einige auszuwählen und sie für relevant zu erklären, als auch der Wissenschaftler. Die Prinzipien der **Komplexitätsreduktion**, die die Wissenschaft hat, müssen im Gegensatz zum Alltagswissen und auch zu dem auf empirischer Erfahrung beruhendem professionellen Wissen festgelegt und überprüfbar sein. Diese Prinzipien werden von den verschiedenen wissenschaftlichen Disziplinen aufgestellt und unterscheiden sich voneinander. Für den Soziologen sind andere Merkmale eines Phänomens interessant als für den Psychologen, sodass am Ende der Untersuchung unterschiedliche Modellierungen des gleichen empirischen Phänomens herauskommen. Die Festlegung auf eine Disziplin und damit auf deren Relevanzsystem mit seinen Merkmalsfestlegungen und seiner typischen Reduktion von alltagsweltlicher Komplexität ist die erste Entscheidung, die ein Forscher treffen muss. Erst durch die Beschränkung auf wenige Merkmale wird eine Untersuchung zu einer überprüfbaren und wird ein empirisches Phänomen zu einem wissenschaftlichen Untersuchungsgegenstand (vgl. auch Giesecke, 1988, S. 108).

Die Festlegung auf die Systemtheorie und die Kommunikationswissenschaft als Disziplin wurde bereits in ► Kap. 1 getroffen. Auch weiterhin wird die Gruppensupervision unter dieser Perspektive als ein organisiertes Sozialsystem beschrieben und betrachtet werden. Mich interessiert, mit welchen Programmen sich das System selbst steuert. Aus den zahlreichen Merkmalen und Dimensionen des Phänomens Gruppensupervision werden in Anlehnung an Gieseckes Theorie sozialer Systeme die folgenden 3 Dimensionen ausgewählt:

1. Die Komplexitätsdimension,
2. die Differenzierungsdimension und
3. die dynamische Dimension.

Die folgende Beschreibung der Dimensionen fasst, ohne sie im Einzelnen zu kennzeichnen, die wichtigsten Gedanken von Giesecke (1988, Kap. 2.4, S. 30–58) zusammen. Nachlesen kann man die Entwicklung dieses theoretischen Modells in Giesecke und Rappe-Giesecke (1997, Kap. 5, »Die Grenzen einer interaktionistischen Kommunikationsforschung und die Perspektiven der Systemtheorie«).

Organisierte Sozialsysteme haben 3 permanente Probleme: Sie müssen sich in einer überkomplexen Umwelt erhalten, Anschluss an diese Umwelt schaffen und sich gleichzeitig von ihr abgrenzen. Sie müssen ihre interne Komplexität festlegen und ihre Identität sichern (vgl. ■ Abb. 1.3, S. 14). Alle diese 3 Probleme müssen dann noch vom System in Prozesse umgearbeitet werden. Diese permanenten Probleme werden in den 3 Dimensionen beschrieben.

Die Komplexitätsdimension

Jedes System muss Mitgliedschaftsregeln aufstellen, mögliche Rollen und ihre typischen Aufgaben festlegen und die Beziehungen zwischen den einzelnen Rollen definieren. Wir beschreiben diese Aufgabe des Systems in der Komplexitätsdimension. Je mehr Rollen in einem System möglich sind, desto komplexer wird die interne Struktur, denn die möglichen Beziehungen zwischen diesen Rollen steigen proportional an, und das System muss den Zusammenhang zwischen den einzelnen Aktivitäten wahren. Man kann zwischen Sozialbeziehungen, also Beziehungen zwischen Rollen und Attributionsbeziehungen, also dem Verhältnis von Rolle und typischen Aktivitäten unterscheiden. Die Attributionsbeziehungen legen fest, welche Rolle typischerweise welche Aktivitäten ausführt.

Man könnte die Komplexitätsdimension mit dem vergleichen, was im Relevanzsystem der SupervisorInnen mit dem Setting gemeint ist. Es sind die Rahmenbedingungen, die mit dem Entstehen eines sozialen Systems vom System selbst festgelegt werden. Innerhalb dieser Rahmenbedingungen entwickelt sich dann der Supervisionsprozess. Die Komplexität des Systems Gruppensupervision wird in ► Kap. 3 beschrieben.

Die Differenzierungsdimension

Jedes System muss sich in einer komplexen Umwelt orientieren und erhalten. Es muss sich einerseits von ihr abgrenzen und andererseits Anschluss an sie finden. Gleichzeitig muss es aus der unendlichen Vielzahl von Umweltsystemen diejenigen auswählen, die es zu seiner relevanten Umwelt erklärt. Für diese relevanten Umweltsysteme erfüllt es eine bestimmte Funktion, die es in Ziele seiner Arbeit umformuliert und prozessiert. Für den Anschluss an andere Systeme sind innerhalb des Systems bestimmte Anschlussstellen vorgesehen. Das System grenzt sich gegen seine Umwelt ab, indem es seine eigenen Strukturen herausstellt, sich selbst identifiziert und die fremden Strukturen als zur Umwelt gehörig klassifiziert. Nun kann es aber auch vorkommen, dass andere Systeme in das Bezugssystem interferieren, dass sie die Programme dieses Systems stören und an die Stelle der üblichen Strukturen ihre Strukturen setzen. In diesem Fall muss das System Reparaturmechanismen in Gang setzen, die seine Identität erhalten. Ein Beispiel dafür ist die Bearbeitung der Interferenz von Professional-Klient-Beziehungen durch das Modell der Inszenierung des Falles.

In der Differenzierungsdimension beschäftigt man sich auch mit der internen Differenzierung des Systems in Subsysteme. Man kann auch hier die Formen des Anschlusses zwischen diesen Subsystemen untersuchen, die Abgrenzung voneinander und mögliche Interferenzen eines Subsystems in ein anderes. Diese interne Differenzierung wird in ► Kap. 4.2 beschrieben.

Die dynamische Dimension

Der Erhalt der internen Komplexität, die Organisation der System-Umwelt-Beziehungen und die Ausbildung und Aufrechterhaltung einer Identität sind Aufgaben, die sich für das System beständig stellen und die es in eine zeitliche Abfolge von einzelnen Arbeitsschritten bringen muss. Das System behandelt diese Aufgaben in der dynamischen Dimension. Wir nehmen an, dass es 3 Strukturen dieses dynamischen Prozesses gibt: **Kommunikation, Kooperation** und **Interaktion**. Man fragt danach, über welche Themen, welche Ausschnitte aus der relevanten Umwelt des Systems das System sich verständigt, welche interaktiven Beziehungen zwischen den Elementen des Systems immer wieder hergestellt werden und welches die kollektiven Arbeitsaufgaben sind, zu deren Lösung die Elemente des Systems ihre Beiträge bringen. Wir beschreiben die Prozesse im System in Form von Normalformmodellen des Ablaufs. Dies sind die prozesssteuernden Programme, die die Interaktion sequenzieren, die Aufeinanderfolge von Aufgaben festlegen und die die 3 Strukturen miteinander koordinieren. Man findet verschiedene Phasen des Ablaufs, die durch bestimmte interaktive Beziehungen, durch ein bestimmtes Thema und durch bestimmte kollektive Arbeitsaufgaben und zu ihrer Lösung notwendige Beiträge charakterisiert sind. Die Normalformmodelle dieses Konzepts werden in ► Kap. 5 vorgestellt.

Die Selbstregulation des Systems – Die selbstreferenzielle Dimension

Wie schon im Vorwort zu dieser Auflage angekündigt, bin ich in der Zwischenzeit dazu übergegangen, die als selbstreferenzielle Dimension bezeichnete Analyseperspektive in einem eigenen Modell – und eben nicht als 4. Dimension einer Theorie organisierter Sozialsysteme – zu behandeln. Vielmehr ist es weit plausibler, das Geschehen in den Supervisionsgruppen unter einer informationstheoretischen Perspektive zu betrachten und nach den Steuerungsprogrammen und Selbstbildern zu fragen. Die Supervisionsgruppen werden als selbstregulierende kybernetische Informationssysteme aufgefasst. Diesen Paradigmenwechsel haben wir ausführlich beschrieben und begründet (Giesecke & Rappe-Giesecke, 1997, S. 671 ff).

Wenn man soziale Systeme als informationsverarbeitende und sich selbst regulierende Phänomene versteht, dann fragt man nach den Formen der Selbstrepräsentation und den Programmen, mit denen sie sich selbst steuern (► Kap. 2.1).

- **Soziale Selbstrepräsentation** meint die Repräsentation der Strukturen und Programme des Systems bei den einzelnen Elementen des Systems.
  Um sich im System orientieren und um handeln zu können, müssen dessen Mitglieder Erwartungen darüber haben, wie der Ablauf der Prozesse aussieht, welche Ziele das System verfolgt, welche Situationsdefinition angemessen ist und wie man mit Krisen im System umgeht. Wir nennen diese Erwartungen Normalformerwartungen. Normalformerwartungen sind Steuerungsprogramme von Rollen oder Elementen des Systems. Die Normalformerwartungen, die sich bei den Mitgliedern ausbilden, werden in ▶ Kap. 6.1 analysiert.
- **Selbstregulation** ist die Steuerung der Prozesse im System durch das gesamte System.
  Die Prozesse müssen so gesteuert werden, dass der Erhalt der internen Komplexität gesichert und die Funktionserfüllung gewährleistet ist. Selbstregulative Programme kann man sich als zirkulär rückgekoppelte »Schaltkreise« vorstellen. Die selbstregulativen Programme werden in ▶ Kap. 6.2 erläutert.
- **Selbstidentifizierung und -korrektur** ist ein Programm der Informationsverarbeitung, das die System-Umwelt-Beziehungen des Systems steuert.
  Dieses Programm identifiziert zunächst alle Ereignisse als redundante oder informative Informationen. Redundante Informationen sind solche, die als Informationen über die eigenen Systemstrukturen klassifiziert werden. Diese Informationen werden dem eigenen System zugeschrieben und sind unter dieser Perspektive nicht weiter interessant. Anders ist es mit informativen Informationen, diese werden als Informationen über die Strukturen von Umweltsystemen kodiert. Sie werden dem betreffenden Umweltsystem zugeschrieben, und dann muss das System entscheiden, ob es sich lediglich von dieser Umwelt abgrenzen oder ob es diese Informationen weiter verarbeiten will. Diese Entscheidung richtet sich danach, ob diese Informationsverarbeitung funktional für die Prozesse im System ist oder nicht. Die Steuerung der Informationsverarbeitung im System wird in ▶ Kap. 6.3 beschrieben.
- **Selbstreflexion** ist die Thematisierung der normalerweise latent bleibenden Strukturen des Systems.
  Selbstreflexion bedarf der Ausbildung besonderer Teilsysteme, die den normalen Ablauf der Interaktion suspendieren. Im Rahmen dieses Teilsystems verständigen sich die Elemente des Systems in selbstreflexiver Weise über ihre eigenen Erwartungen, über die Programme, die ihr Handeln und Verstehen steuern, man könnte auch sagen, über die latenten Programme des Systems. Üblicherweise wird die Selbstreflexion notwendig, wenn Krisen auftauchen. Die normalerweise latent bleibenden Strukturen der sozialen Selbstrepräsentation, der Selbstregulation und der Selbstidentifizierung werden hier thematisiert und damit manifest. Die Reflexion über diese Strukturen dient der Strukturverstärkung und der Erhaltung der Identität des Systems. Bei dieser Strukturreflexion bilden sich immer wieder latente Strukturen heraus, die ggf. erneut thematisiert werden müssen, wenn es zu krisenhaften Situationen im System kommt. Die Struktur der Selbstreflexion wird in ▶ Kap. 6.4 untersucht.

Die 3 Dimensionen organisierter Sozialsysteme, ihre Strukturen und deren Koordination und die Selbstregulation des Systems werden in ◘ Abb. 2.2 im Überblick dargestellt. Da es sich um eine Tabelle aus einer älteren Veröffentlichung von Giesecke (1988, S. 67) handelt, ist die selbstreferentielle Dimension noch gleichberechtigt neben den 3 anderen aufgeführt. Entsprechend dem heutigen Stand würde man in der Darstellung deutlich machen, dass die selbstreferentielle Dimension auf einem anderen logischen Niveau liegt.[14] Hier werden alle wesentlichen Begriffe zur Beschreibung von Sozialsystemen und ihre Beziehungen zueinander aufgeführt. Wie diese Theorie als Analyse-Instrument eingesetzt werden kann, um soziale Systeme

14 Die Publikation ist vergriffen, aber im Internet zugänglich unter: http://www.michael-giesecke/de/giesecke/dokumente/265/index.html.

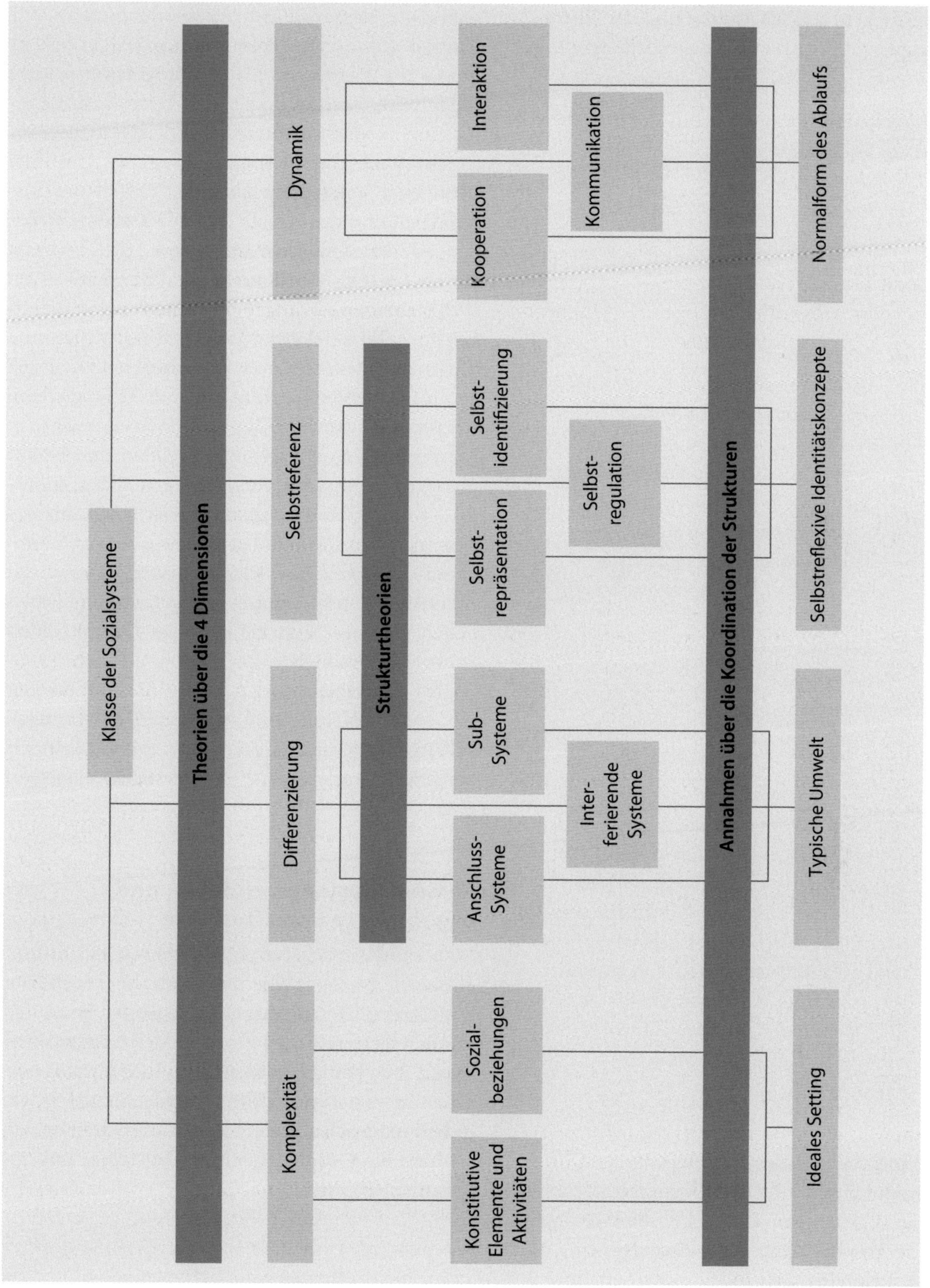

Abb. 2.2. Komponenten der Theorie sozialer Systeme. (Aus Giesecke, 1988, S. 67)

zu untersuchen, zeigt ◘ Abb. 2.3 und die Übersicht von möglichen Fragen zur Datenerhebung.

Mögliche Fragen zur Klärung der Strukturen der verschiedenen Dimensionen

1. Systemreferenz festlegen
   - Wer/was ist der Klient (Person, Dyade/Team, Organisation?)
2. Programme der Selbstreproduktion/auch problematischen Selbstregulation entdecken!
   - Wie schaffen es die Systeme, ihren Bestand zu erhalten bzw. ihre Probleme ständig zu reproduzieren?
   - Was wird durch die Aufrechterhaltung dysfunktionaler Programme erreicht, geschützt, gemieden?
3. Normalformerwartungen aufdecken!
   - Welcher Ablauf, welche Strukturen und welche Umwelten erwartet das System?
   - Welche Abweichungen geben Anlass zur Irritation?
   - Wann wird etwas als Krise erlebt?
4. Wo findet Kommunikation mit der Umwelt statt?
   - Welche Umwelten sind relevant?
   - Stimmen die Umweltkontakte mit den Selbstbeschreibungen überein?
5. Welche Programme/Selbstbilder/Identitätskonzepte sind bewusst? Welche sind latent? Bei wem bzw. bei welchen Subsystemen? (Selbstreferenzielle Dimension)
6. Die Geschichte des Systems aufdecken! Alle Operationen gründen auf den historisch aufgehäuften Erfahrungen und Programmen[15]

Wie schon eben bei der Erläuterung der Differenzierungsdimension und der selbstreferenziellen Dimension angeklungen ist, braucht man für die umfassende Beschreibung eines Sozialsystems nicht nur Vorstellungen über die Dimensionen und ihre Strukturen, sondern auch Vorstellungen über die relevanten Merkmale der Umwelt des Systems. Zur Umwelt von organisierten Sozialsystemen, wie es die Gruppensupervision darstellt, gehören andere organisierte Sozialsysteme, z. B. Teams oder Organisationen, aber auch einfache Sozialsysteme, Personalsysteme und biologische Systeme. Um dem Leser eine Vorstellung über die Vielfalt der Systemtypen und der verschiedenen Abstraktionsebenen, auf denen sie angesiedelt sind, zu geben, zeigt ◘ Abb. 2.4 die »Gliederung der kommunikativen Welt« am Beispiel der Supervisions- und Balint-Gruppe. Die Klassifizierung der Systemtypen und die verschiedenen Abstraktionsebenen lehnen sich an die in der Biologie üblichen Unterteilungen und Klassifizierungen des Tier- und Pflanzenreiches in Klassen, Ordnungen, Familien, Arten und Exemplaren an. Durch die verschiedenen Abstraktionsstufen hindurch wird gezeigt, welchen Status das System Balint-Gruppe hat und wie sein »Stammbaum« aussieht. Diese Klassifizierung kann bei der Einordnung des eigenen Supervisionskonzeptes helfen, und sie zeigt die jeweilige Umwelt dieses Supervisionsmodells.

Im Einzelnen wird nun auf die Spezifik der für diese Untersuchung relevanten Systemtypen »Personalsysteme und andere psychische Systeme, einfache und organisierte Sozialsysteme« eingegangen.

Personalsysteme, einfache und organisierte Sozialsysteme

Man kann zunächst grob zwischen sozialen, psychischen, biologischen und anderen Typen von Systemen unterscheiden. Im Folgenden wird sich mit den Unterschieden zwischen den beiden ersten Typen beschäftigt werden. Die Differenzen zwischen beiden Typen können verdeutlicht werden, indem man sich ansieht, wie der Mensch in beiden typisiert wird und welche Merkmale die jeweils relevanten werden.

Personalsystem

In sozialen Systemen emergiert das Individuum als eine soziale Rolle. Seine spezifischen Charakteristika und seine psychische Struktur können zwar gelegentlich diese soziale Rolle überlagern, man geht jedoch selbst dann kontrafaktisch davon aus,

15 www.michael-giesecke.de; Publikationen; Skript »Grundlagen des Beratungsgesprächs«, S. 102.

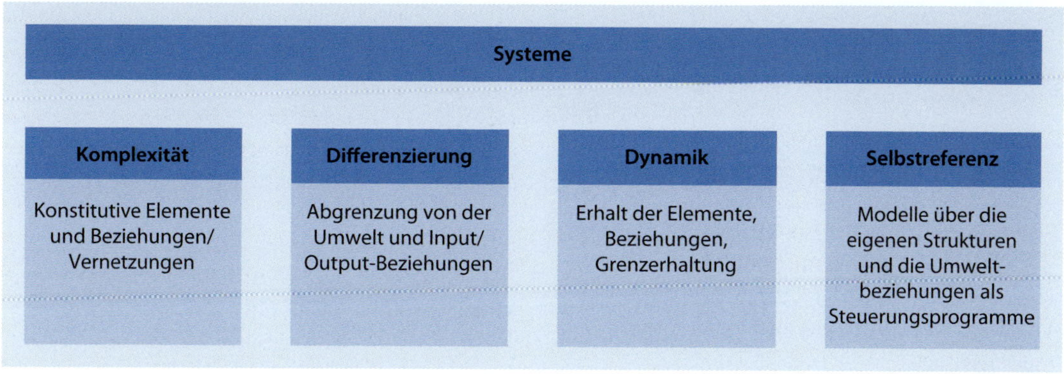

Abb. 2.3. Dimensionen von Systemen auf dem Spezifitätsniveau der allgemeinen Systemtheorie. (Nach Giesecke, 1988)

dass die Fremd- und Selbsttypisierung dieses Individuums in diesem sozialen System, dem es angehört, durch seine Rolle und damit verbundene Aktivitäten bestimmt sind und nicht durch seine Persönlichkeit. Betrachtet man ein Individuum als ein psychisches System, dann ist genau diese 2. Perspektive notwendig. Man betrachtet es als ein komplexes, durch seine Biografie geprägtes Personalsystem, das einerseits die allen Menschen eigene psychische Struktur aufweist, andererseits aber in einer für dieses System charakteristischen und einmaligen Weise von dieser allgemeinen Struktur abweicht. Die Überkomplexität eines einzelnen Menschen kann auch hier nicht erfasst werden. Betrachtet man einen Menschen als ein Personalsystem, dann kann man wiederum 4 Dimensionen dieses Systems untersuchen.

Definition

»Personalsysteme sind komplexe, intern differenzierte Systeme. Sie können Umweltkontakt … nur über komplexen Innenkontakt aufnehmen. Jeder Umweltkontakt ist das Produkt mannigfaltiger interner Prozesse. Insofern kann man Personalsysteme als geschlossene Systeme beschreiben. Sie können als »offene« Systeme bezeichnet werden, wenn man ausdrücken will, dass sie beständig Umweltkontakt haben.

Die Elemente personaler Systeme in der Komplexitätsdimension sind Selektionszentren und Selektionen (Ereignisse). Und zwar werden im Anschluss an psychoanalytische Überlegungen 3 Selektionszentren unterschieden: das Gefühl (Es), das Bewusstsein (Ich) und die sozialen Normen (Über-Ich).« (Giesecke, 1988, S. 97).

»Das permanente Problem, welches die Differenzierungsdimension personaler Systeme konstituiert, ist die Umsetzung von Umweltreizen in interne (psychische) Repräsentanzen. Zur relevanten Umwelt von Personalsystemen gehören mindestens biologische und soziale Systeme sowie andere Personalsysteme. Entsprechend kann man spezielle (Struktur-) Theorien darüber aufstellen, wie diese unterschiedlichen Klassen von Umweltsystemen an das Personalsystem angrenzen und von diesem »repräsentiert« werden.

Betrachtet man die dynamische Dimension von Personalsystemen, so hat man es nur noch mit verschiedenen psychischen Repräsentanzen zu tun, nicht mehr mit der Umwelt dieser Systeme. Das konstitutive permanente Problem der dynamischen Dimension ist die selektive Weiterverarbeitung und Strukturierung dieser Repräsentanzen (Umweltreize).« (Giesecke, 1988, S. 87 f).

»Das permanente Problem der selbstreferenziellen Dimension ist die integrierte Repräsentation der Strukturen der anderen Dimensionen. Erst in dieser Dimension lässt sich das Problem der »Identität« oder, wenn man sich an die Terminologie von Freud anlehnen will, das »Selbst« behandeln.

Ähnlich wie für Sozialsysteme besteht auch für das Personalsystem in der selbstreferenziellen Dimension die Möglichkeit, Teile dieser Struktur zu

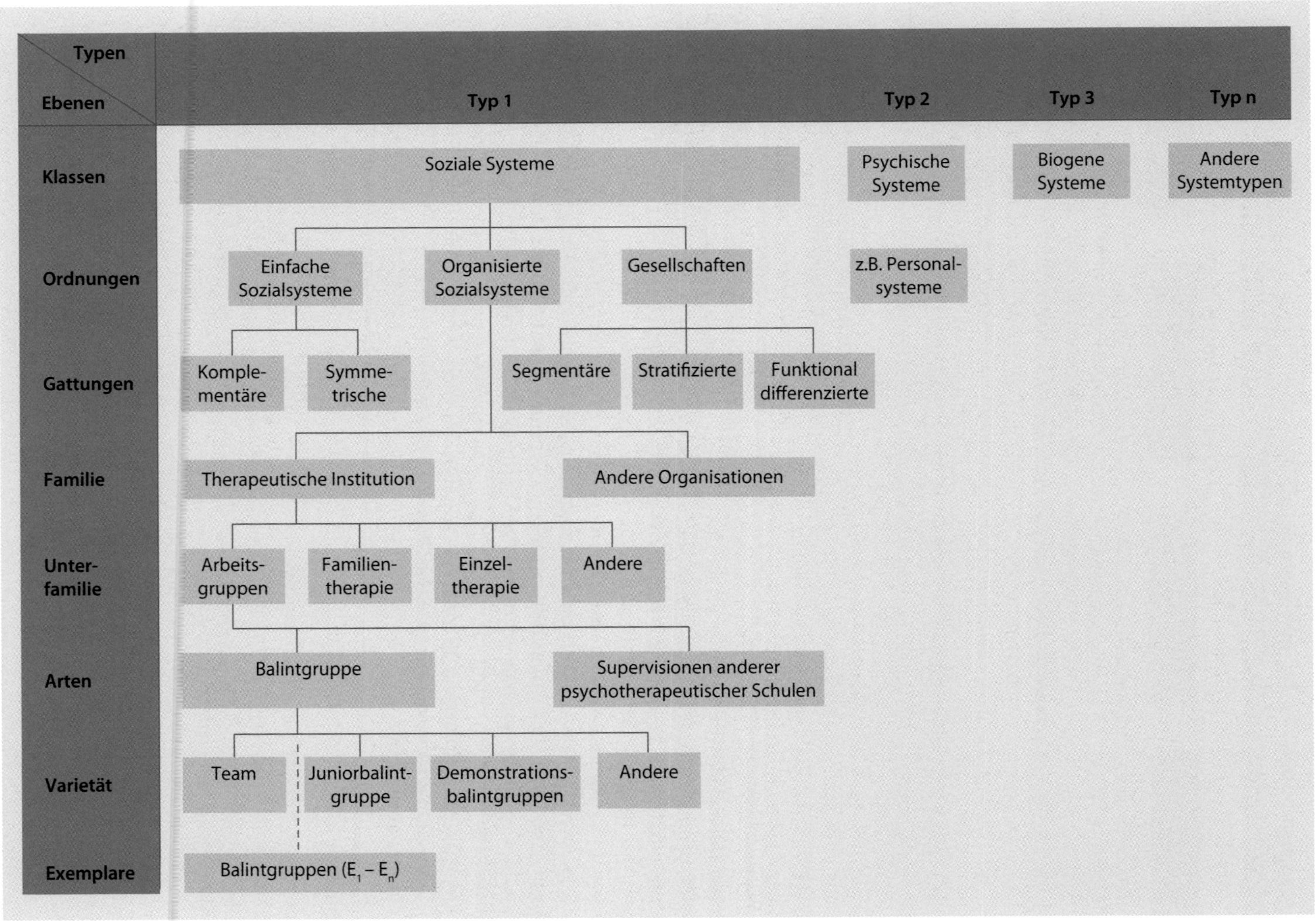

Abb. 2.4. Gliederung der kommunikativen Welt am Beispiel der Supervisions- und Balint-Gruppe. (Aus Giesecke, 1988, S. 19)

reflektieren. Im Prinzip ist die selbstreferenzielle Struktur »vorbewusst«: Es besteht keine Notwendigkeit für das Personalsystem, seine Repräsentationen – sein latentes Selbstbewusstsein – beständig zu thematisieren« (Giesecke, 1988, S. 89).

Man kann davon ausgehen, dass es neben dem Personalsystem noch andere Typen psychischer Systeme gibt, aber die Taxonomie dieser psychischen Systeme ist im Vergleich zu der der sozialen Systeme noch nicht weit entwickelt. Man wird sich darum bemühen müssen, das Wissen der Psychologen, Psychoanalytiker, Gruppenanalytiker und der Sozialpsychologen zu sammeln und zu systematisieren. Man kann vielleicht vorläufig folgende Ordnungen der Klasse der psychischen Systeme unterscheiden: Personalsysteme, psychische Systeme von dyadischen Beziehungen (z. B. der Mutter-Kind-Symbiose) und von triadischen Beziehungen (ein Typus wäre die ödipale Konstellation zwischen Vater, Mutter und Kind), psychische Systeme von Familien, wie sie in der Familientherapie rekonstruiert und beschrieben wurden[16], psychische Systeme von Kleingruppen, wie sie Gegenstand der Kleingruppenforschung sind[17] und psychische Systeme von Großgruppen, Massen und Gesellschaften. Für diese Untersuchung ist es interessant zu klären, ob und wie man psychische Systeme von Institutionen bzw. deren Mitgliedern rekonstruieren und beschreiben kann. Dieses Problem, das gerade für die Teamsupervision und für die Organisationsentwicklung von Bedeutung ist, ist m. E. bisher nicht befriedigend gelöst. Es wird angenommen, dass man nicht psychische Systeme eines organisierten Sozialsystems untersuchen kann, sondern dass man die Komplexität so weit reduzieren muss, dass man die Institutionsmitglieder als eine Klein- oder Großgruppe auffasst. Soziale Rollen können zum Thema oder »zur Repräsentation von Umwelt« werden, aber soziale Rollen haben keine psychische Struktur. Dies ist eine Frage des Verhältnisses der verschiedenen Typen von Systemen und müsste im Rahmen einer Interferenztheorie geklärt werden.[18]

Einfache und organisierte Sozialsysteme

Sozialsysteme kann man in 3 Ordnungen untergliedern: einfache Sozialsysteme, organisierte Sozialsysteme und Gesellschaften (◘ Abb. 2.4). Diese Systeme bilden idealerweise den Gegenstand der Soziologie und der Kommunikationswissenschaft, die sich mit institutioneller Kommunikation befassen. Gesellschaftssysteme sind für diese Untersuchung nicht relevant und sicher auch nicht erklärungsbedürftig. Der Unterschied zwischen einfachen und organisierten Sozialsystemen hingegen ist erläuterungsbedürftig:

»Einfache Sozialsysteme bestehen immer nur aus 2 Selektionszentren (Individuen). Sind mehr als 2 Selektionszentren vorhanden, ist Organisation erforderlich ….

Jede Rolle in einfachen Sozialbeziehungen kann prinzipiell von jedem Gesellschaftsmitglied eingenommen werden. Zum Beispiel kann jedes Gesellschaftsmitglied »erzählen« oder »beschreiben« und entsprechend als »Erzähler« oder als »Beschreiber« typisiert werden. Jeder kann auch die komplementären Rollen übernehmen, Erzählungen zuhören bzw. Beschreibungen folgen. Diese Typisierungen sind zudem rasch »austauschbar«: Ein Erzähler kann zum Zuhörer werden und etwas erzählt bekommen, ein Zuhörer kann zum Erzähler werden usw.

Die Sozialbeziehungen in einfachen Sozialsystemen sind »Face-to-face-Beziehungen«. Ihre Besonderheit ergibt sich weiterhin aus der Tatsache, dass eben prinzipiell jedes Selektionszentrum (jede Rolle) auch die komplementäre Rolle einnehmen könnte. Hieraus ergibt sich ein egalitärer Charakter bei der Konstitution einfacher Sozialsysteme« (Giesecke, 1988, S. 70).

Dass dieser egalitäre Charakter der einfachen Sozialsysteme innerhalb der soziologischen Diskussion in den beiden letzten Jahrzehnten auf alle Sozialsysteme übertragen wurde, hat sich inzwischen als problematisch herausgestellt. Die »Enttarnung«

16 Vgl. z. B. die Typen von psychischen Systemen von Familien, die Stierlin unterscheidet: »gebundene«, »gespaltene Familien« und solche, die »gleichzeitig binden und ausstoßen« (Wirsching & Stierlin, 1983).

17 Vgl. die in Kap. 2.2, Abschn. »Gruppentherapie und Gruppenselbsterfahrung« zitierten Konzepte von Sandner sowie Heigl und Heigl-Evers.

18 Eine die Systemtheorien ablösende Ökotheorie, die die Beziehungen zwischen artverschiedenen Systemen untersucht, hat Giesecke (2002) vorgelegt.

professioneller Kommunikation in Institutionen als Herrschafts- und Machtausübung durch ethnomethodologische und wissenssoziologische Ansätze trägt der Komplexität dieser organisierten Sozialsysteme keine Rechnung.[19]

Von diesen einfachen Sozialsystemen unterscheiden sich die organisierten in vielfacher Weise.

»Organisierte Sozialsysteme haben kompliziertere strukturelle Voraussetzungen. Ich bezeichne sie als »institutionelle Rahmenbedingungen« oder als »Setting«. Nicht mehr jedes Gesellschaftsmitglied kann alle Rollen oder »Stellen« in organisierten Sozialsystemen besetzen. Um »Arzt« zu sein, müssen bestimmte Ausbildungskarrieren abgeschlossen sein, und auch »Patienten« müssen im Normalfall bestimmte Voraussetzungen erfüllen. Man kann diese Voraussetzungen oder Bedingungen »Mitgliedschaftsregeln« nennen: »Die Mitgliedschaft wird, mehr oder weniger strikt, zumindest aber formal, an die Bedingung der Regelbefolgung gebunden. Nur wer die Regeln anerkennt, kann eintreten. Wer sie nicht mehr befolgen will, muss austreten« (Luhmann, 1975c, S. 41).

Die Sozialbeziehungen in organisierten Sozialsystemen sind »formal organisiert«. Darunter versteht man, wie in dem obigen Zitat schon angedeutet wurde, dass die prinzipielle Unterschiedlichkeit der Rollen und die Asymmetrie der Beziehungen als Strukturmerkmale des Systems »formal« anerkannt werden.

»Einfache und organisierte Sozialsysteme unterscheiden sich weiterhin durch die Anzahl und Typik der Selektionen (interaktiven Ereignisse). Mindestvoraussetzung für die Konstitution einfacher Sozialsysteme sind 3 (binär schematisierte) Ereignisse, z. B.: »Gruß-Gegengruß« und (wie implizit auch immer) »Dank für den Gegengruß« …. Organisation ist erst erforderlich, wenn mehr als 3 Selektionen zur Abwicklung der Aufgaben gebraucht werden. Organisierte Sozialsysteme bestehen deshalb immer aus mehr als 3 Selektionen« (Giesecke, 1988, S. 75 f).

»Hinsichtlich der Ablaufstruktur werden in einfachen Sozialsystemen ebenfalls nur geringe Voraussetzungen gemacht: Es gilt die Regel, dass jede Selektion an die vorhergehende anschließen muss« (Giesecke, 1988, S. 77).

»Im organisierten Sozialsystem brauchen die Selektionen nicht mehr unmittelbar aneinander anschließen und können trotzdem als Elemente für den Systemaufbau in Anspruch genommen werden. In Diskussionen etwa ist es möglich, »Fragen« zu sammeln. Jede einzelne Frage braucht keinesfalls Bezug auf die vorangehende Frage zu nehmen und wird dennoch als »Beitrag« gewertet. Derartige Möglichkeiten der Ablauforganisation können schon vorab in den institutionellen Rahmenbedingungen (Komplexitätsdimension) von organisierten Sozialsystemen festgelegt werden« (Giesecke, 1988, S. 78).

»Einfache und organisierte Sozialsysteme unterscheiden sich im Hinblick auf die konstitutive Funktion, die relevante Umwelt und die Möglichkeiten interner Systemdifferenzierung voneinander.

Die Funktion von einfachen Sozialsystemen ist immer die Befriedigung von Bedürfnissen von Personalsystemen. Organisierte Sozialsysteme demgegenüber erfüllen Funktionen für andere Sozialsysteme« (Giesecke, 1988, S. 79, vgl. auch Luhmann, 1975b).

Ein weiterer Unterschied zwischen diesen beiden Systemtypen besteht in der Möglichkeit, sich selbst zu thematisieren. Einfache Sozialsysteme thematisieren i.d.R. selten die Programme, nach denen sie ablaufen, und auch ihre Identität muss im Gegensatz zu organisierten Sozialsystemen nicht thematisiert werden, was sich u. a. darin zeigt, dass einfache Sozialsysteme sich keinen Namen geben. Hingegen ist es ein unverzichtbares Merkmal von organisierten Sozialsystemen, dass sie ihre latenten Programme thematisieren können und zur Verstärkung ihrer Strukturen und damit zu ihrer Bestandserhaltung einsetzen können.

Organisationen besitzen immer einen Namen, der die Identität des Systems für das System und für seine Umwelt repräsentiert. Meist sind auch die Abläufe, die Ziele und die relevante Umwelt des Systems in irgendeiner Weise kodifiziert. Dies ist bei einfachen Sozialsystemen nicht der Fall. Dort kann das Ziel, der Ablauf und die relevante Umwelt in der laufenden Interaktion verändert werden, es kommt

19 Vgl. »Institutionen und Konzepte idealer Kommunikation« (Giesecke, 1988, S. 70–79).

nur darauf an, dass diese Veränderungen den Bedürfnissen der Personalsysteme entsprechen.[20]

Supervision ist ein organisiertes Sozialsystem, zu dessen Umwelt diese einfachen Sozialsysteme gehören und die Personalsysteme seiner Elemente.

Wie sich dieses Verhältnis im Einzelnen darstellt, wird in ▶ Kap. 4 untersucht. Systematisch kann lediglich das Verhältnis zwischen Personalsystemen und dem System beschrieben werden, nicht aber das von einfachen Sozialsystemen zum System Gruppensupervision. Es gibt im Vergleich zu den Personalsystemen unendlich viele mögliche einfache Sozialsysteme, sodass man diese nicht klassifizieren kann. Denkbar wäre z. B., dass 2 Gruppenmitglieder ihre Interaktion in der Supervision als einfaches Sozialsystem typisieren statt als einen Teil des organisierten Sozialsystems. Einfache Sozialsysteme bilden sich insbesondere, wenn die Supervision konstituiert wird oder schon aufgelöst wird, in der Vor- und der Abschlussphase. Die Gruppe kann auch auf einfache Sozialsysteme referieren, die sich im professionellen Alltag bilden (z. B. kann man informelle Gespräche unter Institutionsmitgliedern in dieser Weise typisieren). Deshalb wird bei der Darstellung der Differenzierungsdimension nicht mehr auf die Relation zwischen einfachem und organisiertem Sozialsystem eingegangen. Grundsätzlich kann man sagen, dass das organisierte Sozialsystem diese einfachen Sozialsysteme als Umwelt typisieren wird und sich von ihnen damit abgrenzen wird, dass diese aber auch zum fokussierten Teil der Umwelt werden können, wenn deren Thematisierung der Abwicklung der Aufgaben des Systems dienlich erscheint.

An dieser Stelle sollen noch einige zentrale Begriffe erläutert werden, die bei der Untersuchung verwendet werden und die nicht im Rahmen dieser Systemtheorie definiert sind.

Institution, Organisation und organisiertes Sozialsystem

Welche Bedeutung haben in dieser Arbeit die Begriffe Institution, Organisation und organisiertes Sozialsystem? Unter systemtheoretischer Perspektive ist der letzte Begriff der Überbegriff, denn Institutionen und Organisationen, die häufig als synonyme Begriffe gebraucht werden, sind als organisierte Sozialsysteme zu betrachten. Organisation ist ein Begriff, der eher aus der Soziologie und der Organisationsentwicklung kommt, während Institution eher aus dem Paradigma der konversations- und gesprächsanalytischen Untersuchungen kommt. Ich sehe zwischen beiden Begriffen keinen strukturellen Unterschied.

Den Begriff der »Institutionsanalyse« zur Bezeichnung des Programms, das sich mit der Analyse der Selbstbeschreibung eines Teams befasst, habe ich auch in Anlehnung an die gesprächsanalytische Tradition, die sich vorwiegend mit der Analyse von »Kommunikation in Institutionen« befasst, gewählt. Man hätte auch den im Rahmen der Organisationsentwicklung gebräuchlichen Begriff der »Organisationsanalyse« wählen können.

2.3 Die Vereinbarkeit der 4 Komponenten

Die Entscheidung für Methoden und Verfahren muss durch das »Nadelöhr« der Selbstreflexion des Professionals gehen, um dem Vorwurf der Beliebigkeit entgegen treten zu können. Im Folgenden werden 5 Begründungen dafür geliefert, warum die 4 Wurzeln des Modells miteinander kompatibel sind:

1. Die 4 Wurzeln des Modells sind miteinander kompatibel, weil alle einen anderen Aspekt des überkomplexen Phänomens Gruppen- und Teamsupervision erfassen:
   - Balint-Gruppenarbeit ist geeignet, um die psychische Struktur von Personalsystemen, z. B. Falleinbringer, Klient oder Gruppenmitglied, und die Psychodynamik der zwischen ihnen bestehenden Beziehungen zu analysieren. Sie eignet sich außerdem dazu, die latenten Steuerungsprogramme und Identitätskonzepte einer Profession zu rekonstruieren.
   - Gruppentherapie und -selbsterfahrung fokussiert die psychische Struktur der Supervisionsgruppe, wenn man sie als ein

20 Zur Möglichkeit der Thematisierung der Strukturen in beiden Systemtypen vgl. Giesecke (1988, S. 81–84).

psychisches System betrachten will, und von Kleingruppen, über die berichtet wird.
- Organisationsentwicklung und die Theorie sozialer Systeme finden ihren Gegenstand in den sozialen Strukturen des Supervisionssystems und an den daran angrenzenden Systemen, wie z. B. Teams. Beide verstehen die Gruppenmitglieder und deren Klienten als soziale Rollen und die Beziehungen zwischen ihnen als sozial geprägte. Damit sind die Stärken der einzelnen Komponenten deutlich und die Abgrenzung voneinander durch den Beitrag, den sie zur Erklärung der Wirklichkeit in diesen Gruppen liefern, möglich.

2. Die Konzepte sind miteinander kompatibel, weil ihre ursprünglichen Funktionssetzungen geändert und neue Funktionssetzungen geschaffen wurden, die aus den Zielen dieses Supervisionskonzepts abgeleitet sind. Diese neuen Setzungen konkurrieren nicht miteinander, sondern ergänzen sich.
   - Balint-Gruppenarbeit wird hier zur Fallarbeit und verliert damit die Funktion, die Medizin durch die Vermittlung von psychotherapeutischen Kompetenzen an die Ärzte zu revolutionieren oder zu reformieren. Fallarbeit hat die Funktion, die professionelle Kompetenz von Gruppenmitgliedern im Umgang mit Klienten, Patienten und Kollegen zu verbessern.
   - Gruppentherapie und -selbsterfahrung werden zur Selbstthematisierung von Gruppenprozessen verwandt. Sie verlieren ihre ursprüngliche Funktion, psychisch kranke Menschen in Gruppen zu heilen oder Selbsterfahrungswilligen Einsichten in ihre Persönlichkeit zu vermitteln. Selbstthematisierung von Gruppenprozessen dient hier dazu, Probleme, die in den beiden anderen Programmen nicht gelöst werden können, bearbeitbar werden zu lassen.
   - Organisationsentwicklung hat hier nicht die Funktion, Veränderungsprozesse in großen sozialen Systemen zu bewirken, was auch das praktische Eingreifen in Arbeitsprozesse einschließt, sondern die Funktion, ein Analyse-Instrumentarium für die Untersuchung institutioneller Prozesse und Strukturen in Subsystemen (Teams) zu liefern.
   - Die Theorie sozialer Systeme liefert nicht, wie im wissenschaftlichen Paradigma üblich, allein eine Modellierung des Untersuchungsgegenstandes, der Supervision, sondern sie hat innerhalb des Modells auch noch die Funktion, eine Anleitung zur Selbstanalyse des Systems Gruppensupervision zu geben, und zwar zur Analyse der eigenen sozialen Strukturen und Prozesse.
3. Nun liegen den beiden Komponenten Balint-Gruppenarbeit und Gruppentherapie – im Gegensatz zu den Komponenten Organisationsentwicklung und Theorie sozialer Systeme – keine explizit systemtheoretischen Auffassungen über Individuen, Gruppen und Organisationen zugrunde, sie lassen sich aber mit ihren Auffassungen m. E. in ein systemtheoretisches Konzept von Supervision integrieren: Ihre Grundannahmen über den Menschen, über menschliche Beziehungen und deren Veränderbarkeit entsprechen den hier vertretenen systemtheoretischen Auffassungen vom Menschen als einem überkomplexen, intern differenzierten, selbstregulativen, zur Selbstreflexion befähigten und in sich flexibel rückgekoppelten System.
   Deutlich werden diese Übereinstimmungen, wenn man dieser Sichtweise intentionalistische Modelle der Wirklichkeit und des Menschen gegenüber stellt, wie sie etwa lerntheoretisch orientierten Supervisionskonzepten zugrunde liegen. Die Modelle linearisieren komplexe Prozesse nach dem Prinzip von Ursache und Wirkung: Die Wirkung bildet wieder eine neue Ursache für eine neue Wirkung etc. Diese in der Wissenschaft, aber auch im Alltagsleben sehr verbreiteten Modelle setzen ein autonomes, rational planendes und durch und durch kognitiv denkendes Individuum voraus, das intentional handelt und die Wirkungen seiner Handlungen antizipieren kann. Dies in der klassischen Psychologie immer noch vorherrschende Ideal hat sich inzwischen, nicht zuletzt dank der Durchsetzung psychoanalytischer Erkenntnisse über den Menschen, doch

als zu starke Reduktion von Komplexität herausgestellt, das nicht in der Lage ist, wesentliche Phänomene zu erfassen und zu erklären.[21] Der Mensch als selbstregulatives, zur Selbstreflexion befähigtes komplexes System, das über immense Möglichkeiten verfügt, sich in einer überkomplexen Umwelt zu orientieren und zu handeln, obwohl er die Folgen seines Tuns kaum absehen kann, der sich außerdem seiner Abhängigkeit von der ihn umgebenden Welt bewusst ist, ist das Gegenbild zum rational planenden und intentional handelnden Individuum. In der systemtheoretischen Sichtweise ist der Mensch ein Element von Systemen oder von größeren ökologischen Zusammenhängen. Sein Handeln ist immer nur ein Beitrag zur Erreichung von Zielen, zu denen noch andere Beiträge von den übrigen Elementen des Systems kommen müssen. Heraus kommt dann ein gemeinsames Produkt, das sich von den einzelnen Beiträgen unterscheidet, sie aber in sich aufhebt. Besonders deutlich kann man dieses Zusammenwirken von verschiedenen Beiträgen beim Entstehen von Institutionen beobachten. So ist die Supervision, als ein soziales System aufgefasst, auch eine von allen Beteiligten geschaffene, ihnen aber als fremd gegenübertretende und ihren Eigengesetzlichkeiten gehorchende Institution.

Aber nicht nur nach außen sind dem Individuum Grenzen gesetzt, auch sein Inneres ist ein überkomplexes Phänomen, das genauso wenig beherrschbar und kontrollierbar ist wie die äußere Welt. Am deutlichsten wird dies symbolisiert durch die Existenz des Unbewussten. Akzeptiert man dieses Menschenbild, das sich auf die psychoanalytische Theorie des Individuums stützt, muss dieser Überkomplexität des Menschen auch im Veränderungsprozess, der durch die Supervision eingeleitet werden soll, Rechnung getragen werden. Supervision kann demnach Menschen nur verändern, wenn sie auf ihre Eigenverantwortlichkeit, auf ihre Selbstheilungskräfte und ihre Begabung zur Selbstreflexion setzt und sie als selbstregulative und nur in diesem Sinne autonome Individuen begreift. Neues kann nicht allein über die Vermittlung von Wissen im Experten-Laien-Setting gelernt werden, das voraussetzt, dass der Experte im Besitz des für den Laien relevanten Wissens ist, während der Laie nichts weiß.[22] Der Supervisor – in diesem Fall – kann lediglich Veränderungs- und Lernprozesse anleiten und unterstützen, wenn sie von den SupervisandInnen gewollt und verantwortlich getragen werden. Da auch er die Prozesse nicht in der Hand hat und auch die Wirkungen seines Tuns unabsehbar sind, so kann auch er nur einen Beitrag zum Gelingen des Veränderungsprozesses leisten, der andere muss von den SupervisandInnen kommen. Man kann vielleicht sagen, dass der Supervisor Lernen durch Erleben und Erfahrung unterstützen sollte und den SupervisandInnen eine Anleitung zum Erlernen der Selbstreflexion geben sollte.

4. Wie wird die Rolle des Supervisors, Therapeuten oder Organisationsberaters in den 3 Konzepten gesehen?
   Bereits weiter oben wurde der Begriff des Katalysators gebraucht, um die mir am geeignetsten erscheinende Selbsttypisierung zu charakterisieren. Diese Selbstbeschreibung ist in der Institutionsberatung und der Organisationsentwicklung durchaus üblich.
   French und Bell (1982, S. 31) verwenden den Begriff synonym für Organisationsentwickler, und auch Wellendorf (1979) benutzt ihn in Abgrenzung zum »Analysator«, der alles versteht und einen distanzierten Standpunkt einnimmt. Balint warnte seine SupervisandInnen, die Ärzte, davor, den »Detektiv« zu spielen und ohne innere Beteiligung alles auszuspionieren,

21 Über die psychologischen Motive dieser Bewältigung von Realität ist man sich – nicht zuletzt durch das gestiegene Bewusstsein für ökologische Zusammenhänge und für systemisches Denken – wohl im Klaren. Zu diesen Motiven können wohl u. a. die Größenphantasien gerechnet werden, die sich in der Neuzeit im Fortschrittsglauben und im Glauben an die Allmacht menschlicher Vernunft manifestiert haben und die demütige Haltung der Menschen im Mittelalter abgelöst haben (vgl. hierzu Richter, 1979).

22 Zu den Ambivalenzen des Lehrer-Schüler- oder Experten-Laien-Verhältnisses vgl. Balint (1968, S. 125 f).

was sich bei ihren Patienten abspielt (zit. nach Loch, 1975, S. 160). Diese Warnung gilt sicher auch für die SupervisorInnen oder Balint-GruppenleiterInnen, deren Haltung ja nach Balint (1976, S. 409) dasjenige ist, was mehr lehrt als seine Worte. In der Balint-Gruppenarbeit wird über die eigene emotionale Beteiligung am Geschehen, über die »erlebte Einsicht« gelehrt und gelernt (Balint, 1976, S. 400; Loch, 1969, S. 153). Das Verwickeltwerden in das den SupervisandInnen oder Klienten problematische Geschehen, die emotionale Affiziertheit und die Auffassung, als Leiter selbst Teil eines Ganzen zu sein, das man nicht allein strukturieren und kontrollieren kann, sowie die Aufgabe, Veränderungsprozesse anzuleiten jenseits des Lehrer-Schüler-Verhältnisses, sind Typisierungen der Haltung des Supervisors, die den hier verwendeten Konzepten gemeinsam sind.

5. Eine andere wesentliche Gemeinsamkeit besteht im Umgang mit Störungen, Irritationen und Abweichungen von der üblichen Weise der Arbeit in der Supervision.
   Die Störungen und Auffälligkeiten werden nicht etwa eliminiert, sondern als Lernhilfe genutzt. Man geht davon aus, dass sich an diesen Stellen Probleme zeigen, die Thema der Supervisionsarbeit sein sollen. Diese Probleme können nicht, so nimmt man an, sprachlich-begrifflich präsentiert werden, sie spiegeln sich, überlagern die Strukturen und Abläufe der Supervision und können nur durch Analyse der Abweichungen erkannt werden.
   Durch die systematische Reflexion der eigenen Strukturen unterscheiden sich diese Form der Supervision und die in ihr verwendeten Konzepte wesentlich von Lernsituationen, die unter Lernen das Ausschalten und Vermeiden von Fehlern und von Abweichungen von der idealen Art der Arbeit verstehen.

Die Rollen und ihre Aufgaben

Jedes organisierte Sozialsystem legt fest, wer Mitglied werden kann und welche Rollen ausdifferenziert sein müssen, damit das System seine Funktion erfüllen kann. Wir nennen diese Dimension von Systemen die Komplexitätsdimension.

Die Beschreibung der Komplexitätsdimension der Sozialsysteme Gruppen- und Teamsupervision macht Aussagen zu
- **den möglichen Rollen in der Supervision,**
- **den wesentlichen Aktivitäten und Aufgaben der Rollen sowie**
- **den Beziehungen zwischen den Rollen.**

Die folgende Definition der Komplexitätsdimension und Anleitungen zu ihrer Untersuchung wird aus Gieseckes Arbeit über die Untersuchung institutioneller Kommunikation (1988) zitiert.

Definition

»Die Komplexität sozialer Systeme ergibt sich aus der Anzahl der Elemente und den möglichen Beziehungen zwischen diesen Elementen« (Giesecke, 1988, S. 31).
Elemente des Systems sind sowohl soziale Rollen (Selektionszentren) als auch ihre wesentlichen Aktivitäten (Selektionen).
»Je nach der Anzahl der Selektionen (Aktivitäten) und Selektionszentren (sozialen Rollen) sowie ihrer internen Differenzierung wächst die Anzahl und die Typik der Relationen. Es ist leicht vorstellbar, wie durch die Zunahme der Elemente die Komplexität in sozialen Systemen überproportional gesteigert werden kann« (Giesecke, 1988, S. 31).
»Das Vorgehen bei der Rekonstruktion dieser internen Strukturen von Systemen sieht so aus: In einer Untersuchungsphase werden folgende Fragen an das Datenmaterial gestellt: Welche Rollen sind unabdingbare Voraussetzungen für den Systemaufbau und wie lassen sie sich charakterisieren? Welche rollengebundenen Aktivitäten gibt es und wie lassen sie sich charakterisieren?« (Giesecke, 1988, S. 170).
»Im 2. Schritt wird nach den Beziehungen zwischen den verschiedenen Rollen gesucht. Für Institutionen sind immer komplementäre Rollenbeziehungen konstitutiv. Im Ergebnis liegt eine Beschreibung asymmetrischer und ggf. symmetrischer Sozialbeziehungen vor« (Giesecke, 1988, S. 177).
»Die Rekonstruktion kann als abgeschlossen gelten, wenn eine Charakterisierung des Settings, der Rollen und ihrer Beziehungen sowie der rollengebundenen Aktivitäten vorliegt, die am Datenmaterial in der bezeichneten Weise überprüft ist. Abweichungen von diesen Rekonstruktionen ermöglichen dann – im Rahmen der Normalformanalyse – Prognosen über abweichende Strukturmerkmale in den anderen Dimensionen« (Giesecke, 1988, S. 172).

3.1 Typische Rollen

3.1.1 Die Rolle des Supervisors

Man kann 2 Rollen unterscheiden, die des Supervisors und die der SupervisandInnen.

Funktionen der Rolle des Supervisors
- Funktion des Repräsentanten des Systems
- Funktion einer sozialen Rolle, die sich durch ihre spezifischen Arbeitsaufgaben definiert
- Funktion, ein Element des Systems zu sein

Als **Repräsentant des Systems Gruppensupervision** konstruiert der Supervisor das Setting und achtet auf die Einhaltung dieser festgelegten Rahmenbedingungen während des gesamten Prozesses. Er hat aufgrund seines professionellen Wissens die besondere Fähigkeit und Aufgabe, aus dem System »aussteigen« zu können und dem System und damit auch sich selbst als einem Element des Systems deutlich machen zu können, an welcher Stelle des Ablaufs man sich befindet, was abgeschlossen ist und welche Aufgaben vor einem liegen. In dieser Funktion zeigt er auch auf, welche Ereignisse als normal und welche als abweichend zu bewerten sind. Er kann also, da er das System Supervision sehr gut kennt, aus dem jeweiligen Teilsystem aussteigen und den Standpunkt des Gesamtsystems einnehmen. Dies setzt voraus, dass er sich von sich selbst als einem Element des Systems distanzieren kann und von einem außenstehenden Standpunkt aus die Gruppe, deren Teil er ist, betrachten kann.

Als **soziale Rolle** bringt er bestimmte Beiträge zur Lösung der kollektiven Aufgaben ein, die die Gruppe in den einzelnen Teilsystemen zu bewältigen hat. Diese Aufgaben wurden in den »Normalformtabellen« in ▶ Kap. 5 aufgelistet. So ist z. B. das »Zusammenfassen der ausgehandelten Problematik der Erzählung« in der Phase 4.4 der »Normalform der Fallarbeit« (◘ Tab. 5.3) ein Beitrag zur Lösung der Aufgabe, »die Bedeutung des (problematischen) Erlebnisses des Erzählers zum einen für diesen selbst und zum anderen für das professionelle Handeln der Teilnehmer zu klären«.

Sobald sich das System konstituiert, also mit dem Erstkontakt, wird der Supervisor zum **Element des Systems** wie die SupervisandInnen auch und ist den Strukturen und Normen, die er als Repräsentant des Systems wesentlich mitbestimmt, wie die Gruppenmitglieder unterworfen. Wenn das System etabliert ist, entwickelt es seine Eigengesetzlichkeit und gewinnt auch dem Supervisor gegenüber soziale Macht. Das zeigt sich z. B. daran, dass er sich an die festgesetzten Ziele und Methoden der Arbeit halten muss und seine Leistung auch an den gesteckten Zielen messen lassen muss.

Die Komplexität der Beziehungen in der Gruppe wird noch durch die Profession des Leiters, die er vor oder auch während seiner Supervisorentätigkeit erlernt und ausgeübt hat, erhöht. Gehört er der gleichen Profession an wie die SupervisandInnen oder einer anderen, ist dies ein Faktum, dem an verschiedenen Stellen des Prozesses Rechnung getragen werden muss. Welche Asymmetrien sich in beiden Fällen ergeben, wird bei der Darstellung der Beziehungen zwischen Supervisor und SupervisandInnen erläutert.

3.1.2 Die Rolle des Supervisanden

Die **soziale Rolle** der SupervisandInnen ist charakterisiert durch die Beiträge, die sie zur Lösung der verschiedenen Arbeitsaufgaben innerhalb des Ablaufs der 3 Programme erbringen:

- Bei der Fallarbeit findet eine Differenzierung in die Rolle des Erzählers und die der Gruppenmitglieder, die den Fall bearbeiten, statt. Diese beiden Positionen können in den verschiedenen Phasen der Fallarbeit in unterschiedliche Standpunkte weiter ausdifferenziert werden. Zu den Besonderheiten der Fallarbeit mit Teams gehört, dass noch weitere Ausdifferenzierungen der Rolle des Gruppenmitglieds möglich sind (▶ Kap. 5). Bei der Fallarbeit spielt außerdem die Professionszugehörigkeit der SupervisandInnen eine Rolle. Gehören die SupervisandInnen unterschiedlichen Professionen an, ergeben sich hier die gleichen Asymmetrien in den Beziehungen, wie sie weiter oben bei der Professionszugehörigkeit des Leiters beschrieben wurden.
- Im Programm der Selbstthematisierung hat der Supervisand die Aufgabe, sich als Mitglied einer selbstanalytischen Gruppe zu typisieren, das sich wie folgt verhält:
  1. selbstreflexiv zu den Vorgängen in der Gruppe und zu seiner Position darin,
  2. selbstreflexiv zur Beziehung zwischen seiner Persönlichkeit und seiner professionellen Rolle,
  3. selbstreflexiv zu seiner Position innerhalb der Institution, der es angehört.
- Im Programm Institutionsanalyse hängt die Komplexität der Rollen wesentlich von der Struktur des Teams ab. Man kann mindestens 2 Typen von Teams unterscheiden:
  - Teams, die als Subsysteme einer Organisation in ihrer Funktionssetzung, in der Bestimmung der Ziele der Arbeit und in vielem anderen an die Weisungen des übergeordneten Systems gebunden sind (ein Beispiel für einen solchen Typus wäre eine Station in einem Krankenhaus) und
  - Teams, die relativ autonom arbeiten und einen großen Handlungsspielraum haben und einem Träger unterstellt sind. In diesen Teams entwickeln sich häufig andere Formen der Selbstregulation als in den zuerst genannten, die meist nach dem Muster der Verwaltungsbürokratie strukturiert sind.

3

Teamgeist, keine Hierarchie und keine festgelegte Aufgabenteilung sind in diesen, sich häufig als Alternative zu den herkömmlichen Teams verstehenden Gruppen die angestrebten Merkmale. Neben diesen beiden verschiedenen Selbsttypisierungen des gesamten Teams spielt auch bei der Institutionsanalyse eine Rolle, ob das Team professionell homogen oder inhomogen zusammengesetzt ist und ob private Kontakte außerhalb des Berufs bestehen oder nicht. Auch eine unausgewogene Zusammensetzung hinsichtlich der Geschlechtszugehörigkeit der Mitglieder, z. B. der Minderheitenstatus eines Geschlechts, ist von Bedeutung. Alle diese 3 Merkmale zusammen bringen zusätzliche Asymmetrien, die berücksichtigt werden müssen.

Praxisbezug

Am komplexesten wären die Rollen in einer Supervision mit einem Team, das professionell inhomogen zusammen gesetzt ist, formell hierarchisch strukturiert ist, das ein Subsystem einer großen Organisation bildet, von der geschlechtlichen Zusammensetzung den Minderheitenstatus für ein Geschlecht produziert und dessen Mitglieder untereinander private Kontakte haben. In dieser Supervision müsste einige Arbeit darauf verwandt werden, die Zuschreibungen von Ereignissen zu Personen und ihren Rollen zu kläre: Wer schreibt von welcher Rolle aus ein interaktionelles Ereignis welcher Rolle eines anderen Gruppenmitgliedes zu? Man kann annehmen, dass die Interaktionen hier so kompliziert werden, weil beständig zwischen den Zuschreibungen zu verschiedenen Rollen gewechselt wird und weil eine enorme Anzahl asymmetrischer Beziehungen vorhanden ist.

Wie der Supervisor sind auch die SupervisandInnen Elemente des Systems und dessen Regeln unterworfen.

3.2 Wesentliche Aktivitäten der Rollen

3.2.1 Wesentliche Aktivitäten der SupervisandInnen

Aufgaben bei der Konstituierung der Supervision

Das Aushandeln der Rahmenbedingungen der Supervision mit dem Supervisor und evtl. auch mit Vorgesetzten oder Trägern gehört zu den Aufgaben der SupervisandInnen in der Phase des Kontrakts. Sie werden einen Supervisor auswählen, das Thema und Ziel der Supervision bestimmen und beschließen, mit welchem der 3 Programme gearbeitet werden soll.

Aufgaben der SupervisandInnen in Abhängigkeit von den Programmen

- Im Programm der Fallbearbeitung sind die wesentlichen Aktivitäten das Präsentieren von Fällen und ihre Bearbeitung unter den Fragestellungen, wie sie in den Normalformtabellen beschrieben werden (► **Kap. 5**).
  Auch das Inszenieren des Falls in der Gruppe und die Reflexion dieser Inszenierung sind wesentliche Aktivitäten der Gruppenmitglieder.
- Im Programm der Selbstthematisierung gehören zu den wesentlichen Aktivitäten das »Herstellen eines kollektiven Phantasmas über die Gruppensituation durch einen oder mehrere Repräsentanten des Problems«, dann die Bearbeitung des produzierten Materials und die Typisierung eines Gruppenthemas, der eine Verständigung über die Bedeutung des Themas für die Beziehungen zwischen den Gruppenmitgliedern folgt (■ **Tab. 5.8**).
- Die wesentlichen Aktivitäten im Programm der Institutionsanalyse sind das Sammeln, Ordnen und Bewerten von Daten über die eigene Situation. Die Typisierung eines bearbeitbaren Problems, die Konstruktion von Lösungsmöglichkeiten und deren

▼

Überprüfung sind die darauf folgenden Aktivitäten. Bei der Bearbeitung des Problems sind die wesentlichen Aktivitäten der SupervisandInnen das Erlernen und Durchführen von Verfahren der Selbstregulation und Selbstthematisierung von Gruppenprozessen. Außerdem gehört hier – wie in der Fallbearbeitung – das den Mitgliedern zunächst unbewusst bleibende Inszenieren des betreffenden Problems des Teams in der Supervision und die Reflexion dieser Inszenierung zu den wesentlichen Aktivitäten.
Wenn die Gruppenmitglieder im Laufe des historischen Gruppenprozesses mit den Strukturen des Systems vertrauter geworden sind, kommt ein weiterer Typus von Aktivitäten hinzu, die zuvor nur der Gruppenleiter ausgeführt hat:

- Aktivitäten zur Aufrechterhaltung des Settings und zur Rückführung abweichender Aktivitäten auf die Normalform des Ablaufs der 3 Programme. Sind die Gruppenmitglieder genügend einsozialisiert und verläuft die Arbeit erfolgreich in dem Sinne, dass sich die Strukturen des Systems in der Arbeit deutlich abbilden, dann können die Gruppenmitglieder einen Teil der Funktionen des Repräsentanten des Systems, des Leiters, übernehmen (vgl. dazu Giesecke & Rappe-Giesecke, 1983b, S. 117).

Es fällt bei der nachfolgenden Beschreibung der Aktivitäten des Leiters auf, dass sie ungleich länger und differenzierter als die Aktivitäten der Gruppenmitglieder sind. Das liegt u. a. daran, dass der Leiter als Repräsentant des Systems mehr zur Etablierung und Aufrechterhaltung des Settings tun muss als die SupervisandInnen, was zur Folge hat, dass man seinen Blick auf die System-schaffenden und -strukturierenden Aktivitäten des Leiters richtet, wenn man die Systemstrukturen untersuchen will.

3.2.2 Wesentliche Aktivitäten des Supervisors

Organisation des Settings

Der 1. Typus von Aktivität ist die Organisation des Settings der Supervision.[1] Diese Aktivität umfasst die Selektion der Teilnehmer und die Selbstselektion des Leiters, die Festlegung von Zeit, Dauer, Häufigkeit der Sitzungen, die Regelung der Bezahlung und die Grenzziehung zu anderen Systemen, z. B. zur Organisation, der ein Team angehört. Diese Regelungen werden meist schriftlich fixiert, können aber auch in Form von Maximen den Gruppenmitgliedern gegeben werden. Im Folgenden veranschaulicht ein Beispiel aus einem mündlichen Kontrakt über eine Fallsupervision ein mögliches Vorgehen:

Praxisbezug

»Unsere Balint-/Supervisionsgruppe wird sich von nun an regelmäßig an einem bestimmten Wochentag, zu einer bestimmten Uhrzeit für eine bestimmte Dauer treffen. Zu unserer Gruppe gehören die folgenden Teilnehmer, die sich verpflichtet haben, in der verabredeten Weise ihr Honorar an mich zu entrichten. Pünktlichkeit und regelmäßiges Erscheinen sind selbstverständlich. Sollte ein Teilnehmer verhindert sein, so haben wir – bezüglich des Honorars – folgende Regelungen vereinbart …« (Giesecke & Rappe-Giesecke, 1983b, S. 109 f).

»Unsere Gruppe wird voraussichtlich 3 Jahre dauern. Es wäre gut, wenn wir für diesen Zeitraum zusammen bleiben können. Neue Teilnehmer sollen nicht mehr aufgenommen werden. Gegenüber Dritten werden wir über die in der Gruppe besprochenen Fälle Verschwiegenheit bewahren. Es hat sich zudem als vorteilhaft herausgestellt, wenn die Teilnehmer nicht außerhalb der Gruppensituation untereinander über Themen sprechen, die Gegenstand der Gruppenarbeit waren, sind oder werden sollen« (Giesecke & Rappe-Giesecke, 1983b, S. 111).

Handelt es sich um eine Teamsupervision, werden entsprechend den jeweiligen Gegebenheiten noch Festlegungen über die Grenzziehung zu den angren-

1 Zum Setting vgl. Kap. 6. Zu den Aufgaben des Leiters vgl. auch Giesecke & Rappe-Giesecke (1997, Kap. 6.1).

3

zenden Organisationen im Kontrakt enthalten sein müssen. Legt sich die Gruppe auf das Programm Institutionsanalyse fest, dann werden die Abmachungen entsprechend modifiziert werden müssen. Der Leiter kann die Festlegung auf ein Programm nicht allein treffen, dies muss zwischen ihm und der Gruppe ausgehandelt werden. Aber er kann die Voraussetzung schaffen, dass sich die Gruppe für ein Programm entscheiden kann, indem er sie über das Vorgehen, die Ziele und Themen informiert, die mit den verschiedenen Programmen verbunden sind, und er kann der Gruppe anbieten, eine Vorphase vor die Supervision zu schieben, die der Problemdiagnose, in der man gemeinsam ein bearbeitungsfähiges Problem rekonstruiert. Die Festlegung auf das Programm der Fallarbeit kann z. B. so aussehen:

Praxisbezug

»Der Gegenstand unserer Arbeit soll die Erzählung eines Teilnehmers über Vorgänge und Beziehungen sein, die ihm in Ausübung seiner beruflichen Tätigkeit als problematisch aufgefallen sind und die er noch nicht gut verarbeitet hat. Ausgangspunkt werden also Erlebnisse aus persönlichen Beziehungen zu Patienten, Klienten, Mitarbeitern, Kollegen, Vorgesetzten und Untergebenen sein. Über diese Erlebnisse wollen wir sprechen und sehen, ob wir sie verstehen und wie sie auf uns wirken. Wie wir dabei im Einzelnen vorgehen, wollen wir offen lassen und lieber nach getaner Arbeit noch einmal unser Vorgehen in der einzelnen Sitzung anschauen. Ich werde Ihnen als psychoanalytisch ausgebildeter Gruppenleiter behilflich sein, eine Arbeitsform zu finden und auftauchende Verständigungsprobleme zu lösen. Vertrauen wird sich herstellen, wenn Sie merken, dass und wie ich und Ihre Kollegen Ihre vorgetragenen Probleme verstehen« (Giesecke & Rappe-Giesecke, 1983b, S. 110).

In diesem Modell von Gruppensupervision gibt es die Möglichkeit sich auf alle 3 Programme innerhalb einer Supervision festzulegen. Ist dies der Fall, dann müssen Maximen über den Wechsel zwischen den Programmen in den Kontrakt mit aufgenommen werden sowie natürlich Maximen über das Vorgehen in den beiden anderen Programmen analog zu der Maxime für die Fallbearbeitung:

Praxisbezug

Wenn wir alle den Eindruck haben, dass unsere Bearbeitung von Fällen durch Probleme gestört wird, die wir hier als Gruppe miteinander haben, und wenn wir den Eindruck haben, dass bei der Analyse von institutionellen Problemen sich Schwierigkeiten zeigen, die darauf hindeuten, dass persönliche Beziehungen oder Eigenarten der Einzelnen eine rationale Klärung verhindern, werden wir mit Hilfe der Selbstthematisierung im 3. Programm versuchen, diese Probleme zu klären. Wir werden uns den Vorgängen in der Gruppe zuwenden und versuchen, die emotionalen und rationalen Aspekte dieser Probleme selbstreflexiv zu klären. Dabei werde ich Ihnen mit meinen Kenntnissen über die Dynamik und die Prozesse in Gruppen behilflich sein.

Die folgende Maxime gilt für Gruppen, die sich für beide Programme entschieden haben, aber mit Fallarbeit beginnen wollen:

Praxisbezug

Da wir bei der Analyse der Probleme, die eine Supervision erforderlich machen, darauf gestoßen sind, dass es Probleme im Team gibt, die struktureller Natur sind, werden wir im Laufe des Gruppenprozesses, wenn es uns notwendig erscheint, diese Probleme zum Gegenstand der Arbeit machen. Sei es, weil in der Fallarbeit deutlich wird, dass bestimmte institutionelle Gegebenheiten sich störend auf die Beziehungen zu den Klienten auswirken, sei es, dass ein aktuelles Problem entsteht oder sei es, dass wir uns entschließen, das Problem, das wir in der Vorphase rekonstruiert haben, anzugehen. Wir werden unsere Aufmerksamkeit dann auf die Differenzen zwischen der institutionellen Realität und den Veränderungswünschen und den eigenen Einschätzungen dieser Realität lenken.

Gruppen, die sich auf die Kombination von Institutionsanalyse und Selbstthematisierung festgelegt haben, müsste der Supervisor folgende Maxime mitteilen:

Praxisbezug

Da wir im Laufe der Problemdiagnosephase festgestellt haben, dass es im Team Probleme struktureller Natur gibt, und wir uns darauf geeinigt haben, das folgende Problem in der Supervision zu bearbeiten ... werden wir unsere Aufmerksamkeit auf die Differenzen zwischen der institutionellen Realität und den Veränderungswünschen und eigenen Einschätzungen lenken. Falls dabei Probleme auftreten, die nicht sachlich und rational begründet und deshalb auch nicht auf diese Weise zu lösen sind, sondern auf Eigenarten der Gruppe oder einzelner Mitglieder zurückgehen, werden wir die Institutionsanalyse verlassen und uns selbstreflexiv und direkt diesen emotionalen Problemen zuwenden.

Interventionen zur Aufrechterhaltung des Settings

Der 2. Typus von Aktivitäten des Leiters sind Interventionen, die der Aufrechterhaltung des Settings dienen. Zu Beginn des Gruppenprozesses findet man solche Interventionen häufiger, da die SupervisandInnen die Strukturen des Systems und den Ablauf der Arbeit noch nicht gut kennen. Dieser Typus von Intervention wird dann wieder nötig, wenn Krisen entstehen, die sich in Abweichungen vom Setting und vom Arbeitsablauf äußern. Ursache für diese Krisen, die sich in Settingabweichungen äußern, können Widerstände gegen die Veränderung durch die Supervision sein oder Lernbarrieren, wie sie Rosin (1981) beschreibt. Wir haben diese Aufgabe des Supervisors, auf die Einhaltung des Settings zu achten – anders formuliert: die wesentlichen Strukturen des Systems zu erhalten – an anderer Stelle so charakterisiert:

»Wir haben die Hypothese, dass der Gruppenleiter das Geschehen in der Balint-Gruppe gerade dadurch bestimmt, dass er immer wieder die gleichen situativen Bedingungen herstellt und den Teilnehmern die Aufgabenstellung deutlich macht. Auf die Art und Weise, wie die Gruppenmitglieder diese Aufgaben für sich definieren und wie sie sie lösen, scheint er direkt, z. B. durch Handlungsvorschriften, keinen Einfluss zu nehmen. Er ist »gesetzgeberisch« nur im Hinblick auf die Aufgabenstellung und die situativen Randbedingungen, nicht aber hinsichtlich der Lösungswege, die durch die Gruppenteilnehmer beschritten werden« (Giesecke & Rappe, 1982, S. 231).

Beispiele für solche Interventionen wären z. B. der Hinweis auf im Kontrakt vereinbarte Themen der Supervision und die Aufforderung an die Gruppe, sich an diese Vereinbarung zu halten, wenn sich die Gruppe mit anderen Problemen zu beschäftigen beginnt, die nicht Gegenstand des Kontrakts sind.

Regulation von Abweichungen von der Normalform des Ablaufs und die Anleitung zur Selbstregulation von Krisen

Damit wird der 3. Typus von Aktivitäten des Supervisors (vgl. Rappe-Giesecke, 1983b) beschrieben. Hier geht es nicht um Abweichungen struktureller Natur, die die Rahmenbedingungen der Arbeit betreffen, sondern um Abweichungen von erwartbaren Beiträgen zu Arbeitsaufgaben in den einzelnen Phasen des Ablaufs der Programme. Der Leiter reguliert diese Abweichungen, indem er auf die anstehende Arbeitsaufgabe hinweist und diese Korrekturversuche ggf. wiederholt, wenn erneut Abweichungen auftreten. Weicht die Gruppe trotz mehrmaliger Korrekturversuche immer wieder von der anstehenden Aufgabe ab, so wird man in Rechnung stellen müssen, dass emotionale und vielleicht auch unbewusste Vorgänge den Fortgang der Arbeit behindern. Sind diese Abweichungen so schwerwiegend, dass der Erfolg der Arbeit in dieser Sitzung in Frage gestellt ist, dann sollte der Leiter vorschlagen, auf ein »Krisenbearbeitungsschema« umzuschalten. In diesem Modell erfüllt das Programm Selbstthematisierung diese Funktion, im Programm der Fallarbeit gibt es zusätzlich noch die Möglichkeit, Krisen mit Hilfe des Inszenierungsmodells zu bearbeiten (► Kap. 5.2, Abschn. »Ablauf der Inszenierung des Falls«). Dass ein Wechsel der Programme von der ganzen Gruppe ratifiziert werden muss, ist sicher einleuchtend, der Leiter kann den Wechsel lediglich vorschlagen und protegieren.

Steuerung des Wechsels zwischen den Programmen

Die Steuerung des Wechsels zwischen den Programmen ist, wie eben angedeutet, Aufgabe des Supervisors und der 4. Typus von Aktivitäten des Leiters. Der Wechsel zwischen den Programmen ist ein Teil der Selbststeuerung des Systems. Der Leiter als Repräsentant des Systems hat die Aufgabe, diesen Wechsel zu steuern und zu überwachen, gelegentlich wird er ihn auch initiieren, wie z. B. beim Auftauchen von Krisen.

Der Wechsel von den Programmen der Fallarbeit und der Institutionsanalyse zur Selbstthematisierung verläuft nach dem gleichen, eben schon beschriebenen Muster. Es müssen nicht korrigierbare Abweichungen gehäuft auftreten, die den Erfolg der Sitzung in Frage stellen. Außerdem scheinen die Gruppenmitglieder aufgrund emotionaler Blockaden nicht in der Lage zu sein, die erforderlichen Standpunkte, die ja immer eine gewisse Distanz zur eigenen Person voraussetzen, einzunehmen. Der Leiter kann vorschlagen, diese Arbeits- und Lernblockaden innerhalb des Programms Selbstthematisierung zu bearbeiten. Er muss darauf achten, dass der Wechsel von der gesamten Gruppe mitgetragen wird. Möglich ist, dass es eine Weile dauert, bis alle den Wechsel ratifiziert haben, was zu einer enorm langen Aushandlung zu Beginn der Selbstthematisierung führen kann. Es kann auch vorkommen, dass sich die Arbeit nach dem Ablaufschema der Selbstthematisierung und Einforderungen von Ratifizierungen des Wechsels, verbunden mit Argumentationen über den Sinn des Wechsels, eine gewisse Zeit aneinander reihen. Wesentlich ist aber, dass der Supervisor darauf achtet, dass letztlich alle Gruppenmitglieder an der Selbstthematisierung teilnehmen.[2]

Der Wechsel von Fallarbeit zu Institutionsanalyse oder umgekehrt erfordert eine deutlich markierte Aushandlungsphase, die vom üblichen Ablauf der Sitzungen abgehoben wird. Einen Wechsel innerhalb einer Sitzung vorzunehmen, wie es von den beiden Programmen zur Selbstthematisierung durchaus möglich ist, halte ich für ausgeschlossen. In der Aushandlung wird der Supervisor vom Standpunkt des Repräsentanten des Systems aus auf die vereinbarten Modalitäten des Wechsels hinweisen und auch versuchen, mit der Gruppe gemeinsam abzuklären, ob ein Wechsel für die Erreichung der im Kontrakt festgelegten Ziele der Supervision funktional oder dysfunktional zu diesem Zeitpunkt erscheint.

Der Leiter wird auch hier wieder darauf achten müssen, dass diese Entscheidung kollektiv ratifiziert wird, und eine klare Grenze zwischen den beiden Programmen ziehen müssen, damit es nicht zu einem beständigen Wechsel kommen kann oder zu einer unklaren Situation, weil nicht alle den Wechsel ratifiziert haben. Das Umschalten zwischen den Programmen ist eine prekäre Stelle im Ablauf der Supervision, die leicht in den Dienst der Lernbarrieren und Widerstände der Gruppe gegen die Veränderung durch die Supervision treten kann.

Klärung der Psychodynamik der Professional-Klient-Beziehungen im Rahmen der Fallarbeit

Damit wird der 5. Typus der Aktivitäten des Leiters beschrieben. Verläuft eine Fallbearbeitung nach der Normalform, braucht der Leiter erst gegen Ende der Sitzung diesen Typus von Aktivität einzubringen. Hat die Gruppe das Erleben und Verhalten der beteiligten Personen geklärt und ist das Thema des Falls rekonstruiert, dann ist es die Aufgabe des Supervisors, sein psychoanalytisches Wissen über menschliche Beziehungen und sein Verständnis der geschilderten Beziehung der Bearbeitung hinzuzufügen. In der psychoanalytisch orientierten Fallsupervision geht es darum, das der Beziehung zwischen Professional und Klient zugrunde liegende, den Beteiligten meist unbewusste Beziehungsmuster zu finden. Man stützt sich dabei auf die psychoanalytischen Konzepte der »Wiederholung« und »Übertragung« und führt die aktuellen Beziehungen auf solche der frühkindlichen Familiensituation zurück. Zu diesen Mustern gehören immer spezifische konstitutive Probleme und Affekte, wie sie z. B. bei Sandner (Tab. 2.2) aufgeführt werden. Man geht davon aus, dass der Professional dazu neigt, diese ihm unbewussten Muster auch in den beruflichen Beziehungen wieder zu etablieren, und dass sein Klient ebenfalls versucht, seine Muster zur Strukturierung der Beziehung durchzusetzen. Die

2 Ich habe eine solche lange und komplizierte Aushandlungsphase in einer Balint-Gruppe als Fallbeispiel 1986 dargestellt.

Probleme, die der Professional nun in die Supervision einbringt, versucht man als Folge dieses Zusammentreffens von unbewussten Vorgängen bei den Beteiligten zu verstehen. Der Leiter teilt seine Erkenntnisse über das Beziehungsmuster dem Erzähler und der Gruppe, soweit er es für angemessen hält, mit. Dabei orientiert er sich am Stand des Gruppenprozesses und an der »psychischen Konstitution« des Falleinbringers. Die folgenden Beiträge des Supervisors innerhalb des Ablaufs der Fallbearbeitung dienen dazu, die Gruppe mit seinem Verständnis der Psychodynamik der Professional-Klient-Beziehung vertraut zu machen (◘ Tab. 5.6):

- Zusammenfassen der ausgehandelten Problematik der Erzählung,
- Formulieren von Maximen für professionelles Handeln,
- Kommentar zu den geschilderten Problemen aus psychoanalytischer Sicht,
- Kommentieren der Arbeit der Gruppe/ Andeuten des unbewussten Themas der Sitzung/ der Funktion der Sitzung für den historischen Gruppenprozess.[3]

In der letzten Aktivität stellt der Leiter einen Zusammenhang zwischen dem Thema des Falls und dem Thema des Gruppenprozesses, wie er sich bei der Bearbeitung des Falls entwickelt hat, her. Die gleiche Aufgabe hat er, wenn es zur Spiegelung des Falls in der Gruppe kommt. In der Phase 3 »Inszenierung des Falls« rekonstruiert er, wie sich das Gruppengeschehen als unbewusste Wiederholung der im Fall geschilderten Beziehungen und deren Problemen verstehen lässt (▶ Kap. 5.2, Abschn. »Ablauf der Inszenierung des Falls«). Die Gruppe konnte über das Geschehen nicht auf der sprachlich-begrifflichen Ebene kommunizieren, sondern nur durch unbewusste Identifikation mit den Figuren der Erzählung und dem Nachspielen von deren Problemen in der Supervisionsgruppe. Wird die Inszenierung, die im besten Fall nahezu in jeder Sitzung zu finden sein wird, so massiv, dass der normale Ablauf gestört ist, dann wird die Deutung dieser Zusammenhänge schon früher erfolgen, ansonsten bei relativ unauffällig bleibenden Identifizierungen erst in Phase 4.5 des Ablaufs.

Klärung der Gruppendynamik im Programm Selbstthematisierung

Beim 6. Typus von Leiteraktivitäten handelt es sich um die Klärung der Gruppendynamik im Programm Selbstthematisierung. Hier greift der Leiter auf seine Erfahrungen mit der unbewussten Dynamik von Gruppen und mit Phasen von Gruppenprozessen zurück, um die die Arbeitsfähigkeit der Gruppe störenden unbewussten Beziehungsmuster zu erkennen und in geeigneter Form zu thematisieren. Die Aufgabe des Leiters besteht auch darin, den Zusammenhang zwischen der gruppendynamischen Situation und dem Thema des Falls, den man nicht bearbeiten konnte bzw. dem Thema der Institutionsanalyse, das nicht hinreichend geklärt werden konnte, zu beleuchten. Er wird also die Bedeutung der Abweichung vom normalen Ablauf in einem der beiden anderen Programme mit Hilfe der Ergebnisse der Thematisierung der gruppendynamischen Situation interpretieren und damit die Voraussetzung schaffen, an der Stelle störungsfrei weiterarbeiten zu können, an der man vom Ablauf abgewichen ist. Hat man die Bedeutung der Störung verstanden, kann man diese zusätzlichen Informationen über die emotionale Situation, in der sich die Gruppe befand, als sie nicht mehr arbeitsfähig war, zum Verstehen des Problems nutzen, das die Störung verursachte.

Analyse der Differenz zwischen Selbstbeschreibung und institutioneller Wirklichkeit

Damit ist der 7. und letzte Typus von Leiteraktivitäten gemeint. Eine Möglichkeit, diese Differenz zu klären, ist es, die Spiegelung der institutionellen Strukturen in der Supervision zu deuten und diese Strukturen mit den ideologischen Selbstbeschreibungen zu kontrastieren. Die andere Möglichkeit, die der Leiter hat, ist es, Verfahren anzubieten, die eine Analyse des Ist-Zustandes ermöglichen, so z. B. eine Datensammlung und -auswertung zu initiieren und den Gruppenmitgliedern Verfahren

3 Beispiele für diese Leiterinterventionen aus Transkriptionen von Balint-Gruppensitzungen finden sich in Giesecke & Rappe-Giesecke (1997, Kap. 6.1).

der Selbstregulation und Selbstanalyse zu vermitteln (Tab. 5.4).

3.3 Beziehungen zwischen den Rollen

Es gibt 2 Typen von Beziehungen, die zwischen den Gruppenmitgliedern und dem Supervisor sowie die zwischen den Gruppenmitgliedern untereinander. Diese Beziehungen lassen sich differenzieren in symmetrische und asymmetrische Beziehungen, in komplementäre und nichtkomplementäre. Innerhalb der 3 Programme entwickeln sich noch jeweils spezifische Formen von Asymmetrien, Symmetrien, Komplementaritäten und Nichtkomplementaritäten. Alle diese Formen existieren nebeneinander.

Für beide Rollen gilt, die Spannung, die daraus entsteht, halten zu lernen und sie nicht vorschnell zu reduzieren zugunsten scheinbar einfacherer Lösungen.

3.3.1 Die Beziehungen zwischen Supervisor und Supervisand

Eine Asymmetrie in der Beziehung zwischen Supervisor und SupervisandInnen besteht darin, dass der Supervisor der Repräsentant des Systems ist und die SupervisandInnen in dieser Beziehung als Elemente des Systems emergieren. Diese Asymmetrie sieht so aus: Im Normalfall kennt der Supervisor zu Beginn der Supervision als Einziger das System und ist in der Lage, den SupervisandInnen die Struktur des Systems zu zeigen. Er ist verantwortlich dafür, diejenigen Rahmenbedingungen zu schaffen, unter denen die Supervision einen erfolgreichen Verlauf zu nehmen verspricht. Die SupervisandInnen können diese Bedingungen nicht kennen und müssen auch erst langsam in die Abläufe einsozialisiert werden. Im Laufe der Zeit kann sich diese Asymmetrie verringern: Die SupervisandInnen kennen mit der Zeit die Strukturen und können zur Selbstregulation des Systems beitragen, was zunächst nur eine Funktion des Supervisors sein kann. Die grundsätzliche Asymmetrie verschwindet jedoch nie ganz, denn der Supervisor bleibt der Repräsentant des Systems.

Eine symmetrische Beziehung besteht zwischen ihnen als »Geschäftspartner«, die einen Vertrag über eine zu erbringende Dienstleistung schließen. Beide Geschäftspartner gehen Pflichten ein und haben Rechte gegenüber dem anderen.

Am deutlichsten wird, dass beide, SupervisandInnen und Supervisor, auch Elemente des Systems sind und zwischen ihnen eine in diesem Sinne egalitäre Beziehung besteht, wenn man sich ansieht, wie im Programm Selbstthematisierung alle als Problembeteiligte, als Elemente des psychischen Systems Kleingruppe typisiert werden und man untersucht, wer welchen Beitrag zum Problem der Gruppe »geleistet« hat. Eine Bearbeitung des Gruppenproblems ist erst dann vollständig, wenn auch die Beziehung zwischen Gruppenmitgliedern und Leiter reflektiert worden ist und wenn er vom Standpunkt des Elements der Gruppe aus seine Sicht der Dinge geschildert hat (vgl. dazu auch Rappe-Giesecke, 1986, S. 35). Die Gleichheit zwischen Supervisor und Supervisand als Elemente eines Systems lässt sich auch darin begründen, dass das System, sobald es einmal etabliert ist, beiden gegenüber als eine soziale Macht auftritt und auch der Supervisor sich an die Regeln halten muss, auch wenn er sie zuvor selbst gesetzt hat.

Neben diesen beiden Beziehungen gibt es noch eine dritte, die unabhängig von den 3 Programmen ist: Der Supervisand sucht als Lernender den Rat und die Hilfe eines Fachmanns, des Supervisors, der aufgrund seiner professionellen Kompetenz in der Lage ist, Rat und Hilfe zu geben, aber auch als Lehrender auftritt.

Wie sieht nun diese Asymmetrie aus, die sich wesentlich von den üblichen Fachmann-Laie- oder Lehrer-Schüler-Beziehungen unterscheiden soll? Balint hat diese neue Qualität des Lehrens in der Supervision sehr gut und eingehend beschrieben, und ich möchte die wichtigsten Charakterisierungen des Verhältnisses zwischen Supervisor und Supervisand, in diesem Fall zwischen Balint-Gruppenleiter und Ärzten aus einer früheren Zusammenstellung seiner Äußerungen zitieren:

»Schulische Instruktionen sind sowohl hinsichtlich des Ziels als auch hinsichtlich der Rollenbeziehungen und der Wege der Erkenntnisgewinnung das genaue Gegenteil der »Training-cum-research-Gruppen« und auch der von uns untersuchten Balint-Gruppen: Deren Ziel ist genau nicht die Vermittlung von fertigem, d. h. sozial ausgearbeitetem Wissen über die Welt, noch die Kontrolle der fachlichen Kompetenz der Teilnehmer« (Balint, 1955, S. 372).

»Entsprechend ist der Gruppenleiter im Gegensatz zum Lehrer nicht Experte und/oder Kontrolleur und das Gruppenmitglied nicht Laie und/oder Kontrollierter. Die Gruppenteilnehmer werden als selbstverantwortliche Fachleute typisiert, denen der Leiter nur Hilfe zur Selbsthilfe geben kann und in dieser Funktion unterscheidet er sich nicht von den Aufgaben der Gruppenteilnehmer (Balint, 1968, S. 128). Der einzige Unterschied, den Balint zwischen sich und den Teilnehmern seiner Gruppe gelten lassen will, beruht auf seiner Vertrautheit mit dem Unbewussten und dem Phänomen der Übertragung, also auf seiner spezifischen psychoanalytischen Ausbildung (Balint, 1968, S. 131). Aber diese Kompetenz wird von ihm nicht thematisiert oder als Lehrstoff aufbereitet und angeboten« (Giesecke & Rappe-Giesecke, 1983b, S. 115).

»Der Leiter ist nicht Kraft seiner Rolle Leiter, wie in anderen Institutionen, sondern er muss von der Gruppe »gewählt« werden. Er macht durch seine Art der Wahrnehmung und des Zuhörens und durch seine Reaktionen auf die Gruppenmitglieder die Haltung deutlich, die er lehren will, er lehrt also durch sein Beispiel« (Balint, 1976, S. 409). Balint plädiert für eine gleichberechtigte Beziehung, in der das »Mehrwissen in bestimmten Hinsichten bei Wenigerwissen auf anderen Gebieten die Art unserer Beteiligung determiniert« (Balint, 1968, S. 130; Giesecke & Rappe, 1982, S. 283).

Das Ziel der Arbeit in den Gruppen, welches ganz wesentlich die Typik der Beziehungen zwischen dem Gruppenleiter und den Teilnehmern bestimmt, soll nicht die Vermittlung von Wissen über die Welt, sondern »eine begrenzte, jedoch wesentliche Umstellung in der Persönlichkeit des Teilnehmers sein«, wie Balint an einer Stelle formuliert (Balint, 1968, S. 135).

Die Teilnehmer sind nämlich nicht darauf angewiesen, dass der Gruppenleiter das Material zur Verfügung stellt, an dem sie arbeiten sollen, sondern sie können dieses Material selbst produzieren. In der Schule ist es demgegenüber immer der Lehrer, der letztlich bestimmt (und abfragt), welches Material präsentiert und welches Wissen angeeignet werden soll.

Abweichungen vom normalen Lehrbetrieb und »Fehler« in der fachlichen Arbeit werden in Instruktionssituationen als Störfaktor behandelt und vom Lehrer mehr oder weniger rigide korrigiert.

»In Balint-Gruppen werden Störungen als Lernhilfen behandelt, um deren Verständnis man sich besonders intensiv bemühen soll. Sie sind nichts Überflüssiges, sondern ein unentbehrliches Erkenntnisinstrument (Balint, 1976, S. 406 f).« (Giesecke & Rappe-Giesecke, 1983b, S. 1, S. 5 f).

Diese Charakterisierung, die Balint für die Beziehung zwischen Supervisor und SupervisandInnen im Rahmen der Fallarbeit gegeben hat, sollte auch für dieses Modell von Supervision gelten und lediglich um einige Aspekte ergänzt werden.

Da es neben der Veränderung der professionsabhängigen Ich-Identität auch um Veränderungen der Selbstbeschreibung einer Institution gehen soll, muss der Supervisor neben seinem psychoanalytischen Wissen über Beziehungen auch Wissen über die Funktionsweisen und die typischen Probleme von Institutionen mitbringen und Verfahrensweisen der Organisationsentwicklung kennen. Außerdem sollte er mit der systemtheoretischen Sichtweise vertraut sein, um die institutionellen Prozesse und die Prozesse in der Supervision nicht zu weit in ihrer Komplexität reduzieren zu müssen, sei es auf dyadische Beziehungen, sei es auf Familienmodelle. Die Gruppenmitglieder werden in diesem Modell auch noch als Fachleute für institutionelle Probleme betrachtet, deren Potenziale zur Lösung ihrer Schwierigkeiten vom Supervisor aktiviert und erweitert werden.

Im Folgenden wird dargestellt, wie sich die Beziehungen zwischen Supervisor und SupervisandInnen in den einzelnen Programmen konstellieren.

Beziehung zwischen Supervisor und Supervisand im Programm Fallarbeit

Bei der Bearbeitung von Fällen aus dem professionellen Alltag der SupervisandInnen typisiert sich der Leiter als Experte für die Psychodynamik menschlicher Beziehungen. Die Gruppenmitglieder werden als kompetent und selbstverantwortlich arbeitende Mitglieder einer Profession typisiert, die ihr professionelles Handeln durch den Erwerb von Erkenntnissen über eben jene Psychodynamik erweitern wollen. Dass diese Lehr- und Lernbeziehung nicht den üblichen Wissensvermittlungen entspricht, wurde weiter oben erläutert.

Je nachdem, welcher Profession der Supervisor angehört, ergeben sich hier unterschiedliche Beziehungen zu den SupervisandInnen. Übt er eine andere Profession als die Gruppenmitglieder aus, müssen einerseits in der Gruppe zusätzliche Anstrengungen unternommen werden, ihn mit den Spezifika und Methoden der Profession der SupervisandInnen vertraut zu machen. Andererseits hat diese Fremdheit den Vorteil, dass er die »professionellen Paradoxien« und die »Mythen der Profession« besser erkennen kann (vgl. dazu Eicke, 1983, S. 11; Gosling, 1979, Gosling beschreibt die bewussten und unbewussten Seiten der Sozialisierung in eine professionelle Rolle am Beispiel der Medizinerausbildung). Gehört er der gleichen Profession wie die SupervisandInnen an, kennt er die Arbeitsweisen und Probleme sowie die üblichen Selbsttypisierungen der Professionellen und braucht nicht darin eingeweiht zu werden. Allerdings entsteht dann die Gefahr, dass er als erfahrener Experte und »Meister« typisiert wird oder sich selbst so typisiert. Die Beziehung, die sich dann entwickelt, entspricht der zwischen einem Praxisanleiter und jungen, weniger erfahrenen Kollegen. Die für die Supervision im Gegensatz zur Praxisanleitung spezifische Distanz des Supervisors zu den Methoden und Techniken einer Profession würde dann verloren gehen.

Ist die Supervisionsgruppe professionell inhomogen zusammengesetzt, bekommt die Professionszugehörigkeit des Supervisors noch eine zusätzliche Bedeutung für die Beziehungen zwischen Gruppenmitgliedern und Leiter. Es entwickelt sich dann eine Asymmetrie in den Beziehungen zu den SupervisandInnen, die einer anderen Profession angehören als der Supervisor, und es entsteht eine eher symmetrische Beziehung zu den Gruppenmitgliedern, die seiner Profession angehören. Diese Symmetrie birgt die Gefahr, die »blinden Flecken« dieser SupervisandInnen weniger gut erkennen zu können wie die der anderen Professionen. Die Verringerung der Asymmetrie auf der einen und die Herstellung einer konstruktiven Distanz auf der anderen Seite wird einige zusätzliche Aufmerksamkeit auf beiden Seiten erfordern.

Beziehung zwischen Supervisor und Supervisand im Programm Selbstthematisierung

Im Programm Selbstthematisierung konstelliert sich diese Beziehung folgendermaßen: Gruppenleiter und Teilnehmer sind Teile einer selbstanalytischen Gruppe und insofern gleich, als sie alle über ihren Anteil am Gruppenproblem reflektieren sollen. Nicht gleich sind sie hinsichtlich des Wissens um gruppendynamische und unbewusste Vorgänge und hinsichtlich der »Kunst« des Leiters, aus diesem System aussteigen zu können und sich selbst als Teil dieses Systems von einem außenstehenden Standpunkt analysieren zu können. Die Ungleichheit schließt nicht aus, dass die Gruppenmitglieder sich im Laufe der Zeit mit dieser Fähigkeit des Leiters identifizieren und diese »Kunst« erlernen. So ist z. B. das »Erkennen von Spiegelungsphänomenen« ein Ergebnis längerer Gruppenerfahrung, das auch im beruflichen Alltag nützlich sein kann, weil sich oft die behandelten Probleme in der Arbeitssituation widerspiegeln.

Beziehung zwischen Supervisor und Supervisand im Programm der Institutionsanalyse

Die Beziehungen, die sich im Rahmen der Institutionsanalyse konstituieren, sind die Folgenden: Die SupervisandInnen treten hier als Mitglieder einer Institution mit ihren Rollen und ihrem formalen Status auf. Der Supervisor, der nicht Teil dieser Institution ist, betrachtet aus der Distanz eines Beobachters die Strukturen der Institution und kann diese analysieren, während den SupervisandInnen aufgrund ihrer Involviertheit diese Distanz meist fehlt. Hingegen kennen sie die Institution weitaus besser als der Supervisor und treten deshalb häufig als Informanten auf.

Anders stellt sich jedoch diese Beziehung dar, wenn man die Möglichkeit in Betracht zieht, dass sich die Strukturen der Institution in der Supervision widerspiegeln und deren eigene Strukturen überlagern. Dann ist auch der Supervisor involviert, denn ihm und der Supervision wird im »Spiel der Institution« eine Position zugewiesen, die, zunächst jedenfalls, weder ihm noch der Gruppe bewusstseinsmäßig zugänglich ist (der zugegebenermaßen sehr metaphorische Begriff, den ich aber für sehr anschaulich halte, stammt von Selvini-Palazzoli et al., 1984, S. 201). Ihm bleibt nichts anderes übrig, als diese Position zu übernehmen und sie auch auf eine bestimmte Weise aktiv auszufüllen, bis er sie erkennen und seine Funktion für das »Spiel der Institution« benennen kann.[4] Daneben wird er seine Aufmerksamkeit darauf richten, welche institutionellen Strukturen sich in der Supervision spiegeln, indem er die Veränderungen des Settings der Supervision genau betrachtet. Diese 2. Beziehung ist eine zwischen den Mitspielern einer Inszenierung, die jenen genauso wenig bewusst ist wie die Tatsache, dass sie im »Spiel der Institution« eine Rolle spielen.

Diese Beziehung, die vermutlich immer neben der Arbeitsbeziehung zwischen Supervisor und Team besteht, muss im Laufe des Supervisionsprozesses unter Anleitung des Supervisors erkannt und analysiert werden.

So wie bei der Fallarbeit die Profession des Supervisors eine Rolle spielt, so spielt bei der Analyse institutioneller Zusammenhänge der berufliche Status des Supervisors eine Rolle. Es ist von Bedeutung, ob er ein freiberuflich arbeitender Berater ist, eine Funktion im Stab der Organisation hat, der das Team angehört, hierarchisch gesehen höher steht als die Teammitglieder, oder ob er etwa gleichen Status oder sogar einen niedrigeren hat. Selvini-Palazzoli weist darauf hin, dass selbst freiberuflich arbeitende Berater in die Hierarchie eines Betriebs eingeordnet werden, auch wenn ihnen selbst dieses Denken sehr fern liegt (Selvini-Palazzoli et al., 1984, S. 242 f). Sie hält es deshalb für wesentlich, dass der Berater die Hierarchie des Betriebes gut analysiert, wobei es nicht nur um die formelle Machtverteilung geht, sondern auch um informelle Einfluss- und Machtstrukturen. Kennt er seine Einordnung in diese Hierarchie und erscheint sie ihm für seine Beratung dysfunktional, wird er daran arbeiten müssen, einen anderen Platz darin zu bekommen.[5] Auf jeden Fall kann er sich nicht außerhalb dieser Hierarchie bewegen und sollte sich bei seinen Interventionen auch an die »hierarchischen Bahnen« halten (Selvini-Palazzoli et al., 1984, S. 243).

Praxisbezug

Die SupervisandInnen werden an der Frage, welchen Status der Supervisor hat, versuchen abzuhandeln, ob er sich auf eine »Seite schlagen wird«, ob er sich mit den Vorgesetzten, mit dem Team oder sogar nur mit einem Teil des Teams verbünden wird, oder ob er in der Lage ist, sich »allparteilich« zu verhalten, die Interessen des ganzen Teams zu wahren, oder soweit das möglich und nötig ist, die Interessen der gesamten Organisation. »Allparteilichkeit« ist ein Begriff aus der Familientherapie, der darauf hinweist, dass der Therapeut oder Berater in der Lage sein sollte, die Positionen aller Beteiligten einzunehmen (vgl. Stierlin & Rücker-Embden, 1977, S. 45). Ich halte diese Auffassung, die sich von der Überparteilichkeit abgrenzt, für nützlich, denn der Supervisor sollte auch in der Lage sein, die Interessen der Organisation und die des Teams authentisch vertreten zu können. Um einen gewissen Einfluss auf die SupervisandInnen ausüben zu können, sollte der Supervisor, und hier folge ich wieder Selvini-Palazzoli et al. (1984, S. 246), den SupervisandInnen nicht statusmäßig unterlegen sein. Der Supervisor sollte lieber auf ein verlockendes Angebot verzichten, als dann in der Supervision beständig darum kämpfen zu müssen, dass seine Interventionen beachtet und seine Position gestärkt wird, wie immer man zu Statusdenken und zur Hierarchisierung von Beziehungen stehen mag.

---

4 Selvini-Palazzoli weist darauf hin, dass sich vom 1. Kontakt an ein kompliziertes System gegenseitiger Beeinflussungen zwischen Berater und Institution bildet, in dem der Berater nicht nur verstrickt ist, sondern auch ein »aktiver Teilhaber« (Selvini-Palazzoli et al., 1984, S. 220).

5 Sie meint, dass der Berater eine höhere Position haben muss als das Subsystem der Organisation, das er berät (Selvini-Palazzoli et al., 1984, S. 246).

3

3.3.2 Die Beziehungen zwischen den SupervisandInnen

»Wir gehen davon aus, dass soziale Ungleichheiten, die zwischen den Teilnehmern außerhalb der Gruppe in ihrem alltäglichen und professionellen Leben bestehen, auch bis zu einem gewissen Grad für ihre Interaktion innerhalb der Gruppe bedeutsam sind. Natürlich verfügen die Gruppenmitglieder untereinander immer über unterschiedliche Wissensbestände, Erlebnisweisen und Bewertungsperspektiven, durch die Verständigungsprozesse über die einzelnen Themen in der Gruppe beeinflusst werden. Diese Unterschiede sind in gewisser Hinsicht erwünscht. Je mehr Unterschiede es aber in sozialer Hinsicht zwischen den Gruppenteilnehmern außerhalb der Gruppe gibt und je stärker diese Unterschiede formell festgelegt sind, umso mehr Verständigungsprobleme sind von vornherein auch innerhalb der Gruppe zu erwarten« (Giesecke & Rappe-Giesecke, 1983b, S. 122 f).

Mögliche soziale Ungleichheiten in den Beziehungen zwischen den Gruppenmitgliedern zeigt die folgende Übersicht:

Soziale Ungleichheiten in den Beziehungen zwischen den Gruppenmitgliedern

- Zugehörigkeit zu verschiedenen Professionen
- Formelle Statusunterschiede
- Unterschiedlicher Grad an Qualifizierung, Weiterbildung und Berufserfahrung
- Unterschiedliche Einstufung und Bezahlung
- Unterschiedlich lange Zugehörigkeit zu einer Institution
- Private Kontakte zwischen einigen Gruppenmitgliedern
- Zugehörigkeit zu einem im Arbeitsbereich unterrepräsentierten Geschlecht

Diese Ungleichheiten können sich an jeder Stelle des Gruppenprozesses zeigen und die prinzipielle Gleichheit zwischen den SupervisandInnen überlagern. Die gemeinsame Erwartung und Idealisierung, die sich in der Supervision herausbilden sollte, ist die, dass die SupervisandInnen in ihrer Rolle als Gruppenmitglieder gleich sind. Sie haben die gleichen Arbeitsaufgaben zu bewältigen, die gleichen Selbsttypisierungen vorzunehmen und an den gleichen Themen zu arbeiten. Dass es beständig zu Abweichungen von dieser Idealisierung kommt, ist erwartbar. Die sozialen Ungleichheiten, die außerhalb der Supervision existieren, strukturieren auch die Beziehungen in der Gruppe und stellen Asymmetrien zwischen den SupervisandInnen her. In diese Beschreibung sind noch nicht die zusätzlichen Asymmetrien, die sich bei der Fallarbeit mit Teams entwickeln, aufgenommen, z. B. die zwischen »Falleinbringer« und »Fallbetroffenen« und »Nicht-Fallbetroffenen« (▶ Kap. 5.2, 1. »Exkurs«; Gnädinger, 1990, S. 301 f). Die Asymmetrien müssen bei Verständigungsproblemen als Standpunktdifferenzen in Rechnung gestellt und bis zu einem gewissen Grade ausgeglichen werden. Das kann dadurch geschehen, dass die Gruppenmitglieder angehalten werden, ihre wechselseitigen Standpunkte einzunehmen, einen sog. Rollentausch vorzunehmen, um die Differenzen in der Wahrnehmung und dem Erleben von Ereignissen nachvollziehen zu können. Wie viele solcher Asymmetrien eine Supervisionsgruppe verkraften kann, ohne sich ausschließlich mit den aus ihnen resultierenden Verständigungsproblemen zu beschäftigen, ist unklar.

> **Deutlich geworden ist jedoch, dass die Gruppe sich umso stärker mit ihren Arbeitszielen beschäftigen kann, je geringer die Anzahl der sozialen Asymmetrien ist. Je komplexer die interne Struktur, desto mehr Anstrengungen müssen unternommen werden, dieser Komplexität Rechnung zu tragen und Verständigungsprozesse in Gang zu setzen.**

Beziehungen zwischen den SupervisandInnen im Programm Fallarbeit

Im Rahmen der Fallarbeit entwickeln sich folgende Beziehungen zwischen den SupervisandInnen:

»Da der Gegenstand der Gruppenarbeit ein persönliches Interaktionserlebnis (ein Stück biografischer Erfahrung) eines Teilnehmers sein soll, welches die anderen Gruppenmitglieder nicht oder nur teilweise kennen können, herrscht von dem Augenblick an, in dem ein Falleinbringer gefunden ist, eine Asymmetrie zwischen ihm und den übrigen Gruppenmitgliedern und dem Leiter. Die Asymmetrie besteht in Folgendem:

Der Schematräger/Erzähler hat einerseits Wissen über ein Geschehen und seine situativen Umstände, welches andere Gruppenmitglieder nur ausnahmsweise kennen können. In jedem Fall können die übrigen Gruppenmitglieder sein subjektives Erleben dieses Geschehens (und dessen biografische Verarbeitung) nicht kennen.

Die Asymmetrie wird im Wesentlichen durch die Abwicklung der alltagsweltlichen kommunikativen Kooperationsform »Erzählen« (mit einigen interaktionsspezifischen Besonderheiten) überwunden. Nach der Erzählung ist zwar die Asymmetrie zwischen Gruppe und Erzähler im Hinblick auf das Wissen über die Umstände des Erlebnisses, über das Erleben des Erzählers, soweit er es darstellen konnte, und über seine Bewertung der Situation bis zu einem gewissen Grade aufgehoben, aber nun steht eine andere Asymmetrie im Mittelpunkt der Arbeit: Die Gruppe erlebt und bewertet die erzählte Interaktion meist anders als der Erzähler selbst. Die Asymmetrie zwischen dem Erleben und Bewerten der Gruppe einerseits und dem Erleben und Bewerten des Erzählers andererseits muss herausgearbeitet werden und der Reflexion zugänglich gemacht werden. Die unterschiedlichen Standpunkte und Perspektiven müssen wechselseitig einsehbar und in ihrer Bedeutung für den Einzelnen verstehbar werden. Durch das Verstehen der Unterschiede tritt die spezielle Perspektive des Erzählers deutlicher hervor und kann in ihren problematischen Auswirkungen auf das Erleben des Erzählers verstanden werden« (Giesecke & Rappe-Giesecke, 1983b, S. 114 f).

Bei der Reflexion über die Bedeutung des Falls für das professionelle Handeln der SupervisandInnen ist die Asymmetrie zwischen Gruppenmitgliedern und Erzähler endgültig wieder aufgehoben. In der letzten Phase der Bearbeitung »Selbstreflexion des Sitzungsablaufs« reflektiert der Erzähler vom Standpunkt des Gruppenmitglieds aus genau wie alle anderen Gruppenmitglieder auch die Bedeutung dieser Sitzung für den historischen Gruppenprozess (zu den Phasen des Ablaufs der Fallbearbeitung ▶ Kap. 5.2; in der Normalformtabelle – ◘ Tab. 5.3 – werden unter der Kategorie »Interaktive Probleme« die Asymmetrien zwischen den Gruppenmitgliedern detailliert aufgeführt).

Wenn es in der Fallbearbeitungsphase zu »Inszenierungen des Falls« kommt, entwickeln sich weitere asymmetrische Beziehungen zwischen den Gruppenmitgliedern neben der schon beschriebenen Asymmetrie zwischen Erzähler und Gruppe. Es entsteht eine Asymmetrie zwischen den »Spielern«, die in unbewusster Identifikation mit den Personen des erzählten Geschehens deren Position in der Supervisionsgruppe vertreten, und den »Beobachtern«, die sich nicht identifiziert haben und die die Inszenierung von einem distanzierten Standpunkt aus beobachten können (zum Ablauf der Inszenierung des Falls ▶ Kap. 5.2, Abschn. »Ablauf der Inszenierung des Falls«). Diese Asymmetrien werden im Laufe der Bearbeitung der Inszenierung wieder aufgehoben. Am Ende der Inszenierung existiert wieder nur jene zentrale Asymmetrie zwischen Erzähler und Gruppe.

Durch eigene Erfahrungen bei der Fallarbeit mit Teams und angeregt durch Gnädingers Überlegungen hierzu (vgl. Gnädinger, 1990, S. 301: Arbeitshaltung und Rollenverteilung) bin ich zu der Auffassung gekommen, dass man bei der Fallarbeit mit Teams eine weitere Rollendifferenzierung einführen muss. Im Unterschied zur klassischen Balint-Gruppenarbeit kennen die anderen Gruppenmitglieder den Patienten oder Klienten, über den der Falleinbringer erzählt. Balint-Gruppenmitglieder sind auf ihre Phantasien über ihn angewiesen und werden voraussichtlich nie mit ihm in Kontakt treten. In Teams gibt es neben dem Falleinbringer, den Gnädinger den »Fallzuständigen« nennt, noch Teammitglieder, die auch mit dem betroffenen Patienten Schwierigkeiten haben, Gnädinger nennt sie »Fallbetroffene« (Gnädinger, 1990). Die 3. Kategorie bilden die »Nichtbetroffenen«, also Gruppenmitglieder, die mit dem Patienten nichts oder wenig zu tun haben. Diese Gruppenmitglieder haben etwa die gleiche Position wie die Mitglieder einer klassischen Balint-Gruppe.

Diese zusätzlichen Asymmetrien, die bei der Fallarbeit mit Teams auftreten, wirken sich natürlich auch auf den Ablauf der Arbeit aus. Der Supervisor muss einerseits die grundsätzliche Asymmetrie zwischen Falleinbringer und Gruppe aufrechterhalten, andererseits muss er die besondere Position der Fallbetroffenen berücksichtigen. Am ehesten wird dies möglich sein, wenn nach Abschluss der Fallerzählung die Beiträge dieser Gruppenmitglieder hinzugefügt werden, ehe man mit der Fallbearbeitung beginnt. Aber auch hier müssen immer wieder die zusätzlichen Asymmetrien zwischen Fallbetroffenen und Falleinbringer einerseits und Fallbetroffenen und Gruppenmitgliedern andererseits berücksichtigt werden.

Beziehungen zwischen den SupervisandInnen im Programm Institutionsanalyse

Die Beziehungen der Gruppenmitglieder im Rahmen der Institutionsanalyse werden vorrangig durch diejenigen Beziehungen bestimmt, die sie in der Institution zueinander haben. Es wird zwar erwartet, dass sie sich von diesen Positionen distanzieren und sie vom Standpunkt des Supervisanden/der Supervisandin aus betrachten, aber es wird immer wieder vorkommen, dass die Gruppenmitglieder von dieser Position aus in der Supervision interagieren.

Die Position in der Institution bzw. im Team wird von folgenden Aspekten bestimmt:

Interne Differenzierungen in Teams

- Funktion und Arbeitsbereich
- Formeller Status
- Abhängigkeit von anderen Institutionsangehörigen, die funktional organisatorischer Art sind
- Professionszugehörigkeit
- Einstufung und Bezahlung
- Länge der Zugehörigkeit zur Institution
- Grad der Qualifizierung und Berufserfahrung
- Position im informellen Beziehungsnetz
- Beziehung zu den das Subsystem umgebenden Subsystemen und zum Gesamtsystem

Aus der Kombination dieser Aspekte ergeben sich unendlich viele mögliche Beziehungen zwischen den Teammitgliedern. Noch komplexer wird die Situation dadurch, dass diese verschiedenen Beziehungen aufeinander reagieren: Man kann nicht nur eine Beziehung zu jemandem haben, sondern ein Dritter kann noch eine Beziehung zu dieser Beziehung haben. Es ist ein Teil der Aufgabe der Institutionsanalyse, dieses Netzwerk zu entwirren und den Beteiligten zu helfen, die enorme Komplexität dieses Beziehungsnetzwerks zu erkennen. Meist wird die Komplexität vorschnell reduziert, indem das Verhalten einer Person z. B. ihrem formalen Status zugeschrieben wird, ohne dass die Beteiligung der anderen Aspekte an diesem Verhalten in Betracht gezogen wird.

Beziehungen zwischen den SupervisandInnen im Programm Selbstthematisierung

Die Gruppenmitglieder typisieren sich als Elemente einer selbstanalytischen Gruppe, deren Funktion es ist, ihre inneren Prozesse so zu thematisieren und zu regulieren, dass eine Arbeit nach einem der beiden anderen Programme des Systems wieder möglich wird. Man geht davon aus, dass sich im Laufe der Fallarbeit oder der Institutionsanalyse Selbsttypisierungen und Typisierungen von Beziehungen zwischen Gruppenmitgliedern entwickelt haben, die die erwartbaren und funktionalen Selbst- und Fremdtypisierungen überlagern.

Die Klärung dieser abweichenden Typisierungen ist die Aufgabe der Selbstthematisierung.

Die Beziehungen, die sich bei dieser Klärung zwischen den SupervisandInnen entwickeln, sind die Folgenden:

Es muss ein (oder mehrere) **Schematräger** gefunden werden, der mit seinem Beitrag Material produziert und damit erst die Bearbeitung des Gruppenproblems möglich macht. Problemträger bleibt die gesamte Gruppe, es wird nicht etwa ein Gruppenmitglied zum »Problemfall« gemacht. Nach Abschluss der Aushandlungsphase gibt es folglich die Position des Schematrägers, die des Gruppenmitglieds, das zuhört, und die des Leiters, der in dieser Phase als Repräsentant des neuen Systems auftritt (Rappe-Giesecke, 1986, S. 30).

Hat sich die Gruppe auf einen Schematräger, also ein Gruppenmitglied, das sich zum Repräsentanten des Gruppenproblems macht, und auf den Beitrag, den es zur Thematisierung des Gruppenproblems bringen will, geeinigt, wird zur »Materialproduktion« übergegangen.

»Der Schematräger hat hier ähnlich wie der Erzähler bei der Falleinbringung eine herausgehobene Position. Er produziert Material und hat das Rederecht, während die übrige Gruppe zuhört oder kurze Nachfragen stellt. Diese Asymmetrie wird in der »Phase 3«, der Bearbeitung des Materials, wieder aufgehoben. Jetzt werden alle Gruppenmitglieder, wenn es gut geht, zu Schematrägern. Auch der Leiter ist hier, anders als bei der Fallbearbeitung, gelegentlich Schematräger, denn hier geht es um das Problem der gesamten Gruppe, an dem jedes ihrer Elemente einen Anteil hat« (Rappe-Giesecke, 1986, S. 30 f).

In den folgenden Phasen existiert zwischen den Gruppenmitgliedern keine wesentliche Asymmetrie mehr. Sie versuchen alle, einen reflexiv-bewertenden Standpunkt einzunehmen und die Bedeutung des bearbeiteten Problems für die Beziehungen in der Gruppe, für den krisenhaften Ablauf in einem der anderen beiden Programme und für den historischen Gruppenprozess zu klären. Die wesentliche Asymmetrie besteht hier zwischen dem »deutenden« Gruppenleiter und den Mitgliedern.

Neben diesen Beziehungen, die durch die Arbeitsaufgaben der Rollen bestimmt werden, entwickeln sich die für selbstanalytische[6] Gruppen typischen unbewussten Beziehungsmuster und Differenzierungen der Gruppe in verschiedene Subgruppen. Man kann dann mit den verschiedenen Konzepten der Analyse der unbewussten Gruppendynamik, wie sie in ► Kap. 2.2 (Abschn. »Gruppentherapie und Gruppenselbsterfahrung«) benannt wurden, versuchen, diese Muster zu verstehen und zu klassifizieren. Aus einer an der psychoanalytischen Gruppentherapie orientierten Perspektive wäre es z. B. zu klären, welche Gruppenmitglieder die Abwehr bzw. die Triebseite des Konflikts verkörpern, und zu klären, was abgewehrt werden soll. Orientiert man sich an Bennis (1972), so kann man untersuchen, wie die Verteilung z. B. zwischen abhängigen, gegenabhängigen und konfliktfreien Gruppenmitgliedern aussieht. Auf jeden Fall wird man die Beziehungen auf dem Hintergrund des Entwicklungsstandes des Gruppenprozesses verstehen und sie nach einem der vorgenannten Klassifikationsschemata typisieren müssen, ohne dabei aus den Augen zu verlieren, dass es sich um ein Problem der gesamten Gruppe handelt.

6 Der Begriff der »selbstanalytischen Gruppe« stammt von Sandner (1978). Vgl. meine Ausführungen zu seiner Auffassung von Gruppen in Kap. 2.2, Abschn. »Organisationsentwicklung und angewandte Gruppendynamik«.

3.4 Varianten des Modells: Die Kombinationsmöglichkeiten der 3 Programme

Zur Analyse des Settings der Gruppen- und Teamsupervision gehört neben der Untersuchung der Rollen und ihrer Beziehungen und der Elemente des zeitlichen Ablaufs auch die Beschreibung der Varianten des Systems. Je nachdem, wie die personelle Zusammensetzung einer SupervisandInnengruppe aussieht, wie komplex also die Rollen und Beziehungen in ihr sind, wird das Supervisionssystem in seiner komplexesten Form oder einer seiner weniger komplexen Varianten etabliert werden müssen (Vorüberlegungen hierzu finden sich schon in ► Kap. 2.1).

Die größte Komplexität von Rollen und Beziehungen entsteht, wenn die SupervisandInnen das Subsystem einer Institution bilden, ein Team sind. Für die Supervision von Teams ist auch die komplexeste Form des Systems gedacht, die Vollform mit den 3 Programmen: Fallarbeit, Selbstthematisierung und Institutionsanalyse. Nun kann sich ein Team entscheiden, nicht mit dieser Vollform zu arbeiten, sondern mit einer der Varianten, Fallarbeit und Selbstthematisierung oder Institutionsanalyse und Selbstthematisierung. In diesem Fall, aber auch bei der Entscheidung für die Vollform, sollte vor Beginn der Supervision in der Phase der Problemdiagnose die Basis für eine begründete Entscheidung geschaffen werden. Vielleicht stellt die komplexeste Form eine Überforderung für das Team dar, vielleicht ist aber auch der Wunsch nach Komplexitätsreduktion schon ein Symptom für das Problem des Teams (vgl. auch die Ausführungen zur »Problemdiagnose« in ► Kap. 5.1).

3

Variante »Fallarbeit und Selbstthematisierung«

Fallarbeit und Selbstthematisierung stellen eine Variante dieses Supervisionssystems dar, die als Gruppensupervision bezeichnet wird. Sie kann bei der Supervision von Professionellen, die verschiedenen Institutionen oder verschiedenen Abteilungen einer großen Organisation angehören oder die freiberuflich arbeiten, angewendet werden. Die Teilnehmer sollten aber einer Profession angehören oder zumindest die gleiche Tätigkeit, wie z. B. Beratung, ausführen. Diese Zusammensetzung würde der klassischen Balint-Gruppe entsprechen.

Die Indikation für diese Variante wäre bei der folgenden Komplexität von Rollen und Beziehungen gegeben: Die SupervisandInnengruppe ist professionell homogen, hinsichtlich der Geschlechtszugehörigkeit ausgewogen inhomogen zusammengesetzt, die SupervisandInnen haben alle einen annähernd gleichen Status in der Hierarchie, und sie haben außerhalb der Gruppe keine beruflichen oder privaten Kontakte miteinander und stehen auch in keinerlei Abhängigkeiten beruflicher Natur voneinander (zum idealen Setting von Fallbearbeitungsgruppen vgl. Giesecke & Rappe-Giesecke, 1983b, S. 114).

Da es in der Praxis von diesem idealen Niveau der Komplexität von Rollen und Beziehungen immer wieder Abweichungen gibt, ist es aufgrund der erhöhten Komplexität dieser Beziehungen erforderlich, neben der Fallarbeit auch noch das Programm Selbstthematisierung im System zu etablieren. Die Selbstthematisierung hat die Funktion, die Interferenzen von Beziehungen, die von dieser idealen Zusammensetzung abweichen, zu thematisieren und zu bearbeiten.[7]

Man kann diese Variante des Systems auch für die Supervision von Teams verwenden, allerdings nur, wenn man zuvor abgeklärt hat, dass diese Komplexitätsreduktion auch indiziert ist. Liegen keine schwerwiegenden institutionellen Konflikte vor, und hat man in der Vorphase der Problemdiagnose klären können, dass die Fallarbeit nicht der Abwehr dieser Konflikte dienen soll, kann mit dieser Variante gearbeitet werden. Da die Komplexität der Beziehungen und der Rollen auch hier vom idealen Maß abweicht, ist das Programm Selbstthematisierung notwendig, um die aus dieser Komplexität resultierenden Beziehungen und die Selbst- und Fremdtypisierungen klären zu können, falls sie in die Fallarbeit interferieren.

Variante »Institutionsanalyse und Selbstthematisierung«

Die andere mögliche Variante des Modells ist die der Kombination von Institutionsanalyse und Selbstthematisierung. Diese Variante setzt eine Komplexität von Rollen und Beziehungen zwischen den SupervisandInnen voraus, die entsteht, wenn sie einem Subsystem einer Organisation, einem Team angehören. Sie kann also nicht bei der eben beschriebenen Gruppe angewandt werden, deren Mitglieder unterschiedlichen Organisationen angehören.

Indiziert ist diese Variante, wenn das Team schon Fallsupervision erhält und sich nun mit den Kooperationsproblemen beschäftigen will. Weiterhin kann die Variante indiziert sein, wenn man in der Phase der Problemdiagnose festgestellt hat, dass die Beziehungen zu Klienten relativ unproblematisch verlaufen und die Beziehungen im Team diejenigen sind, die klärungsbedürftig sind.

Die Funktion des Programms Selbstthematisierung ist es hier, Störungen der Arbeitsfähigkeit bei der Institutionsanalyse, die aus der Komplexität der Beziehungen resultieren – wie z. B. Zugehörigkeit zu verschiedenen Professionen, zu verschiedenen Statussymbolen etc. – durch Thematisierung dieser Beziehungen zu klären und der Gruppe zu helfen, diese Komplexität von Rollen und Beziehungen wahrzunehmen und zu erkennen.

7 In einer Fallstudie habe ich die Arbeit mit dem Programm der Selbstthematisierung in einer Gruppe mit erhöhter Komplexität der Beziehungen beschrieben (Rappe-Giesecke, 1986).

Die Umwelt des Systems und sein Aufbau

Während man in der Literatur zu Supervisions-, Balint- und Therapiegruppen noch Beschreibungen des Settings und seiner Bedeutung für den Gruppenprozess finden kann, gibt es keine mir bekannte systematische Analyse der Beziehungen dieser Gruppen zu ihrer Umwelt. Es gibt Überlegungen, wie man mit Abgrenzungsproblemen umgehen kann, aber es gibt weder eine Auflistung aller für die Supervision relevanten Umwelten noch eine Charakterisierung der Beziehungen zwischen beiden. Wie relevant die jeweilige Umwelt für das Geschehen in der Supervision ist, wird spätestens dann klar, wenn man sich ansieht, wie viele Umwelten existieren und wie komplex die Beziehung des Systems zu ihnen ist. Es ist nahezu unwahrscheinlich, dass das System es schafft, an dermaßen viele Umwelten anzuschließen und sich von ihnen abzugrenzen, aber wie man weiß, gelingt dies in der Praxis meist. Der Supervisor kann aus dieser Analyse zum einen lernen, welche Umweltbeziehungen beständig vom System reguliert werden müssen und wie man sie regulieren kann, und zum anderen, welche komplizierten Anforderungen das System quasi nebenbei, ohne die Aufmerksamkeit darauf zu richten, erfüllen kann.

System-Umwelt-Beziehungen werden in der Theorie sozialer Systeme innerhalb der Differenzierungsdimension abgehandelt. Zunächst folgen die entsprechende Definition und dann die Anleitung zur Analyse dieser Dimension eines Sozialsystems:

Definition

»Alle sozialen Systeme besitzen Funktionen für andere Systeme und stehen vor dem Problem, ihre Grenzen und ihre Umweltkontakte in einer Weise aufrecht zu erhalten, die ihre Identität sichert. Abgesehen von einfachen Sozialsystemen sind alle Ordnungen von sozialen Systemen intern in Teilsysteme differenziert. Grenzerhaltung, Sicherung der Umweltkontakte und der Kohäsion zwischen den Teilsystemen sind permanente Probleme von Sozialsystemen« (Giesecke, 1988, S. 35).

Das Vorgehen bei der Rekonstruktion der Differenzierungsdimension eines Systems lässt sich so charakterisieren:

- »Die Aufmerksamkeit richtet sich im 1. Arbeitsschritt auf die Umwelt des Bezugssystems. Es werden Listen von denjenigen Systemen aufgestellt, die die Umwelt der zu untersuchenden Institution bilden. Dabei kann auf die Ergebnisse der Kommunikationsanalyse zurückgegriffen werden« (Giesecke, 1988, S. 167).
- »In der 2. Phase werden die Beziehungen zu Anschlusssystemen beschrieben, die für die Bestandserhaltung dieser Anschlusssysteme von konstitutiver Bedeutung sind. Im Ergebnis entsteht eine Liste über funktionale Anschlusssysteme mit einer Charakterisierung der jeweiligen funktionalen Beziehungen.
  Die theoretische Annahme ist, dass organisierte Sozialsysteme immer Funktionen für andere, v. a. übergeordnete Sozialsysteme erfüllen« (Giesecke, 1988, S. 167 f).
- »In der 3. Phase fragt man nach denjenigen Umweltsystemen bzw. deren Elementen, von denen sich das Bezugssystem immer wieder abgrenzen muss, um seine Identität zu sichern. Zugleich werden die für die jeweiligen Beziehungen typischen Grenzerhaltungsprobleme beschrieben.
  Wenn man weiß, welche Systeme typischerweise in die untersuchte Institution interferieren, fällt es leichter, die Grenzen und Strukturen des organisierten Sozialsystems zu finden« (Giesecke, 1988, S. 168).
- »In einem nächsten Analyseabschnitt kann man sich der internen Differenzierung des Sozialsystems zuwenden. Die Grundannahme ist hier, dass organisierte Sozialsysteme intern in Subsysteme differenziert sind, die zueinander in bestimmten Abhängigkeiten stehen.

Hat man größere soziale Institutionen als Bezugssystem ausgewählt, sind oft zahlreiche Subsysteme und deren Beziehungen zu beschreiben: Eine Therapiegruppe als ein organisiertes Sozialsystem betrachtet, zerfällt in Vorgespräche und viele einzelne Gruppensitzungen. Jede Sitzung baut dabei auf die vorhergehenden auf. Es gibt also Funktions- und Leistungsbeziehungen zwischen den Teilsystemen, die bei Bedarf im Einzelnen beschrieben werden können.

Als Ergebnis der 3 Beschreibungsphasen erhält man Listen von Umweltsystemen, funktionalen und interferierenden Relationen sowie Beschreibungen über die interne Differenzierung des Bezugssystems und seine Einbettung in Supersysteme« (Giesecke, 1988, S. 169).

Man kann also zum einen das gesamte System Gruppen- und Teamsupervision als Einheit wählen und die Umwelten dieses Systems unter verschiedenen Perspektiven untersuchen (▶ Kap. 4.1), zum anderen kann ein Subsystem als Einheit gewählt und beschrieben werden, wie sich die Beziehungen dieses Subsystems zum Gesamtsystem und den anderen Subsystemen gestalten (▶ Kap. 4.2). Die gewählte Untersuchungseinheit ist das Programm. Die Beziehung der Programme Fallarbeit, Institutionsanalyse und Selbstthematisierung untereinander und ihre Funktion für das Gesamtsystem Gruppen- und Teamsupervision werden in ▶ Kap. 4.2 behandelt.

Zunächst werden einige allgemeine Erläuterungen zur Perspektive bei der Untersuchung der relevanten Umwelten des Gesamtsystems gegeben.

Die Umwelt jedes organisierten Sozialsystems ist sehr komplex, bei genauerem Hinsehen ergeben sich scheinbar unendlich viele Umweltbeziehungen. Vermittelt über diese Umweltsysteme, die direkt an das System anschließen, wirken Anschlusssysteme dieses Umweltsystems auch auf das System ein. Denkt man dies weiter, so stellt sich eine Unzahl miteinander vernetzter Systeme her. Wie reduziert man diese unüberschaubare Vernetzung des Systems mit seiner Umwelt in eine beschreibbare Anzahl von Umweltbeziehungen? Zum einen kann man im Datenmaterial Äußerungen der Mitglieder darüber finden, was das System für seine relevante Umwelt hält. Zum anderen reduziert das Untersuchungsinteresse die Vielzahl. Mich interessiert hier vornehmlich die Eingebundenheit der Supervision in Organisationen und deren Subsysteme, denen die SupervisandInnen angehören. Eine andere Frage wäre es, die Eingebundenheit der Supervision in das Gesundheitsversorgungssystem der Bundesrepublik Deutschland zu untersuchen.

Als Ergebnis dieser Untersuchung erhält man eine Liste von relevanten Umweltsystemen. Die Beziehung des Supervisionssystems zu diesen verschiedenen Umweltsystemen wird unter den 4 folgenden Fragestellungen analysiert:

1. Welche Funktion erfüllt die Supervision für dieses Umweltsystem?
2. Wie organisiert die Supervision den Anschluss an dieses System?
3. Wie grenzt sie sich von diesem System ab?
4. Wie kann dieses Umweltsystem in die Supervision interferieren?

Supervision existiert nicht um ihrer selbst willen, sie erfüllt Funktionen für andere Systeme. Welche Systeme das sind, wird zum einen durch das Supervisionskonzept und seine Ziele bestimmt und zum anderen durch die Aushandlung der Funktion, wie sie zwischen dem Supervisor und den SupervisandInnen im Rahmen des Sondierungsgesprächs und des Kontrakts jeder Supervision stattfindet. Zwischen dem Supervisionssystem und den relevanten Umweltsystemen muss eine Einigung darüber erfolgen, welche Funktion dies sein soll. Es kann also keine einseitige Angelegenheit sein, festzulegen, welche Aufgabe die Supervision haben soll. Wählt z. B. ein Supervisor, der eine Teamsupervision konstituiert, die Organisation, der das Team angehört, als relevante Umwelt aus und setzt der Supervision dann die Aufgabe, die Organisation vermittels der Teamsupervision zu verändern, dann ist dies eine Funktionssetzung, über die keine Einigung zwischen Umweltsystem und Supervisionssystem zu erzielen ist, vielleicht aber zwischen Supervisor und Team. Zum einen wird die Organisation der Supervision dazu keinen Auftrag erteilen, und zum anderen ist die Funktionssetzung für dieses Klientensystem dysfunktional und außerdem besser mit einer Organisationsentwicklungsmaßnahme vereinbar.

Die Herstellung des Kontakts mit den selektierten Umweltsystemen muss vom System in Prozesse umgearbeitet werden. Ich untersuche im 2. Schritt, wie das System den Anschluss an diese Umweltsysteme organisiert. Dabei wird man besondere Anschlussstellen im Ablauf der Interaktion ausmachen können und bestimmte Arbeitsaufgaben finden, deren Funktion die Herstellung eines Anschlusses ist.

Das 3. Merkmal der Beschreibung der relevanten Umweltsysteme ist die Art der Abgrenzung des Systems von dieser Umwelt. Diese Abgrenzung kann in Form von Zuschreibungen geschehen: »Das gehört nicht hierher« (▶ Kap. 6.3), in Form von Thematisierungen der eigenen Strukturen und damit in Form von Strukturverstärkungen. Hier hat der Leiter als Repräsentant des Systems die Aufgabe, durch Interventionen die Systemstrukturen zu erhalten und die Grenzen des Systems zu sichern.

Die letzte Frage bei der Beschreibung der Beziehungen zu den Umweltsystemen ist, wie diese typischerweise in das System interferieren.[1] Damit ist gemeint, dass die für das System typischen Prozesse, Rollen, rollentypischen Aktivitäten und Beziehungen überlagert werden durch Prozesse, Rollen, rollentypische Aktivitäten und Beziehungen, die aus Umweltsystemen stammen. Um mit diesen Interferenzen fertig zu werden, entwickelt jedes System bestimmte Reparaturmechanismen. Die Bearbeitung von Spiegelungen der Professional-Klient-Beziehungen im Rahmen der Fallarbeit mit Hilfe des Inszenierungsmodells ist als ein solcher Reparaturmechanismus anzusehen. Interferenzen werden also nicht in jedem Fall als zu beseitigende Störungen aufgefasst, sondern können für die Arbeit des Systems auch funktional genutzt werden. Bei der Beschreibung von Interferenzen wird deutlich werden, mit welchen Interferenzen dieses System arbeiten kann und welche lediglich als Störung aufgefasst werden, die normalisiert werden müssen.

In der folgenden Aufzählung der relevanten Umwelten gibt es 2 Umweltsysteme, die zwar für die Teamsupervision äußerst relevant sind, für die Gruppensupervision aber keine Funktion haben: die Organisation, der das Team als Subsystem angehört (► Kap. 4.1), und das Team als Subsystem der Organisation (► Kap. 4.1). Fallarbeit kombiniert mit Selbstthematisierung hat in einer frei zusammengestellten Gruppe, einer sog. stranger group, eine Funktion für die Professionellen, die ihr angehören, nicht für die Organisationen oder Teams, in denen diese Professionellen arbeiten. Vermittelt über die Veränderung des Professionellen und seiner Beziehung zu Klienten kann die Fallsupervision natürlich Auswirkungen auf das Team oder die Organisation haben. Dies ist aber nur eine Nebenwirkung und keine intendierte Wirkung der Supervision. Üblicherweise begründet man dies so: Der Supervisor hat den Auftrag zur Supervision nur von den Professionellen, nicht aber von der Organisation, der sie angehören, bekommen, deshalb beschäftigt er sich auch nicht mit der Organisation. Man könnte auch sagen, dass diese Funktionssetzung bei der Fallsupervision dysfunktional ist und mit dem betroffenen Umweltsystem auch nicht interaktiv ausgehandelt und ratifiziert ist.

4.1 Relevante Umwelten des Systems

4.1.1 Die Organisation, der das Team als Subsystem angehört

Die folgenden Ausführungen gelten nur für die Supervision von Teams, nicht für frei zusammengestellte Gruppen.

Die Supervision erfüllt für die Organisation, der das Team als ein institutionelles Subsystem angehört, die Funktion, die Arbeitsfähigkeit und Effektivität dieses Teams zu verbessern: zum einen, was den professionellen Umgang mit Klienten betrifft, zum anderen, was die Effektivität der Zusammenarbeit und der Arbeitsorganisation angeht, und zuletzt, was die Organisation seiner Beziehungen zur Umwelt, so auch zur Organisation, betrifft.

Der Anschluss an dieses übergeordnete System wird einmal dadurch geschaffen, dass seine Erwartungen an die Supervision in den Sondierungsgesprächen ermittelt werden und ausgehandelt wird, inwieweit die Supervision diesen Erwartungen Rechnung tragen kann. Ein gemeinsames Auswertungsgespräch, in dem sich die Repräsentanten der Organisation ein Bild über die Ergebnisse der Supervision machen können, wäre der andere Anschlusspunkt. Weiterhin kann die Supervision an

---

1 Der Begriff Interferenz hat in der systemtheoretischen Diskussion inzwischen eine andere Bedeutung erhalten als in der Physik, aus der er stammt: Nicht das wechselseitige Aufeinanderwirken von 2 »Wellen« ist gemeint, sondern das einseitige Einwirken eines Umweltsystems auf das Bezugssystem, das mit seinen Wellen oder Strukturen diejenigen des Bezugssystems überlagert und andere »Wellen« auslöst. Einen Begriff, der weniger Missverständnisse auslöst und das Phänomen adäquat beschreibt, habe ich leider nicht gefunden.

die Organisation anschließen, indem die Beziehungen des Teams zur Organisation als seiner relevanten Umwelt zum Thema der Institutionsanalyse werden können.

Die Abgrenzung der Supervision von der Organisation wird in erster Linie durch die Schweigepflicht von Supervisor und SupervisandInnen geschaffen. Damit sich in der Supervisionsgruppe genügend Vertrauen entwickeln kann, das die Vorbedingung bildet für eine freie, kooperative Atmosphäre, ist es nötig, einen geschützten Raum zu etablieren, in dem die Gruppenmitglieder, ohne beständig an die Folgen ihrer Äußerungen denken zu müssen, sich offen äußern können. Die Verschwiegenheit hat eine ähnliche Funktion für die Supervision wie die Immunität der Abgeordneten für das Parlament. Die Formulierung in meinen Kontrakten lautet: »Verschwiegenheit im Persönlichen, Offenheit im Strukturellen«. Dies schafft die Möglichkeit, in Abschlusssitzungen und bei Bedarf die Leitung über Ergebnisse zu informieren, die relevant sind für die Gestaltung der Rahmenbedingungen der Teamarbeit. Die Abgrenzung gegenüber der Organisation wird auch dadurch geschaffen, dass die Teammitglieder in der Supervision andere Rollen einnehmen als im Team. Die prinzipielle Gleichheit der SupervisandInnen und ihre Selbsttypisierungen durch die Aufgaben, die sie hier haben, markiert, dass man sich in einem anderen System mit anderen »Gesetzen« befindet und die Regeln der Organisation hier nicht gelten. Diese Eigenständigkeit gegenüber der Organisation muss durch die Betonung der Strukturen der Supervision deutlich gemacht werden, und zwar sowohl gegenüber den SupervisandInnen als auch gegenüber Repräsentanten der Organisation.

Praxisbezug

Störend in die Supervision interferieren kann eine Organisation auf vielerlei Art: Rosin beschreibt z. B., wie sich die institutionellen Rahmenbedingungen einer psychiatrischen Klinik auf die mit Psychiatern dieser Klinik durchgeführten Fallsupervisionen auswirken. Störungen durch Notrufe und »Piepser«, ständige Rotation der Ärzte über die Stationen und Notdienste, die die Ausbildung einer dauerhaften Arzt-Patient-Beziehung verhinderten, und die »Sachzwänge« wie Bettenbelegung, Verweildauer der Patienten sind einige dieser Interferenzen in die Supervision, die er nennt (vgl. Rosin & Baur-Morlok, 1984, insbesondere S. 130 f). Der Wunsch der Organisation, dass einer ihrer Vertreter an der Supervision teilnimmt, ist ebenso abzulehnen wie das Ansinnen an den Supervisor, er möge Beurteilungen der Teammitglieder schreiben. Jede Form von Kontrolle, die die Supervision zu einer Prüfungs- und Beurteilungssituation werden lässt, ist als Interferenz zu beurteilen. Es wurde bereits darauf hingewiesen, dass man dem legitimen Bedürfnis nach Informationen über die Supervision Rechnung tragen kann, indem man die SupervisandInnen selbst um Stellungnahmen zur Supervision bittet, die der Organisation in besonderen Sitzungen, die nicht Teil des Supervisionsprozesses sein dürfen, mitgeteilt werden.

Vermittelt über die Organisation können auch diejenigen »Supersysteme« in die Supervision interferieren, denen nun wiederum die Organisation als Subsystem angehört. Leicht vorstellbar ist z. B. die Folge jener Interferenz: Der Trägerverband oder eine staatliche oder kommunale Stelle hat die finanziellen Mittel der Organisation gekürzt. Dies wird vermutlich für Unruhe im Team sorgen, die sich in der Supervision auch niederscshlagen wird, weil man um Arbeitsplätze oder materielle Ressourcen fürchtet. Möglicherweise wäre sogar, und das ist die stärkste Form der Interferenz, der Bestand der Supervision gefährdet, weil auch in diesem Bereich die Mittel gekürzt werden.

Exkurs

Man kann grundsätzlich sagen, dass alle Supersysteme, denen ein an die Supervision angrenzendes Umweltsystem als Subsystem angehört, vermittelt über dieses angrenzende System in die Supervision interferieren können. Interferiert ein Umweltsystem in die Supervision, so sollte der Supervisor abklären, ob dieser Einfluss seine Ursache im angrenzenden System oder vielleicht im Supersystem hat, dem das Umweltsystem angehört. Diese Sicht erhöht natürlich wieder die Komplexität des Problems, das aus dieser Interferenz entstanden ist, wirkt aber Schuldzuschreibungen

▼

und Projektionen entgegen, wenn man das Umweltsystem in seiner Abhängigkeit von anderen Systemen sehen kann.

4.1.2 Das Team als Subsystem der Organisation

Die Supervision hat für dieses Umweltsystem die folgenden Funktionen (die folgenden Ausführungen gelten nur für die Supervision von Teams, nicht von frei zusammengestellten Gruppen):

Funktionen der Supervision für das Team als Subsystem der Organisation

1. Die 1. Funktion besteht in der Verbesserung der Beziehungen zwischen den Mitgliedern des Teams mit dem Ziel, die Zusammenarbeit effektiver zu gestalten, damit man die Arbeitsaufgaben reibungsloser lösen kann, und dem Ziel, das Arbeitsklima so zu verbessern, dass für alle die Zusammenarbeit befriedigender und störungsfreier verläuft.
2. Die 2. Funktion, die die Supervision für das Team haben sollte, ist die Erhöhung der professionellen Kompetenz der Einzelnen bei der Betreuung der Klienten. Eine optimalere Betreuung der Klienten kann auch durch die bessere Koordination der Versorgungsleistungen aller Teammitglieder erreicht werden, die das Resultat einer Verbesserung der Beziehungen im Team sein kann.
3. Die 3. Funktion ist die Optimierung der Regulation der internen Prozesse des Systems, der Arbeitsorganisation und der Organisation des Informationsflusses sowie der Verstärkung und Ausbildung der Identität des Systems und die Verbesserung der Fähigkeit des Systems, seine Beziehungen zur Umwelt funktional zu organisieren.

Wie wird nun in der Supervision der Anschluss an dieses Umweltsystem hergestellt? Der offensichtlichste Anschluss ist die identische Zusammensetzung beider Systeme, mit Ausnahme des Supervisors. Die Teammitglieder sind als Personalsysteme Elemente in beiden Systemen, dem der Supervision und dem des institutionellen Subsystems. Die 2. Art des Anschlusses ist die sprachliche Präsentation von Ereignissen aus diesem System in der Supervision. Diese Ereignisse werden vermittelt über die sprachliche Präsentation zum »kollektiven Phantasma«,[2] zum gemeinsamen Wissensraum der Supervisionsgruppe und des Supervisors. Die 3. Art des Anschlusses ist die Spiegelung von Vorgängen im Team in der Supervision. Dies können Spiegelungen von problematischen Beziehungen zwischen einzelnen Teammitgliedern sein oder zwischen Subgruppen, und es können Spiegelungen der Gruppendynamik des Teams sein. Diese Beziehungen werden von den Beteiligten meist unbewusst in der Supervision wiederholt und überlagern die Beziehungen, wie sie typisch für die Supervision sind. Anhand der Veränderungen kann man dann auf die Problematik der Beziehungen im Umweltsystem Team schließen und sie für Erkenntnisse über dessen Struktur nutzen.

Wie schafft es nun die Supervision, sich vom Team als einem Umweltsystem abzugrenzen?

1. Im Kontrakt werden bestimmte Rahmenbedingungen vereinbart: Zeit, Ort, Dauer und Teilnehmer. Diese Rahmenbedingungen helfen dabei, die Supervision aus dem institutionellen Alltag herauszuheben und sie als ein eigenständiges System zu konstituieren (vgl. dazu Schmidt, 1984, S. 55, der es nicht für sinnvoll hält, Supervision am Arbeitsplatz des Teams durchzuführen, sondern einen anderen Ort vorschlägt).
2. Das System bildet bestimmte Teilsysteme aus, deren Funktion es ist, den Übergang zwischen beiden Systemen zu markieren und zu vollziehen. So sind die »Vorphase« und die »Abschlussphase« in den Normalformmodellen dafür vorgesehen, diesen Wechsel zu thematisieren und durchzuführen (▶ Kap. 5).
3. Die Teammitglieder müssen in diesen »Umschaltphasen« einen Rollenwechsel vorneh-

2 Zum Begriff des »kollektiven Phantasmas« vgl. Anmerkung in Kap. 5.2.

men. Sie müssen zu Beginn der Supervision von der sozialen Rolle, die sie im Team einnehmen, zu der des Supervisanden überwechseln. Ihre soziale Rolle im Team kann zum Thema werden, zum Gegenstand der Betrachtung, sie sollte aber nicht zum Standpunkt werden, von dem aus das Gruppenmitglied spricht und in der Supervision interagiert.

Die Abgrenzung zwischen den Systemen wird nicht nur durch Rollenwechsel erreicht, sondern auch durch den Wechsel zwischen Zielen der Zusammenarbeit, Methoden der Arbeit und Regeln für den Umgang mit Krisen. »Verkörperlicht« wird die Abgrenzung durch die Anwesenheit des Supervisors, der dem Team nicht angehört. Oft ist seine Anwesenheit die einzig sichtbare Markierung für den Wechsel von professionellem Alltag zur Supervision. Als Repräsentant des Systems Supervision achtet er auf die Einhaltung des Settings und die Durchsetzung der internen Strukturen.

Das Umweltsystem kann in folgender Weise in die Supervision interferieren: Gruppenmitglieder können fehlen oder zu spät kommen, weil das Team seine Arbeit in einer Weise organisiert hat, die es nicht erlaubt, dass alle Teammitglieder gemeinsam an etwas teilnehmen können. Möglich ist auch, dass beständig Teammitglieder die Supervision verlassen müssen, weil Klienten betreut werden müssen oder etwas Organisatorisches zu regeln ist. Die besonderen Probleme, die Schichtarbeit für die Supervision aufwerfen, beschreibt Schmidt (1984, S. 55 f) sehr anschaulich. Entweder muss der Supervisor immer wieder den Arbeitsablauf unterbrechen und besondere Bemühungen auf die Integration dieser »Zuspätkommer« etc. richten, oder diese Interferenz wird zum Gegenstand der Institutionsanalyse werden, falls sich Chancen für die Veränderbarkeit der Arbeitsorganisation zeigen.

Eine weitere Interferenz ist die folgende: In jeder Sitzung der Supervisionsgruppe findet der Supervisor eine andere Zusammensetzung des Teams vor, da einige in Urlaub oder auf Fortbildung sind, andere den Arbeitsplatz gewechselt haben und wieder neue Teammitglieder aufgenommen worden sind. Die effektive Supervisionsarbeit einer solchen Gruppe ist stark gefährdet, der Supervisor allein kann die Kontinuität der Gruppe nicht repräsentieren. Schmidt (1984, S. 67) beschreibt, wie sich die hohe Fluktuation auf einer Station auf die Supervision auswirkte. Da die Gruppe jedoch nur Fallarbeit vereinbart hatte, konnte diese Fluktuation nur als Spiegelung interpretiert, aber nicht verhindert werden.

Eine weitere Form der Interferenz des Teams in die Supervision ist die Nichtbeachtung des Wechsels zwischen den Systemen. Der Übergang vom institutionellen Alltag zur Supervision wird von allein nicht vollzogen. Selbst wenn der Supervisor anwesend ist, werden die Gespräche weitergeführt, und die Teammitglieder bleiben in ihren Rollen. Die Teammitglieder unterhalten sich entweder über informelle Dinge oder führen eine Art Teambesprechung durch und regeln organisatorische Dinge. Kommen diese Interferenzen beständig vor, wird der Supervisor dies thematisieren müssen und die betreffenden Probleme entweder im Programm Selbstthematisierung oder im Programm Institutionsanalyse abhandeln.

Es ist anzunehmen, dass im Team außerhalb der Supervision über die Ereignisse in der Supervision gesprochen werden wird, was nicht von Nachteil ist, weil die Supervision sich auch auf die Arbeit im professionellen Alltag auswirken soll. Die Auswirkungen der dort geführten Gespräche beeinflussen die Supervisionsarbeit, ohne dass immer etwas über diese Gespräche bekannt wird. Oft sind Teile des Teams daran nicht beteiligt, und der Supervisor kann davon ohnehin nichts wissen. Diese Interferenz kann dadurch gemildert werden, dass man ggf. die Ergebnisse dieser Gespräche zum gemeinsamen Wissensraum der ganzen Gruppe macht, die Betreffenden also aufgefordert werden, die Gruppe in diese informellen Wissensräume einzuweihen.

Informelle oder private Kontakte zwischen einigen Teammitgliedern beeinflussen nicht nur die Arbeit im Team, sondern auch die Supervision. Diese besonderen Beziehungen können in die Supervision interferieren, indem sich z. B. einige Gruppenmitglieder mit Kurzrepräsentationen verständigen, die alle anderen vom Gespräch ausschließen. Ähnlich wie bei den Gesprächen über die Supervision selbst müsste dieses Wissen entweder »vergesellschaftet« werden, oder es müsste als Umwelt der Supervision behandelt und den jeweiligen Personalsystemen zugeschrieben werden.

4.1.3 Professional-Klient-Systeme

Die Supervision soll für die Professional-Klient-Systeme, man könnte auch etwas ungenauer sagen für die Professional-Klient-Beziehungen, die Funktion haben, die Betreuung, Beratung oder Therapie der Klienten zu optimieren. Dies geschieht vermittelt über die Erhöhung der professionellen Kompetenz der SupervisandInnen durch Fallbesprechungen, durch die Reflexion der institutionellen Rahmenbedingungen der Professional-Klient-Systeme und durch die an die professionelle Rolle gebundene Selbsterfahrung der SupervisandInnen.

Der Anschluss an diese Systeme wird in der Supervision durch Fallberichte über die Interaktion zwischen Klienten und Professionellen geschaffen (Phase 3 der Normalform der Fallbearbeitung, ▶ Kap. 5.2). Bei diesen Fallberichten entwickelt sich eine weitere Form der Vernetzung beider Systeme, nämlich die Spiegelung der Professional-Klient-Beziehung in der Supervisionsgruppe. Weiterhin ist es möglich, dass die den Beziehungen zwischen den Teammitgliedern zugrunde liegenden unbewussten Strukturen schon eine Spiegelung der unbewussten Beziehungen darstellen, die ein bestimmter Typus von Klienten, z. B. Suchtkranke, typischerweise konstelliert. Die SupervisandInnen werden diese Beziehungsmuster auch in der Supervision reinszenieren.[3] Diese Spiegelung kann man natürlich nicht nur als eine Form des Anschlusses, sondern auch als eine Form der Interferenz betrachten.

Die Supervision grenzt sich von diesem System ab, indem sie die einzelnen Klienten, über die berichtet wird, als einen Pol einer professionellen Beziehung versteht: Der Klient wird nicht in seiner komplexen biografischen Gewordenheit betrachtet, sondern es werden nur denjenigen Aspekten seiner Persönlichkeit Beachtung geschenkt, die innerhalb der Beziehung zum Professional als irritierend, informativ oder störend von Letzterem erlebt wurden. Eine weitere Möglichkeit der Abgrenzung besteht darin, den Klienten als Repräsentanten eines bestimmten Typus von Klienten zu sehen (eine Aufgabe der Fallbearbeitung besteht darin, die Personen der Fallerzählung zu typisieren, Phase 4.1 der Normalform des Ablaufs, ▶ Kap. 5.2).

Weiter oben wurde darauf hingewiesen, dass die Spiegelung der Professional-Klient-Beziehung zum einen als notwendiger Anschluss an dieses System gesehen werden muss, zum anderen aber als eine Interferenz von Rollen und Beziehungen zu bewerten ist, die der Umwelt und nicht der Supervision zuzurechnen sind. Es kann allerdings sein, dass der Supervisor zunächst mit dieser Form der Interferenz arbeiten muss, wenn es sich herausstellt, dass die SupervisandInnen aufgrund ihrer unbewussten Identifizierung mit Klienten nicht in der Lage sind, den Anschluss an dieses System durch sprachlich-begriffliche Präsentationen, also durch Fallberichte herzustellen.

Praxisbezug

Ein Balint-Gruppenleiter beschreibt, wie sich die Probleme krebskranker Patienten auf das Team einer onkologisch-internistischen Station und vermittelt darüber auch auf die Supervision auswirken. In der Supervisionsgruppe herrschte eine starke Fluktuation. Schmidt deutete dies als Reflex der Tatsache, dass die Patienten nur kurz auf der Station bleiben, dass viele Patienten sterben und dass sich deshalb keine dauerhaften Beziehungen zwischen Patienten und Personal entwickeln können. Diese Situation, die ihnen mit den Patienten widerfuhr, reinszenierten die Teammitglieder mit dem Supervisor. Oft fand sich auch niemand, der einen Fall vorstellen wollte. Schmidt deutete dies als Wiederholung der komplementären Position zum Krebskranken. Die Begründung, dass der »Patient nicht wichtig genug sei«, ist eine Wiederholung der »narzisstischen Kränkung katastrophalen Ausmaßes«, von der sich der Krebskranke betroffen sieht. Außerdem mag die Furcht vor der lebensgefährlichen Bedrohung, unter der der Patient steht, bei den Teammitgliedern eine Rolle spielen. Oft wurden auch mehrere Fälle in einer Sitzung angesprochen, was Schmidt als Hinweis auf die Überlastung

3 Vgl. dazu Hegenscheidt-Renartz (1986), die beschreibt, wie sich in einer Klinik für Suchterkrankungen die psychische Struktur dieses Patiententypus in den Beziehungen zwischen den Teammitgliedern und in ihrer Organisation der Arbeit niederschlägt.

des Teams durch die enormen Leiden und Ängste der Patienten und der auf beiden Seiten vorhandenen ambivalenten Haltung bei der Suche nach Gesprächen interpretierte (Schmidt, 1984, S. 63 f und 67 f).

Vermittelt über das Klientensystem können auch andere Systeme, denen die Klienten als Elemente angehörigen, so z. B. die Familie des Klienten, andere soziale Organisationen, deren Hilfe die Klienten schon in Anspruch genommen haben, in das Team interferieren. Vorstellbar ist, dass Familienangehörige ständig auftauchen und die institutionellen Abläufe stören, oder dass Patienten beständig andere Organisationen einschalten und das Team Mühe hat, die Zuständigkeiten zu klären und die Untersuchungsergebnisse z. B. zu sammeln. Diese Interferenzen werden sich vermutlich auch in der Supervision reinszenieren, wenn sich das Team davon nicht genügend distanzieren kann.

4.1.4 Profession der SupervisandInnen

Die Supervision kann nur vermittelt über die einzelnen SupervisandInnen eine Funktion für deren Profession haben. Die Kompetenzerweiterung, die ein Mitglied einer Profession durch Supervision erfährt, kann sich z. B. in qualifizierten Beiträgen aus einer neu gewonnenen Perspektive zu den aktuellen Diskussionen in der Profession niederschlagen. Durch die Erhöhung der professionellen Kompetenz kann der Umgang mit Klienten optimiert werden, die als Mitglieder der Gesellschaft zur Einschätzung der Profession beitragen. Auch die Identität und der Umgang mit den professionstypischen Problemen kann vermittelt über die Supervision vieler Professionsangehöriger beeinflusst werden. Weiterhin können positive Erfahrungen Einzelner mit Supervision bewirken, dass die Aufnahme von Supervisionen in die Ausbildung und Fortbildung dieser Profession gefordert und etabliert wird.

Anschluss an die Profession der SupervisandInnen wird bei der Fallarbeit dadurch hergestellt, dass die SupervisandInnen ihre professionstypische Sichtweise von Klienten und von Professional-Klient-Beziehungen darlegen. In der Normalform der Fallarbeit gibt es eine Phase, in der die Ergebnisse der Fallbearbeitung dahingehend reflektiert werden, welche Auswirkungen sie für das professionelle Selbstverständnis und den professionellen Umgang mit Klienten bei allen Gruppenmitgliedern haben (Phase 4.4, ▶ Kap. 5.2). In der Institutionsanalyse kann der Anschluss an die Profession der SupervisandInnen geschaffen werden, wenn Probleme der Zusammenarbeit zwischen Angehörigen verschiedener Professionen thematisiert werden. Selbstbilder der Profession und Einschätzungen durch andere Professionen, Vorurteile gegeneinander, Bewertungen der Arbeit, Abgrenzung und Übereinstimmung in wichtigen Fragen können hier Thema sein.

Eicke widmet den »Mythen der Professionen« seine Aufmerksamkeit. Diese Mythen prägen seines Erachtens die Beziehungen zu den Klienten und die Beziehungen zu anderen Professionen. Man kann deren Wirkung also direkt in der Fallsupervision oder auch in der Institutionsanalyse bei der Diskussion über die Beziehung zwischen den Angehörigen verschiedener Professionen im Team beobachten. So beschreibt Eicke den Mythos der Sozialarbeiter wie folgt: Klienten und Sozialarbeiter sind gleich, und auch die Sozialarbeiter sind untereinander gleich. Balint hatte sich ja mit seiner Aufdeckung der »apostolischen Funktion« des Arztes und dessen »missionarischem Eifer« schon in ähnlicher Weise um die Aufdeckung des Mythos der Profession des Arztes bemüht (vgl. dazu Balint, 1968, S. 134; Eicke, 1974, S. 11).

Die Supervision grenzt sich von der Profession ab, indem sie eigene Normen etabliert. Sie typisiert die SupervisandInnen in erster Linie aufgrund der Rolle, die sie im System Supervision haben, und produziert so eine Gleichheit zwischen ihnen. Die Tatsache, dass die SupervisandInnen verschiedenen Professionen angehören und insofern ungleich sind, tritt daher in den Hintergrund. Die Gruppenmitglieder sollen sich in erster Linie als Lernende in Sachen Psychodynamik der Professional-Klient-Beziehungen oder im Hinblick auf die Organisation der Zusammenarbeit typisieren. Vom Standpunkt des Mitglieds

einer Profession können sie nur in wenigen Phasen der Fallarbeit oder Institutionsanalyse aus sprechen.

Die Ziele und Normen der Supervision können sich von denen der Profession stark unterscheiden und es den SupervisandInnen erschweren, die typischen Standpunkte in der Supervision einzunehmen. Damit sind die möglichen Interferenzen der Profession in die Supervision angesprochen. Ein Beispiel für eine solche Interferenz ist das Vortragen von Anamnesen in Balint-Gruppen mit Ärzten, denen die Arbeitsweise dieser Gruppe noch nicht vertraut ist. Sie stellen ihren Patienten nicht in Form der üblichen Erzählungen vor, sondern lesen objektive Daten aus der Krankengeschichte vor (Rosin, 1981, S. 74). Diese Form der »wissenschaftlich objektiven Haltung« Patienten gegenüber wird im Laufe der professionellen Sozialisation von Medizinern erworben und macht einen Teil ihrer professionellen Kompetenz aus. In der Supervision aber soll eine andere Haltung erlernt werden, der Arzt soll sensibilisiert werden für die unbewussten Vorgänge in der Beziehung zwischen ihm und den Patienten.[4] So kann es vorkommen, dass der Supervisor den betreffenden Teilnehmer auffordern muss, seine Krankengeschichte beiseite zu legen und frei zu erzählen, wobei er, wie Balint (1976, S. 404) unterstellt, auf Schwierigkeiten stoßen wird. Der Supervisor wird hier und in anderen Fällen, in denen die Normen der betreffenden Profession mit denen der Supervision in Konflikt treten, einige Energie daran setzen müssen, die Normen der Supervision durchzusetzen.

Man könnte sagen, dass er als Repräsentant dieses Systems die Autonomie dieses Systems gegenüber der Profession der SupervisandInnen erst herstellen muss.

Es kann nicht nur Differenzen zwischen den Normen der Supervision und denen der Profession der SupervisandInnen geben, sondern auch Differenzen zwischen den Normen unterschiedlicher Professionen, denen die einzelnen SupervisandInnen angehören. Daraus resultierende Konflikte werden sich sowohl im professionellen Alltag als auch in der Supervision zeigen. Werden die Konflikte gravierend, dann kann man im Programm Institutionsanalyse die Auswirkungen dieser Normendifferenzen auf die Zusammenarbeit und die Organisation der Arbeit untersuchen und im Programm Selbstthematisierung das Erleben dieser Konflikte bei den Gruppenmitgliedern bearbeiten.

Der Status und das gesellschaftliche Ansehen einer Profession werden auch insofern in die Supervision interferieren, als versucht werden wird, mit Hilfe dieser Wertungen die Beziehungen in der Supervisionsgruppe jenseits der prinzipiellen Gleichheit der SupervisandInnen zu strukturieren. Der Supervisor als Angehöriger einer Profession wird in diese Macht- und Einflussverteilung miteinbezogen und sollte dies in Rechnung stellen. So halte ich es z. B. für problematisch, als Nichtmediziner Ärztegruppen zu supervidieren, zum einen, weil die Feldkompetenz fehlt, was jedoch nicht das Wesentliche ist, zum anderen, weil der Supervisor aufgrund des ausgeprägten Statusdenkens der Ärzte Schwierigkeiten haben wird, als Leiter anerkannt zu werden, da sein gesellschaftlicher Status niedriger einzuschätzen ist als der der Ärzte.

4.1.5 Profession des Supervisors

Ein Supervisionsprozess hat für den Supervisor als Angehörigem einer Profession die Funktion, seinen Lebensunterhalt zu sichern, seine Kompetenzen durch die Sammlung von Erfahrungen zu erweitern, für sich und seine Profession durch gelungene Arbeit zu werben und damit zur Etablierung dieser relativ neuen Profession beizutragen.

Ob auch eine Funktion der Supervision für die zunächst erlernte Profession, die sich in der Supervision als sog. »Feldkompetenz« zeigt, besteht, kann ich nicht sagen.

Der Anschluss der Supervision an die Profession Supervision wird so hergestellt: Der Supervisor organisiert das Setting und die Abläufe in der Supervision nach den Normen und Maximen, die er erlernt hat und die für die Profession gültig und mehr oder minder stark kodifiziert sind.

4 Rosin untersucht in 2 Aufsätzen die Konflikte, die in Balint-Gruppen mit Psychiatern entstehen können, die ganz entgegen den Normen ihrer Profession das Erkennen der Psychodynamik der Arzt-Patient-Beziehungen üben sollen (vgl. Rosin, 1981; Rosin & Baur-Morlock, 1984).

Wenn Supervisor und SupervisandInnen die gleiche Profession erlernt haben, kann der Supervisor dieses Wissen aus seiner »Basisprofession« bei der Bearbeitung von Fällen und von Kooperationsproblemen anwenden. Differieren die Professionszugehörigkeiten, dann ist kein Anschluss an die Basisprofession möglich.

Wie grenzt sich nun das System Supervision von der Profession des Supervisors ab? Zum einen dadurch, dass die meisten seiner Elemente eben nicht Elemente dieser Profession sind, zum anderen dadurch, dass sich der Supervisor selbst immer wieder von den Normen und Maximen seiner Profession abgrenzen und prüfen muss, ob er der Eigenart dieses Exemplars von Supervision mit seinen Methoden und Verfahren gerecht wird. Er wird weiterhin Abweichungen von den Normen und von dem gesetzten Setting zulassen, um Konflikte sich entwickeln zu lassen, aus denen er Schlüsse auf die Probleme der SupervisandInnen ziehen kann. Bei der Bewertung professioneller Probleme bei den SupervisandInnen wird er sich immer wieder von seinem professionellen Wissen lösen müssen, um die Bewertungen und Erfahrungen der anderen Professionen kennenzulernen und zu berücksichtigen. Balint (1968, S. 130) spricht von einem »mehr wissen« und einem »weniger wissen« des Supervisors in manchen Bereichen und fordert ihn auf, das Wissen der SupervisandInnen zu respektieren.

Die Abgrenzung zur »Basisprofession« des Supervisors ist von ihm selbst zu leisten. Er muss sich als Supervisor und nicht z. B. als Sozialarbeiter typisieren, wenn er interveniert.

Die Profession des Supervisors kann in den einzelnen Supervisionsprozess interferieren, z. B. dadurch, dass sie noch nicht genügend Konzepte und Methoden entwickelt hat, um die verschiedenen in der Praxis auftauchenden Probleme optimal zu lösen. Weiterhin können die zentralen Normen der Profession eine zu starke Komplexitätsreduktion beinhalten: Existiert beispielsweise die Norm, alle Beziehungen zwischen Teammitgliedern in dyadische oder in Familienbeziehungen aufzulösen und ihren professionellen Charakter zu missachten, dann wird es nicht möglich sein, Probleme, die sich in diesen Beziehungen zeigen, als strukturelle und institutionsbedingte zu erkennen. Man kann nach dem heutigen Wissensstand der Profession eine solche Supervision als Suboptimierung verstehen.

Es besteht natürlich auch noch die Möglichkeit, dass der Supervisor nicht über den Wissensstand der Profession verfügt oder Normen vertritt, über die innerhalb der Profession kein Konsens besteht. Diese Abweichungen können dann mit den Erwartungen der SupervisandInnen an die Supervision kollidieren, und es kann zu Diskussionen über Sinn und Vorgehen kommen, die die eigentliche Supervisionsarbeit verhindern. Probleme wird es auch geben, wenn das tatsächliche Verhalten des Supervisors und die von ihm vertretenen Normen differieren. Mir ist eine Supervision bekannt, in der sich die Gruppe die Hälfte der Sitzungen mit der Frage beschäftigte, was Supervision sei und ob dies eine sei. Die Teilnehmer orientierten sich an der Norm, dass Fälle bearbeitet werden müssten, was auch im Kontrakt vereinbart wurde, und der Leiter orientierte sich an der Norm, »dass Störungen Vorrang haben«, und versuchte, die Beziehungen zwischen den SupervisandInnen zu klären.

4.1.6 Kontrollsupervision des Supervisors

Die Funktion einer Supervision für die Selbstkontrolle des Supervisors ist es, Material für dessen Selbstreflexion und dessen Kompetenzerweiterung zu liefern.

Der Anschluss der Supervision an die Kontrollsupervision sollte im Kontrakt mit den SupervisandInnen geregelt werden. Der Leiter teilt der Gruppe mit, dass er selbst supervidiert wird und ggf. auch über diese Supervision berichten wird, aber den Schutz der SupervisandInnen gewährleistet. Der Supervisor schafft den Anschluss, indem er Element in beiden Systemen ist. Die Ergebnisse einer Reflexion über den betreffenden Supervisionsprozess können wiederum Eingang in seine Supervisionspraxis finden, indem er sein Vorgehen modifiziert oder seine Einstellung gegenüber Mitgliedern oder Problemen der Gruppe ändern kann.

Die Abgrenzung der Supervision von der Kontrollsupervision muss der Supervisor selbst leisten. Einerseits ist er allein verantwortlich für seine Supervision und kann sich nur Rat und Hilfe holen, nicht aber die Verantwortung der Kontrollsupervision übertragen. Andererseits hält er sich an die im Kontrakt mit den SupervisandInnen vereinbarte Schweigepflicht, indem er Personen, Institutionen und Umstände, die ein Erkennen der SupervisandInnen erlauben, unkenntlich macht und so andere von Informationen über diese SupervisandInnen ausschließt.

Eine Form der Interferenz der Kontrollsupervision in die Supervision ist das Berichten über Vorgänge in der Kontrollsupervision, die diese Gruppe betreffen. In einem dokumentierten empirischen Beispiel für eine solche Interferenz berichtet der Supervisor den Supervisanden von den Ergebnissen der Fallbearbeitung in der Kontrollsupervision. Daraufhin entwickelt sich eine Diskussion über den Sinn solcher Kontrollsupervisionen und über die einzelnen Ergebnisse der Fallbearbeitung. Durch diesen Bericht des Supervisors wurde das Setting der Supervision zumindest in dieser Sitzung außer Kraft gesetzt, und es entwickelten sich zwischen den Gruppenmitgliedern und zwischen dem Supervisor und den Supervisanden Beziehungen, die vom normalen Setting einer Fallsupervision abwichen. Die üblichen Beziehungen und Selbsttypisierungen wieder herzustellen, dauerte mehrere Sitzungen.

4.1.7 Ausbildungssysteme

Ist die Supervision Teil der Ausbildung des Supervisors, hat sie für seine Ausbildung die Funktion, anhand von praktischen professionellen Handelns berufliche Kompetenz zu erwerben und die Übernahme einer neuen professionellen Rolle zu üben. Weitere Funktionsbestimmungen werden durch die Ausbildungspläne vorgenommen.

Die Supervision kann aber auch Teil des Ausbildungssystems der SupervisandInnen sein, so z. B. einer Gruppe von Sozialarbeitern, denen Curriculumpläne die Teilnahme an einer Supervision im praktischen Jahr auferlegen. Die Funktion der Supervision richtet sich neben der groben Festlegung auf die Reflexion erster praktischer Erfahrungen in der neuen Rolle auch nach den Ausbildungszielen, die das jeweilige Ausbildungssystem festgelegt hat.

Davon zu unterscheiden ist die Rahmenbedingung, die dadurch geschaffen wird, dass an einer Teamsupervision auch Auszubildende teilnehmen, die für einen Teil der Ausbildungszeit in diesem Team arbeiten. In diesem Fall hat die Supervision keinen Auftrag von deren Ausbildungssystemen, sondern kann höchstens für diese einzelnen Auszubildenden eine zusätzliche selbst gewählte Qualifikation darstellen, also eine Funktion für seine professionelle Rolle, nicht aber für das Ausbildungssystem haben.

Der Anschluss an das Ausbildungssystem des Supervisors wird geschaffen, indem diese Supervision Material für die Reflexion seiner neuen beruflichen Rolle und der praktischen Probleme der Supervisionsarbeit liefert. Diese Erfahrungen können in den verschiedenen Elementen des Ausbildungssystems auf verschiedene Weise weiter verarbeitet werden.

Ist die Supervision Teil des Ausbildungssystems der SupervisandInnen, dann organisiert sie den Anschluss an dieses System, indem sie die Ausbildungsziele umsetzt und die Möglichkeit bietet, dass sich die SupervisandInnen mit ihren praktischen Erfahrungen in anderer Weise als in den sonst vorherrschenden Instruktionssituationen auseinandersetzen. So kann z. B. das Erleben thematisiert werden, das durch das Handeln in der professionellen Rolle und durch die in der Ausbildung gelernten Maximen professionellen Verhaltens ausgelöst wird.

Der Anschluss an das Ausbildungssystem von Teammitgliedern, für das die Supervision keine direkte Funktion hat, ist eher zufällig und an die Person des Auszubildenden gebunden, der Element in beiden Systemen ist. Ob er das in der Supervision Gelernte in seine Ausbildung integrieren kann und ob die Maximen professionellen Handelns, die er dort lernt, mit den in der Supervision vermittelten vereinbar sind, kann nicht generell geklärt werden, sondern muss vom Einzelnen selbst gelöst werden.

Die Abgrenzung vom Ausbildungssystem des Supervisors wird dadurch erreicht, dass die Supervision als ein eigenständiges autonomes System typisiert wird, das vom Supervisor eigenverantwortlich organisiert wird. Die Ausbilder haben, selbst wenn sie den Eindruck haben, dass der Supervisor schwere Fehler macht, nicht die Möglichkeit, direkt dort einzugreifen und z. B. das Setting zu ändern.

Gegenüber anderen Teilen des Ausbildungssystems grenzt sich die Supervision ab, indem die besondere Form von Lernen, nämlich durch Erleben und Selbsterfahrung, herausgehoben wird. Die Beurteilung der praktischen Tätigkeit des Supervisors sollte von dieser reflexiven Bearbeitung deutlich getrennt werden, indem z. B. der Lehrsupervisor gemeinsam mit dem Supervisor in einer besonderen Sitzung eine Beurteilung des Lernerfolges erarbeitet.

Für die Abgrenzung der Supervision vom Ausbildungssystem der SupervisandInnen, dessen Teil sie ist, gilt das Gleiche, wie es eben für die Ausbildung des Supervisors beschrieben wurde. Die Besonderheit des Lernens durch Supervision muss herausgehoben werden, und die Supervision darf nicht zur Prüfungs- und Beurteilungssituation werden.

Die Abgrenzung vom Ausbildungssystem von Teammitgliedern, für die Supervision keine direkte Funktion hat, geschieht dadurch, dass deutlich gemacht wird, dass die Supervision vom Ausbildungssystem nicht als relevante Umwelt behandelt wird, sondern die Verbindung nur über ein Element hergestellt wird, das beiden Systemen angehört.

Interferieren kann das Ausbildungssystem des Supervisors, wenn die Supervision und deren Reflexion zur Prüfungssituation werden. Der Supervisor muss dann eine zusätzliche Selbsttypisierung vornehmen, nämlich die des Prüflings, die sein Verhalten in der Supervision vermutlich beeinflussen wird. Wie man zu einer Beurteilung des Supervisors kommt, ohne die Supervision derart umzufunktionieren, wurde bereits weiter oben beschrieben.

Das Ausbildungssystem der SupervisandInnen kann in die Supervision auf vielfältige Weise interferieren.[5] Unstimmigkeiten zwischen anderen Ausbildern und dem Supervisor über sein Vorgehen in der Supervision können in die Supervision hineinwirken. Supervisanden können die Supervision benutzen, um über die Methoden der Ausbildung und das Vorgehen einzelner Ausbilder zu sprechen. Der Supervisor wird, wenn er Fallsupervision anbietet, diese Dinge nur insofern berücksichtigen, als sie sich auf die professionellen Beziehungen der SupervisandInnen zu den Klienten auswirken. Wenn er mit ihnen auch Selbstthematisierung vereinbart hat, dann wird man das Erleben dieser Situation besprechen können. Auf jeden Fall sollte er vorsichtig mit Parteinahmen sein und die Grenzen und die Funktion der Supervision herausstellen. Man könnte vielleicht noch besprechen, wo der Ort für diese Diskussionen sein kann.

Praxisbezug

Das Ausbildungssystem eines Teammitglieds, für das die Supervision keine direkte Funktion hat, kann z. B. so interferieren: Der Ausbilder nimmt mit dem Supervisor Kontakt auf, um zu klären, ob die Ziele der Supervision und der Ausbildung kompatibel sind. Umgekehrt kann der Supervisand deutlich machen, dass er mit seiner Ausbildung nicht zufrieden ist. Hier muss der Supervisor deutlich machen, dass Erörterungen dieser Problematik nicht Gegenstand der Supervision sein können, und ihm die Grenzen seines Einflusses verdeutlichen.

4.1.8 Personalsysteme der SupervisandInnen

Die Funktion der Supervision für die Personalsysteme der SupervisandInnen ist es, es ihnen zu ermöglichen, über den Zusammenhang zwischen ihrer professionellen Rolle und ihrer Persönlichkeit zu reflektieren und die spezifischen Probleme, die aus diesem Zusammenwirken resultieren, zu erkennen.

Dass Teilnehmer bei dieser Reflexion auch etwas über ihre psychischen Besonderheiten erfahren können, die nicht nur im Beruf, sondern auch im Alltag eine Rolle spielen, ist evident. Diese Erkenntnisse über die eigene psychische Komplexität können zu Veränderungen des Personalsystems führen, die sich nicht nur auf den professionellen Bereich, sondern auch auf andere soziale Zusammenhänge auswirken.

5 Die psychischen Folgen des Einbaus der Supervision in ein Ausbildungssystem für den unbewussten Gruppenprozess beschreibt Gnädinger (1990, S. 285 f) anhand der Einbeziehung der Balint-Gruppenarbeit in die Fort- und Weiterbildung von Ärzten.

Der Anschluss an die Personalsysteme der SupervisandInnen ist unmittelbar gegeben, da sich die Gruppenmitglieder jederzeit als Personalsysteme typisieren können und auch von anderen so typisiert werden können. Im Ablauf der Supervision gibt es bestimmte markierte Stellen, an denen die Thematisierung der Persönlichkeit der SupervisandInnen explizit vorgesehen ist. Thematisiert wird das Personalsystem des betreffenden Supervisanden z. B., wenn bei der Fallbearbeitung nach dem Zusammenhang zwischen dem Problem des Falls und der persönlichen Eigenart des Supervisanden gefragt wird. Dies geschieht in Phase 4.4 der Normalform der Fallarbeit »Verständigung über die Bedeutung des Problems für den Erzähler«. Im Rahmen der Selbstthematisierung kann reflektiert werden, welche Position ein Supervisand innerhalb der Gruppe einnimmt und wie diese Positionswahl von seiner psychischen Struktur abhängig ist (Phase 3 des Ablaufs der Selbstthematisierung »Beiträge zum Gruppenthema« und Phase 5.1 »Bedeutung des Themas für die Beziehungen in der Gruppe«). Bei der Institutionsanalyse kann die Beschreibung der Rollen, hier nicht verstanden als festgelegte soziale Rollen, sondern als Funktionen für das psychische Gleichgewicht oder die Arbeitsfähigkeit einer Gruppe, die nicht an Personen gebunden sind, sondern von diesen selbst gewählt werden, Schlüsse auf die Personalsysteme der SupervisandInnen zulassen. Däumling et al. (1974, S. 143 f) zitieren 2 solcher »Rollenkataloge«:

Nach Benne und Sheats werden Rollen, die sich auf Gruppenaufgaben beziehen, wie z. B. »Initiator«, »Belehrung Suchender« und »Koordinator« etc. unterschieden von Rollen, die sich auf die Erhaltung der Gruppenstruktur beziehen, wie »Mutgeber«, »Vermittler und Ausgleichender« und »Normgeber«. Davon unterscheiden sie Rollen, die sich auf die Bedürfnisse des Individuums zurückführen lassen wie »Verspielter«, »Aggressor«, »Geltungssuchender« etc.

Der 2. Rollenkatalog, den Däumling et al. (1974, S. 144) von Heigl (1970) übernehmen, umfasst Funktionen, die auf das unbewusste Geschehen in der Gruppe bezogen sind. Mit diesen Typisierungen kann der Supervisor seinen Verstehensprozess strukturieren; sie eignen sich weniger als die zuvor genannten Rollen für die Klassifizierung in der Diskussion mit den SupervisandInnen[6]:

Mögliche Rollen von SupervisandInnen in der Supervision. (Nach Däumling et al., 1974)

1. Gruppenaufbauende (-bildende) Funktionen
2. Gruppenerhaltende Funktionen
3. Zielorientierte Gruppenfunktionen
4. Sowohl zielorientierte wie auch gruppenerhaltende Funktionen
5. Analytische Gruppenfunktionen
6. Kollektive Abwehrfunktionen
7. Gruppenfremde Funktionen

In der Fixierung an eine solche Rolle zeigen sich Strukturen der jeweiligen Personalsysteme, die thematisiert werden können, wenn sich die Rollenübernahme als ineffektiv, störend für den Betreffenden selbst oder für das Team auswirkt. Je flexibler die Rollenverteilung in einer Gruppe gehandhabt werden kann, desto weniger Schlüsse kann man auf die Personalsysteme der einzelnen Gruppenmitglieder ziehen.

Das System Supervision grenzt sich von den Personalsystemen der SupervisandInnen ab, indem es sie als soziale Rollen typisiert, die bestimmte Arbeitsaufgaben erfüllen und bestimmte sozial verbindliche Standpunkte und Perspektiven einnehmen.

Interferieren können die Personalsysteme von SupervisandInnen beständig, und sie tun es auch. Man kann z. B. davon ausgehen, dass das Personalsystem eines Mitglieds interferiert, wenn zwischen dem erwartbaren Rollenverhalten und dem tatsächlichen Verhalten eine Differenz besteht. Diese Differenzen werden vom System erwartet und durch Zuschreibungen der Ereignisse zum Personalsystem des Mitglieds normalisiert. Diese Zuschreibungen können dazu genutzt werden, das komplexe Zusammenwirken von Personalsystem und professioneller Rolle, von der Position im Team

6 Diese Klassifizierung geht auf Erfahrungen von Psychoanalytikern mit Rollendifferenzierungen in psychoanalytisch orientierten Gruppentherapien zurück.

und den institutionellen Rahmenbedingungen zu analysieren. Dieses Arbeitsziel kann nicht erreicht werden, wenn die Gruppenmitglieder aufgrund von aktuellen Störungen oder strukturellen Defiziten der Selbstregulation ihres psychischen Systems nicht in der Lage sind, sich zu sich selbst reflexiv zu verhalten und die Zuschreibungen von Ereignissen zu verschiedenen Rollen und Positionen, die sie innehaben, und zu Besonderheiten ihrer psychischen Konstitution mit zu vollziehen. Erscheint es allen aussichtsreich, so kann man sich eine Weile dem Personalsystem dieses Mitglieds widmen und zur Wiederherstellung seiner Fähigkeit zur Selbstregulation und Selbstreflexion beitragen. Andernfalls sollte man es auf die Möglichkeiten einer Therapie hinweisen und sich mit der Gruppe über den Verbleib des Betreffenden in der Supervision unterhalten. Dieses Problem wird dann aber nicht nur eines der Supervision, sondern auch des beruflichen Alltags sein.

Zwischen den erwartbaren Interferenzen der Personalsysteme, die zur Erreichung der Ziele der Supervision nötig sind, und den zuletzt beschriebenen Interferenzen gestörter Persönlichkeiten liegt noch eine Form der Interferenz, die sich im Wunsch nach Selbsterfahrung und im »Psychologisieren« und »Personalisieren« institutioneller Konflikte manifestiert.

In dem mehr oder weniger deutlich geäußerten Wunsch nach Selbsterfahrung ist der Versuch zu sehen, sich über die Tatsache, dass man als Professioneller oder als Mitglied einer Institution an der Supervision teilnimmt, hinwegzusetzen und das Setting zu ändern. Die Teilnehmer möchten die für die Supervisionsarbeit notwendige Reduzierung der Komplexität ihrer Persönlichkeit aufheben und sich in der ganzen Vielfalt und Komplexität ihrer Persönlichkeit darstellen und verstehen. Dies wäre eine angemessene Selbsttypisierung für die Mitglieder einer Selbsterfahrungsgruppe, nicht aber für die Teilnehmer einer Supervision. Hier muss der Supervisor auf die Ziele und die dazu notwendigen Selbsttypisierungen der SupervisandInnen hinweisen und auf die Einhaltung des Settings dringen. Das Psychologisieren und Personalisieren von institutionellen Konflikten stellt eine Interferenz der Personalsysteme nicht allein in die Supervision, sondern auch in den institutionellen Alltag dar.

Die Negierung von Rollen und institutionellen Strukturen, die diese Verarbeitung von Konflikten mit sich bringt, ist eine zu starke Reduktion der Komplexität von Institutionen, die in der Supervision sicher wiederholt wird und dort auch bearbeitet werden kann. Der Supervisor wird sich darum bemühen müssen, Ereignisse, die den psychischen Strukturen von einzelnen Teammitgliedern zugeschrieben werden, als Ausdruck eines komplizierten Zusammenwirkens von Individuum, Institution und sozialer Rolle darzustellen. Bestehen starke Widerstände gegen dieses analytische Herangehen, wird man sich zunächst mit den im emotionalen Bereich zu suchenden Motiven für diese Form der Komplexitätsreduktion beschäftigen müssen. Man wird z. B. narzisstische Kränkungen, die durch das Herunterstufen der Bedeutung und der Verantwortung des Personalsystems für die Konflikte ausgelöst werden können, bearbeiten müssen.

4.1.9 Personalsystem des Supervisors

Die Supervision kann für den Supervisor, wie für die Gruppenmitglieder auch, die Funktion haben, ihm Erkenntnisse über seine professionsabhängige und -unabhängige Ich-Identität zu vermitteln. Die Ergebnisse dieser Erkenntnisprozesse werden jedoch normalerweise nicht zum Gegenstand der Gruppenarbeit wie bei den SupervisandInnen. Sie finden meist in vermittelter Form, z. B. in Einstellungsänderungen, wieder Eingang in die Supervision.

Der Anschluss der Supervision an das Personalsystem des Leiters ist unmittelbar gegeben, da er die interaktionellen Ereignisse in der Supervision wahrnimmt und erlebt wie jedes Gruppenmitglied auch. Nur kann er aufgrund der Aufgaben, die ihm durch seine professionelle Rolle zuwachsen, diese Erlebnisse nicht unreflektiert mitteilen. Es muss erst ein komplexer innerer Verarbeitungsprozess stattfinden, in dem der Kontakt zwischen den verschiedenen Strukturen des psychischen Systems hergestellt wird, zwischen »Es«, »Ich«, »Über-Ich« und »Selbst«. Die Ergebnisse dieses internen Prozesses müssen dann noch mit Hilfe des professionellen Relevanzsystems geprüft und hinsichtlich ihrer Nützlichkeit für den Supervisionsprozess bewertet werden. Erst das Ergebnis dieser Reflexion sollte in Form von Interventionen oder anderen Beiträgen in die Gruppe gelangen. Dass es für den Supervisionsprozess erfrischend und förderlich sein kann, wenn der Supervisor gelegentlich als Personalsystem auftritt und spontan reagiert, steht wohl außer Zweifel. Daran, wie er seine professionelle Rolle und seine psychischen Vorgänge miteinander vereinbart, können die SupervisandInnen lernen, die in ihrer professionellen Praxis diese beiden Seiten auch beständig vereinbaren müssen.

Störend interferieren kann die Person des Supervisors, wenn seine psychischen Verarbeitungsmöglichkeiten durch bestimmte Probleme der SupervisandInnen überfordert werden, sei es aufgrund von aktuellen Belastungen oder aufgrund von strukturellen Wahrnehmungs- und Verarbeitungsdefiziten, den sog. »blinden Flecken«. Ist er einmal nicht mehr in der Lage, seine professionelle Rolle auszuüben, dann ist es die Aufgabe des gesamten Systems, dieses Defizit durch Zuschreibung der Ereignisse und Probleme zur Person des Supervisors auszugleichen. Ob dieser sich dann allein oder mit Hilfe einer Kontrollsupervision um die Aufklärung dieser Interferenz bemüht, hängt zum einen von seiner Selbsteinschätzung ab und zum anderen davon, wie weit die Gruppe ohne diese Klärung weiter arbeiten kann. Analysiert er mit der Gruppe gemeinsam diese Interferenz, dann kann dies nicht die Funktion haben, nur für ihn persönlich eine Klärung herbeizuführen, sondern es wird darum gehen, dieses auffällige Ereignis in Zusammenhang mit dem Gruppenprozess zu bringen und es für das Verstehen der Probleme, an denen die Gruppe gerade arbeitet, zu nutzen. Ich denke jedoch, dass es beim Auftauchen auffälliger emotionaler Reaktionen des Supervisors notwendig ist, festzustellen, dass dies etwas mit seiner Person zu tun hat, und damit die Gruppe zu entlasten.

4.1.10 Der unbewusste oder dynamische Gruppenprozess

Exkurs

So wie die Personalsysteme der einzelnen Gruppenmitglieder und des Leiters zur relevanten Umwelt von Supervisionsgruppen gehören, stellt auch der unbewusste Gruppenprozess, wie er sich in jeder Gruppe entwickelt, ein relevantes Umweltsystem dar, allerdings kein soziales, sondern ein psychisches System (zum Begriff des unbewussten Gruppenprozesses und der hier verwendeten Modelle von Gruppenentwicklung ▶ Kap. 2.2, Abschn. »Gruppentherapie und Gruppenselbsterfahrung«). Es erscheint zunächst recht befremdlich, diesen unbewussten Gruppenprozess als System und gar noch als Umweltsystem zu untersuchen, das lässt sich so verstehen: Dieses psychische System ist – wie die Personalsysteme im Übrigen auch – eine andere Art von Umwelt für die Supervision, als es andere Sozialsysteme sind. Das liegt daran, dass die Beziehungen zwischen den Systemklassen psychische Systeme und Sozialsysteme anderer Natur sind als die Beziehungen zwischen verschiedenen organisierten Sozialsystemen und dass diese Besonderheiten noch nicht völlig geklärt sind. So bezeichnet Luhmann (1981b) die Beziehung zwischen psychischen und sozialen Systemen als »interpenetrierende«, als sich gegenseitig durchdringende und »symbiotische« Beziehungen. Diese andere Form des Umweltkontakts ergibt sich dadurch, dass eine soziale Rolle (und damit auch soziale Systeme) nur als eine an ein psychisches und biophysisches System gebundene existieren kann. Die Abgrenzung zwischen diesen 3 Seiten einer Person ist ungleich schwieriger als die Abgrenzung zwischen 2 Sozialsystemen. Zusätzlich wird die Untersuchung der Beziehung zwischen einer Supervision und dem unbewussten Gruppenprozess dadurch etwas verkompliziert, dass nicht, wie üblich, die Funktion des Gruppenprozesses für die

▼

Supervision die alleinige denkbare Beziehung darstellt, sondern umgekehrt hier aus systematischen Gründen die Funktion der Supervision für den unbewussten Gruppenprozess untersucht wird (vgl. dazu Argelander, 1972, S. 99 f). Vielleicht erweist sich die neue Sichtweise jedoch auch als Erkenntnisgewinn.

Wie kann nun die Funktion der Supervision für den unbewussten Gruppenprozess aussehen?

Die Supervision liefert den Rahmen, innerhalb dessen sich dieser Prozess ungestört entwickeln kann: Die Zusammensetzung einer Gruppe aus mehreren Personalsystemen, die Gewährleistung der Kontinuität der Zusammenkünfte durch Mitgliedschaftsregeln, durch Festlegung von Zeit und Ort und die Herausbildung einer Rolle, des Leiters, der als Repräsentant des Systems über die Einhaltung all dieser Bedingungen – des Settings – wacht. Die Aufgabe dieser Rolle ist es weiterhin, diesen unbewussten emotionalen Prozess zu begleiten und zu fördern, Krisen beim Übergang von einer Phase zur nächsten bewältigen zu helfen und der Gruppe bei der Selbstreflexion über diesen Prozess behilflich zu sein, falls dies ansteht. Auch der Leiter ist in diesen unbewussten Prozess einbezogen, er ist auch ein Element dieses psychischen Systems, er hat aber aufgrund seiner professionellen Ausbildung die Möglichkeit und in der Supervision auch die Aufgabe, sich von dieser Position des Elements zu distanzieren und eine außenstehende, beobachtende Position einzunehmen. Erst alle diese Faktoren zusammen bilden die Grundlage dafür, dass sich der unbewusste Gruppenprozess optimal entwickeln kann.

Nun folgen einige Anmerkungen zur üblichen Sicht dieses Verhältnisses.

Die Funktion des unbewussten Gruppenprozesses für die Supervision ist es, dass die SupervisandInnen anhand einer gemeinsamen emotionalen Entwicklung in der Gruppe verschiedene unbewusste Beziehungsmuster, wie sie sich im Laufe eines unbewussten Gruppenprozesses entwickeln, samt den dazugehörenden Problemen, Affekten und Paradoxien erleben können und erkennen lernen. Gelingt der Prozess, dann lernt die Gruppe schließlich eine relativ reife und entwickelte Form der Kommunikation und der Regelung von Beziehungen kennen, wie sie z. B. von Sandner als typisch für die »reflexiv-interaktionelle« Phase der Gruppenentwicklung beschrieben wird (vgl. dazu Sandner, 1978, S. 174 sowie die Ausführungen zu seiner Position ▶ Kap. 2.2, Abschn. »Gruppentherapie und Gruppenselbsterfahrung«).

Den Anschluss an den Gruppenprozess organisiert die Supervision, indem im Ablauf der Arbeit Phasen vorgesehen sind, in denen der Gruppenprozess thematisiert werden kann. So findet sich z. B. in der Fallbearbeitung die Phase 4.5, in der der Zusammenhang zwischen dem Problem des bearbeiteten Falls und dem Stand des unbewussten Gruppenprozesses reflektiert werden kann (▶ Kap. 5.2). Im Ablauf des Selbstthematisierungsprogramms besteht in der Phase 6 die Aufgabe darin, das Thema und Problem der heutigen Gruppenarbeit im Hinblick auf seine Bedeutung für den Gruppenprozess und die Beziehungen in der Gruppe zu bewerten (▶ Kap. 5.3). Der Anschluss an den unbewussten Gruppenprozess kann auch in Form von Spiegelungen hergestellt werden. Für die Teilnehmer zunächst unmerklich, spiegelt sich das unbewusste Thema ihres Gruppenprozesses in der Auswahl und dem Problem der ausgesuchten Fälle wider. Schäfer (1978) stellte nach der Auswertung des unbewussten Gruppenprozesses einer Balint-Gruppe, die im Rahmen des Kassler Forschungsprojekts untersucht wurde, Folgendes fest:

»Man könnte hier einwenden …, dass nur selten oder rein zufällig die Konflikte der Gruppe und des Klienten identisch oder ähnlich sind. Es zeigt sich aber in der Praxis, dass die Auswahl der Fälle, die spontan geschieht, abhängig ist von dem unbewussten Geschehen in der Gruppe; in der Weise, dass der dargestellte Fall eben dieses unbewusste Thema ausdrückt, wenn auch zunächst verschlüsselt« (Schäfer, 1978).

Argelander weist zunächst darauf hin, dass dieser Prozess nicht Gegenstand der Gruppenarbeit sein kann: »Diese Feststellung schließt keineswegs aus, dass dieser Prozess ohne Wirkung verläuft. Im Gegenteil, er hat auch einen persönlichkeitsverändernden Einfluss auf die Struktur des Gruppenteilnehmers, erreicht dessen Bewusstsein aber nicht über verstehende oder deutende Teilnahme am unbewussten Geschehen der Gruppe, sondern indirekt über die Auseinandersetzung mit der dargestellten Aufgabe …. Entsprechend wirkt sich das unbewusste Geschehen sichtbar am Lernprozess der Gruppe aus, indem es ihn stört oder fördert; denn die Entwicklung des Lernprozesses steht in einem engen Zusammenhang mit der Progredienz des unbewussten Gruppenprozesses« (Argelander, 1972, S. 99).[7] Da das unbewusste Geschehen bei der Fallbesprechung nicht direkt bearbeitet wird wie in Therapiegruppen – Argelander (1972, S. 99 f) fordert z. B., dass es in »den Dienst der Fallarbeit treten solle« –, wird, vermittelt über die Bearbeitung des unbewussten Problems des Falls, auch das unbewusste Problem der Gruppe bearbeitet.

Dies ist ein zirkuläres Modell, mit dem man in der Supervision die Interferenz des psychischen Systems der Gruppe, jedenfalls in der Fallsupervision, bearbeitet: Die Beziehungsmuster des Falls sind als eine Spiegelung der Beziehungsmuster, die in der Supervisionsgruppe existieren, und die Beziehungen in der Supervisionsgruppe während der Bearbeitung des Falls sind wiederum als eine Spiegelung der Beziehungen zwischen Professional und Klient im vorgestellten Fall aufzufassen. Gelingt diese indirekte Bearbeitung nicht, so wird man zur direkten Thematisierung der Gruppendynamik umschalten müssen. Treten die Bearbeitung von Fällen oder die Beschäftigung mit institutionellen Problemen in den »Dienst der Gruppendynamik«, so sollte man einen Programmwechsel zur Selbstthematisierung vornehmen. Diese Blockaden können dann dort durch Manifestierung und Reflexion der latenten Gruppenstrukturen und -probleme direkt bearbeitet werden. Im Programm Selbstthematisierung und im Wechsel zwischen den Programmen organisiert das System also auch den Anschluss an den unbewussten Gruppenprozess (▶ Kap. 6.2). Die Supervision grenzt sich gegen den unbewussten Gruppenprozess ab, indem sie ihre typischen Ziele, die Rollen und ihre Aufgaben und ihre typischen Abläufe immer wieder verstärkt und die Einhaltung dieser Strukturen kontrolliert. Hier hat der Leiter als Repräsentant des Systems die Aufgabe, darauf zu achten, dass das Setting der Supervision eingehalten wird und sich nicht eine Selbsterfahrungs- oder Therapiegruppe entwickelt, in der dann nur noch der unbewusste Gruppenprozess bearbeitet wird.

Dass der unbewusste Gruppenprozess beständig interferiert, ist bereits deutlich geworden. Diese Interferenzen in Form von Spiegelungen des unbewussten Problems der Gruppe im ausgewählten Fall sind dem Erkennen von Psychodynamik dienlich. Es gibt aber auch störende Interferenzen, die nicht für die Ziele der Supervision umzusetzen sind, sondern den Bestand des Systems gefährden können. Widerstände gegen die Lernziele der Supervision und gegen die für die Supervision typische Bearbeitung der verschiedenen Phasen des unbewussten Gruppengeschehens sind in der folgenden Übersicht aufgeführt:

Störende Interferenzen im Gruppenprozess
- Nichteinhalten des Kontrakts
- Negieren der Rolle der SupervisandInnen und des Supervisors
- Reduktion der Komplexität dieses Systems auf das Niveau einfacher Sozialsysteme
- Bekämpfen und Ignorieren des Supervisors
- Beständiger Wechsel zwischen den Programmen, der nicht sozial ratifiziert worden ist

Die Möglichkeit des Leiters, diesen Interferenzen zu begegnen, liegt darin, das Programm Selbstthematisierung konsequent anzuwenden und die Einhaltung der Festlegung auf ein Programm zu kontrollieren. Durch die Thematisierung der Affekte und des latenten Problems der Gruppe kann diese

7 Eine kritische Würdigung findet der »Klassische Balint-Ansatz« in unserer empirischen Untersuchung zur Themenentwicklung in Balint-Gruppen (Giesecke & Rappe-Giesecke, 1994, Kap. 4.2).

Störung dann bearbeitbar werden. Grundsätzlich kann der Leiter immer wieder auf die Lernziele und die im Kontrakt festgelegten Rahmenbedingungen der Arbeit hinweisen und ihre Einhaltung einfordern, bevor er auf die Selbstthematisierung dieser Settingverletzungen drängt.

4.2 Der innere Aufbau des Systems

Nach der Untersuchung der System-Umwelt-Beziehungen wird im Folgenden der 2. Teil der Analyse der Differenzierungsdimension dargestellt, die Beschreibung der internen Differenzierung des Systems in Subsysteme. Das Untersuchungsinteresse ist es hier, festzustellen, wie die **Kohäsion** zwischen den Subsystemen hergestellt wird und welche Abhängigkeiten zwischen diesen Subsystemen untereinander und vom »Supersystem« bestehen. Der gesamte Supervisionsprozess mit seinen Einheiten, wie sie in ► Kap. 3.1 beschrieben wurde, emergiert hier als Supersystem, während die als Untersuchungseinheit gewählten Teile des Systems als Subsysteme erscheinen. Nun gibt es scheinbar unendlich viele Möglichkeiten, das System in immer kleinere Einheiten zu zerlegen und immer kleinere Subsysteme zu bilden. Man erhielte dann eine unüberschaubare Fülle von Beziehungen zwischen diesen Einheiten. Eine erschöpfende und systematische Analyse der internen Differenzierung kann nicht vorgenommen werden, vielleicht wäre dies bei genügender Erforschung dieses Gegenstandes mit Hilfe von Datenverarbeitung möglich. Eine Lösungsmöglichkeit wäre es, aufgrund des Forschungsinteresses Einheiten zu wählen. Mir erscheint es im Moment am relevantesten, die Beziehungen zwischen den 3 Programmen und der Vorphase der Problemdiagnose zu untersuchen.

Definition

Die Programme und die Vorphase emergieren also im Rahmen der folgenden Untersuchung als in sich geschlossene Systeme, die zu ihrer Umwelt Kontakt aufnehmen, sich von ihr abgrenzen und auch in andere Systeme interferieren können, aber sie emergieren auch als ein Subsystem des nunmehr als »Supersystem« erscheinenden gesamten Systems Supervision.

Bei der Untersuchung der 3 Programme wird jeweils folgende Frage gestellt: Welche Funktion hat das Programm für das Supersystem Supervision, und welche Funktion hat es für die beiden anderen Subsysteme? Es wird untersucht, wie das Subsystem den Anschluss an das Supersystem und an die beiden anderen Subsysteme organisiert, wie es sich vom Supersystem und den Subsystemen abgrenzt und wie die beiden anderen Subsysteme typischerweise in dieses Subsystem interferieren.

Interessant wäre es auch, die in ► Kap. 5.1 beschriebenen »Elemente des zeitlichen Ablaufs« als Untersuchungseinheiten zu wählen und so z. B. die Abhängigkeiten der Kontraktsitzung von Erstkontakt oder die Beziehung zwischen Sitzungen, die nach einem Programm verlaufen, von der Kontraktsitzung oder von einer Auswertungssitzung zu untersuchen. Was wir bereits früher mehr oder weniger systematisch getan haben, war, die einzelnen Phasen des Ablaufs einer Sitzung als Untersuchungseinheit zu wählen und ihre Abhängigkeiten von den anderen Phasen des Ablaufs zu untersuchen. Dabei konnte man feststellen, dass die Abfolge der Phasen nicht beliebig ist, dass es bestimmte Abhängigkeiten gibt in der Form, dass eine Phase erst begonnen werden kann, wenn bestimmte andere abgeschlossen sind, und dass man zwar zwischen Phasen hin und her wechseln kann, aber nicht in jeder prinzipiell möglichen Variante.[8] Der Zusammenhang zwischen den Phasen des Ablaufs wurde in systematischer Weise in ► Kap. 6.2 untersucht. Das Subsystem ist bei dieser Analyse eine wesentlich kleinere Einheit als bei der folgenden Untersuchung der Programme, es ist eine Phase im Ablauf einer Sitzung. Als Supersystem emergiert dann unter dieser Perspektive die einzelne Sitzung, die nach einem bestimmten Programm abläuft.

8 Vgl. dazu Giesecke & Rappe (1982, S. 217 f und S. 233–272); vgl. ebenso Giesecke (1983b). Beispielhafte Analysen von Supervisionssitzungen nach dem Ablauf der einzelnen Phasen finden sich in Müller (1983), in Rappe-Giesecke (1983a, 1986, S. 32 f) und Giesecke & Rappe-Giesecke (1994, Kap. 6.2).

4.2.1 Programm Selbstthematisierung

Die Funktion des Subsystems oder Programms Selbstthematisierung für das Supersystem Supervision ist es, die für eine optimale Erreichung der Arbeitsziele notwendigen Selbst- und Fremdtypisierungen der SupervisandInnen und des Supervisors wieder herzustellen, die durch Interferenzen von Selbst- und Fremdtypisierungen aus anderen Systemen, z. B. aus der Organisation, der die SupervisandInnen angehören, oder aus dem unbewussten Gruppenprozess, außer Kraft gesetzt wurden. Das Ergebnis der Arbeit in diesem Programm ist die wiederhergestellte störungsfreie Arbeitsatmosphäre in der Gruppe.

Die Funktion der Selbstthematisierung für das Subsystem Institutionsanalyse ist es, Störungen des eher rationalen Vorgehens bei der Untersuchung institutioneller Probleme, die auf emotionale Blockaden bei den SupervisandInnen hindeuten, durch direkte Thematisierung dieser emotionalen Aspekte und damit verbunden des Personalsystems der SupervisandInnen zu beseitigen. Dabei kann es um Schwierigkeiten einzelner mit ihrer professionellen Rolle oder ihrem beruflichen Status gehen, die z. B. nicht durch »Rollenverhandeln« (▶ Kap. 5.4) gelöst werden können. Oder es kann um Beziehungen zwischen Teammitgliedern gehen, die nicht primär durch Rollen- und Funktionsaspekte bestimmt werden, sondern z. B. durch kollusive Übertragungs- und Gegenübertragungsbeziehungen, die, obwohl sie als dysfunktional wahrgenommen werden, von den Beteiligten nicht verändert werden können. Die Klärung dieser meist latent bleibenden Strukturen ist die Voraussetzung für eine eher kognitive Reflexion der Rollen und Beziehungen, die dieser Selbstthematisierung dann in der Institutionsanalyse folgen kann.

Für das Subsystem Fallarbeit kann dieses Subsystem die Funktion übernehmen, störende Interferenzen des unbewussten Gruppenprozesses, so wie sie in ▶ Kap. 4.1 (Abschn. »Das Team als Subsystem der Organisation«) beschrieben wurden, zu bearbeiten. Dient die Bearbeitung von Fällen der Gruppe dazu, Themen ihres unbewussten und zurzeit sich schwierig gestaltenden Gruppenprozesses indirekt anzugehen, statt sich mit der Psychodynamik der Professional-Klient-Beziehungen zu beschäftigen, dann kann die Gruppe diese problematisch gewordenen Beziehungen untereinander direkt im Subsystem Selbstthematisierung klären. Das Subsystem hat seine Funktion für das der Fallarbeit erfüllt, wenn wieder diejenigen Beziehungen zwischen den Gruppenmitgliedern und dem Supervisor hergestellt sind, die eine Fallarbeit im Dienst der Klärung von Professional-Klient-Beziehungen erlauben. Man könnte es auch so formulieren, dass dieses Subsystem die Funktion hat, die durch die Interferenz von anderen Systemen überkomplex gewordene Selbst- und Fremdtypisierung der Elemente des Systems wieder auf das für die Fallarbeit übliche Maß der Komplexität zu reduzieren.

Die Selbstthematisierung organisiert den Anschluss an das Supersystem, indem sie einen Beitrag zur Erreichung des Ziels der Supervision leistet: Sie beseitigt die Störungen und Blockaden, die sich auf dem geraden Weg zum Arbeitsziel zeigen, indem sie den geraden Weg verlässt, eine kleine Schleife ausführt und dann wieder an die Stelle zurückführt, an der der »main stream« verlassen wurde. Außerdem sind besondere Anschlussstellen vorgesehen, in denen eine An- und Abkopplung zu den anderen Subsystemen stattfindet, die Phasen des »Programmwechsels«. Dies ist ein besonderes Teilsystem, dessen Aufgabe es ist, einen sozial verbindlichen Kontrakt über den Wechsel zwischen den Programmen zu schaffen.

Der Anschluss zu den beiden anderen Subsystemen wird einmal durch diesen Programmwechsel hergestellt und dadurch, dass die abweichenden, auffälligen und informativen Ereignisse in den beiden anderen Subsystemen zum Material werden, mit dem in der Selbstthematisierung gearbeitet wird. Die interaktiven Vorgänge in den anderen Subsystemen kann man auch als den gemeinsamen »Wissensraum« der Gruppe bezeichnen, auf den sich alle beziehen können. Aus ihm wird das Problem rekonstruiert, an dem die Gruppe dann arbeitet.

Vom Supersystem grenzt sich dieses Subsystem ab, indem es seine im Vergleich zur gesamten Supervision begrenzten Ziele und Aufgaben benennt und verstärkt.

Von den beiden anderen Subsystemen grenzt es sich ab, indem es sich als eine in sich geschlossene Einheit mit bestimmten Aufgaben und Zielen, Rollen, einer typischen Ablaufstruktur und einer eigenen Identität, in der alle diese Aspekte repräsentiert sind, typisiert. Außerdem dienen die Phasen, in denen der Programmwechsel organisiert wird, nicht nur dem Anschluss zwischen den Subsystemen, sondern markieren auch deutlich die Grenzen zwischen den Systemen.

Interferenzen der beiden anderen Subsysteme in der Selbstthematisierung können so aussehen: Die Gruppe, die von der Fallarbeit zur Selbstthematisierung wechselte, weil der Fall offenbar nur zur verdeckten Thematisierung der Gruppendynamik benutzt wurde, kehrt während der selbstreflexiven Arbeit ohne besondere Markierung zur Fallbearbeitung zurück. Statt sich mit den gruppendynamischen Auffälligkeiten in der zurückliegenden Fallbearbeitung zu beschäftigen, widmet sie sich der Professional-Klient-Beziehung, bevor ihr eigenes emotionales Problem geklärt werden konnte. Hat es einen Wechsel von der Institutionsanalyse zur Selbstthematisierung gegeben, weil bei der Diskussion um die Ziele ihrer Arbeit sich ganz offenbar Widerstände emotionaler Art entwickelten, findet nun inmitten der Rekonstruktion der erlebensmäßigen Verarbeitung dieser und früher stattgefundener Zielsetzungsdiskussionen plötzlich ein Wechsel zur rationalen Analyse der Funktionalität der Zielsetzungen, die die übergeordnete Organisation vorgeschlagen hatte, für die Betreuung der Klienten statt.

Exkurs

Bei diesen Interferenzen liegt es nahe, den Begriff des »Widerstandes« zu gebrauchen. Ein nicht ratifizierter Programmwechsel kann als Widerstand gegen die selbstreflexive Klärung der Gruppensituation verstanden werden. Zunächst jedoch stellt die Thematisierung institutioneller Aspekte oder gruppendynamischer Probleme sowie die Andeutung von schwierigen Professional-Klient-Beziehungen keinen Widerstand dar, solange allen Beteiligten deutlich ist, dass das Eingehen auf diese Themen einen Programmwechsel erfordert und dass es sich um eine Abweichung vom Programm handelt. Der Wechsel zwischen den Programmen, wenn er sozial ratifiziert ▼ und deutlich markiert ist, ist für dieses Supervisionskonzept konstitutiv und stellt an sich keinen Widerstand dar. Erst wenn nach einem ratifizierten Programmwechsel ohne Markierung auf ein anderes Programm umgeschaltet wird, bezeichne ich diese Form des nicht sozial ratifizierten Wechsels als Widerstand gegen die Arbeit in dem betreffenden Programm. Aus diesem Grund ist die Einhaltung der Aufgaben der Programmwechselphasen so wichtig. Der Supervisor hat hier die Aufgabe, als Repräsentant dieses Subsystems aufzutreten und auf den Erhalt dieses Systems zu achten und darauf, dass die Absprachen über den Wechsel auch eingehalten werden (zu den Modalitäten des Programmwechsels ► Kap. 6.2).

4.2.2 Programm Institutionsanalyse

Die Funktion der Institutionsanalyse für das Supersystem ist es, die Voraussetzung für die Verbesserung der Kooperation der Teammitglieder und für die Optimierung der Arbeit zu schaffen, indem sie den Stand der Kooperation und den Einfluss der institutionellen Rahmenbedingungen auf die Arbeitsorganisation zunächst einmal erhebt und dokumentiert, um dann nach Gründen für das Überleben dysfunktionaler Strukturen zu suchen und Veränderungsmöglichkeiten auf ihre Realisierbarkeit durchzuspielen.

Für das Subsystem Selbstthematisierung erfüllt die Institutionsanalyse die Funktion, es von der Analyse der objektiven und institutionell festgelegten Rollen und ihrer Aufgaben und den sonstigen Rahmenbedingungen der Arbeit zu entlasten. Die Gruppe kann sich dann im Rahmen der Selbstthematisierung mit dem subjektiven Erleben der vorgegebenen oder selbst gewählten institutionellen Rahmenbedingungen durch die Teammitglieder beschäftigen.

Auch für das Subsystem der Fallarbeit hat die Institutionsanalyse die Funktion, die Komplexität ihres Gegenstandes zu reduzieren. Bei der Rekonstruktion der Professional-Klient-Beziehungen braucht nicht gleichzeitig auch noch die Analyse der institutionellen Rahmenbedingungen dieser professionellen Interaktion stattzufinden. Die Analyse der Psychodynamik dieser Beziehung und der Einwirkungen der Umwelt auf diese Beziehung kann in diesem Konzept voneinander getrennt werden.[9]

Den Anschluss an das Supersystem organisiert dieses Subsystem, indem es einen Beitrag zur Erreichung des Ziels dieses Supersystems bringt. Die Einordnung dieses Beitrags in den gesamten Gruppenprozess kann in der »Abschlussphase« geschehen, in der die Ergebnisse der Arbeit für den Lernprozess der Gruppe reflektiert werden oder in der »Aushandlungsphase«, in der das Ziel der Arbeit in diesem Subsystem festgelegt wird (vgl. Ablaufschema der Institutionsanalyse ▶ Kap. 5.4).

Der Anschluss an die Fallarbeit kann so aussehen, dass dort bearbeitete Professional-Klient-Beziehungen noch einmal hinsichtlich des Einflusses, den die institutionellen Rahmenbedingungen auf diese Interaktion gehabt haben, reflektiert werden. Die Ergebnisse der Fallarbeit können also zu Material für die Institutionsanalyse werden, und die Ergebnisse dieser institutionsanalytischen Auswertungen können dann bei den nächsten Fallbesprechungen einbezogen werden.

Der Anschluss an die Selbstthematisierung wird geschaffen, indem die Ergebnisse der selbstreflexiven Bearbeitung der Beziehungen zwischen Rolle, Status und Personalsystem der Teammitglieder einerseits und denen der Thematisierung der Beziehungen zwischen den Gruppenmitgliedern andererseits als Material für die Analyse der institutionellen Rahmenbedingungen verwandt wird. Die Zuschreibung von Ereignissen und von Problemen zu Personen oder zur Dynamik der Gruppe auf der einen und zu institutionell vorgegebenen Realitäten auf der anderen Seite wird wesentlich durch diese getrennte Thematisierung beider Bereiche erleichtert.

Die Abgrenzung dieses Subsystems von den anderen Subsystemen und dem Supersystem wird, wie bereits im letzten Abschnitt für das Subsystem Selbstthematisierung beschrieben, durch den markierten und sozial ratifizierten Programmwechsel und durch die Verstärkung der eigenen Strukturen und die Betonung der eigenen Identität erreicht.

Praxisbezug

Die beiden Subsysteme Fallarbeit und Selbstthematisierung können in dieses System interferieren, indem die Gruppe oder Teile der Gruppe einen nicht kollektiv ratifizierten Wechsel zu einem dieser Programme vollziehen. Den nahtlosen Übergang zum plötzlich so wesentlich gewordenen individuellen Erleben eines institutionellen Problems oder zu einer spontan erinnerten Interaktion mit einem Klienten und die Ausbreitung dieser beiden Themen muss der Supervisor verhindern. Wenn sie sich wirklich als so wesentlich erweisen, dann muss die Gruppe einen Programmwechsel erwägen, ansonsten sollte man bei der eher rationalen Analyse der institutionellen Bedingungen verbleiben. Der Supervisor hat auch hier die Aufgabe, auf den Erhalt dieses Systems und seiner Grenzen hinzuwirken.

4.2.3 Programm Fallarbeit

Für die gesamte Supervision hat die Fallarbeit die Funktion, die Voraussetzung für die Erreichung des Ziels »Verbesserung der beruflichen Kompetenz der SupervisandInnen im Umgang mit ihren Klienten« zu liefern. Das Subsystem tut dies, indem es ermöglicht, einzelne Fälle zu bearbeiten, die den Professionellen große Schwierigkeiten bereiten. Doch nicht nur der Falleinbringer selbst lernt etwas durch diese Erzählungen und deren Bearbeitung in der Gruppe, sondern auch die Gruppenmitglieder, die erkennen können, wie sich ihr professioneller Umgang mit derartigen Problemen von dem des Falleinbringers unterscheidet und wo die Vor und Nachteile dieses professionellen Verhaltens liegen.

Für das Subsystem Institutionsanalyse erfüllt die Fallarbeit die Funktion der Komplexitätsreduktion. Die Institutionsanalyse wird von der Klärung der affektiven Prozesse in Professional-Klient-Beziehungen und auch von der Notwendigkeit der Selbsterfahrung der SupervisandInnen in ihrer professionellen Rolle entlastet.

9 Diese Überkomplexität führt in Balint-Gruppen meistens dazu, dass die Analyse der institutionellen Rahmenbedingungen wegfällt oder, wenn sie einbezogen wird, der Wechsel zwischen diesen beiden Perspektiven sich schwierig gestaltet und das System damit überfordert ist, diese beiden Sichtweisen miteinander zu verbinden.

Die Funktion der Fallarbeit für das Subsystem Selbstthematisierung ist es, sie von der Thematisierung der affektiven Verwicklung der SupervisandInnen in professionelle Beziehungen zu Klienten zu entlasten. Man könnte auch sagen, die Selbsterfahrung in der Beziehung zu Klienten kann im Rahmen der Fallarbeit stattfinden und kann von der Selbsterfahrung in der Gruppe oder im Team abgegrenzt werden.

Der Anschluss an das Gesamtsystem wird in Phase 5 des Ablaufs »Selbstreflexion des Sitzungsablaufs« geschaffen. In dieser Phase klärt man die »Bedeutung der Sitzung für den (historischen) Gruppenprozess«, und man verständigt sich darüber, welchen Beitrag diese Fallbearbeitung für die Erreichung des Ziels der Supervision, der Verbesserung der professionellen Kompetenz der Mitglieder leistet. Darüber hinaus kann der Leiter an geeigneten Stellen auf die Aufgabe dieses Subsystems im Rahmen des Gesamtsystems hinweisen und so dessen Strukturen verstärken.

Der Anschluss der Fallarbeit an das Subsystem Selbstthematisierung kann so aussehen, dass die Ergebnisse der beiden Phasen 4.4 und 4.5 des Ablaufschemas als Material für spätere Selbstthematisierungssitzungen verwendet werden. Es sind dies die eben schon erwähnte Selbstreflexion des Sitzungsablaufs (Phase 4.5) und die Rekonstruktion der »Bedeutung des Falls zum einen für den Erzähler selbst und zum anderen für das professionelle Handeln der Teilnehmer«.

An die Institutionsanalyse kann die Fallarbeit anschließen, indem sie die dort analysierten Rahmenbedingungen der Professional-Klient-Beziehungen in ihrer Auswirkung auf einen besondern Fall analysiert und so die Realität der Institution mit in ihre Überlegungen einbezieht. Dies könnte z. B. in der schon erwähnten Phase 4.4b »Bedeutung des Falls für das professionelle Handeln der Teilnehmer« geschehen.

Auch dieses Subsystem grenzt sich von den ihn umgebenden Systemen dadurch ab, dass es einen deutlich markierten Programmwechsel voraussetzt und indem es seine Identität sichert und verstärkt. Dies kann z. B. auch so aussehen, dass Ereignisse im Ablauf entweder dem eigenen oder einem Umweltsystem zugeschrieben werden. Werden sie dem eigenen System zugeschrieben, wirken sie strukturstärkend, werden sie einem anderen System zugeschrieben, werden sie nicht weiter behandelt, oder es werden selbstregulative Mechanismen in Gang gesetzt, um mit diesen abweichenden und informativen Ereignissen fertig zu werden (▶ Kap. 6.3).

Mit den Interferenzen der beiden anderen Subsysteme geht dieses Subsystem um wie die beiden anderen auch.

Ein nicht ratifizierter Wechsel von der Fallarbeit zur Institutionsanalyse oder zur Selbstthematisierung muss als Interferenz typisiert und rückgängig gemacht werden, entweder, indem auf die Arbeitsaufgaben, Ziele und Rollen dieses Subsystems hingewiesen wird und man evtl. noch die Bedeutung dieser Abweichung für die momentane Arbeitssituation der Gruppe und das Thema, mit dem man sich zuvor beschäftigte, klärt, oder indem man nach Abschluss dieser Arbeit eine Verständigung über die Notwendigkeiten eines Programmwechsels vereinbart.

4.2.4 Die Vorphase der Problemdiagnose

Die Vorphase der Problemdiagnose ist nur für die Supervision von Teams vorgesehen.

Die Funktion dieser Vorphase für das Supersystem Teamsupervision ist es, eine Diagnose über die Probleme des Teams, die Gegenstand von Supervision sein können, zu stellen. Man legt am Ende der Vorphase die Ziele der Arbeit fest und sucht nach den Methoden, mit denen sie optimal bearbeitet werden können, legt also die Kombination von Programmen fest.

Für das Programm Fallarbeit hat die Vorphase die Funktion, abzuklären, ob eine Konzentration auf die Psychodynamik von Professional-Klient-Beziehungen möglich ist. Wenn es sich in der Vorphase herausstellt, dass institutionelle Rahmenbedingungen der Arbeit mit Klienten und die Kooperationsbeziehungen im Team relativ unproblematisch sind, kann man eine begründete Entscheidung für Fallarbeit treffen.

Die Entscheidung für die Reflexion der Beziehungen im Team zu begründen und erste Vorarbeiten für die institutionsanalytische Arbeit zu leisten, ist die Funktion der Vorphase für das Programm Institutionsanalyse.

Für das Programm Selbstthematisierung hat die Vorphase keine Funktion, da dieses Programm eine Art Reparaturmechanismus für die Arbeit in den beiden anderen Programmen darstellt.

Den Anschluss an das Supersystem Teamsupervision schafft die Vorphase durch die Festlegung der Themen der Arbeit und der zu verwendenden Methoden im Kontrakt. Diese Vereinbarung bestimmt den weiteren Supervisionsprozess.

Die Fallarbeit kann an diese Vorphase anschließen, indem sie auf Daten, die über die Professional-Klient-Beziehungen erhoben wurden, referiert.

Durch die Auswahl der Themen der institutionsanalytischen Arbeit und durch die grundlegende Datenerhebung zur Arbeitssituation des Teams schließt die Vorphase an dieses Programm an. Die erhobenen Daten können weiter verwendet werden, und das Team lernt eine wesentliche Arbeitsform dieses Programms, die Datenerhebung und -auswertung, kennen.

Vom Supersystem grenzt sich die Vorphase durch die Verstärkung ihrer Aufgaben und Ziele ab, von den einzelnen Programmen grenzt sie sich ab, indem sie Vorarbeiten leistet und noch keine Supervisionsarbeit im eigentlichen Sinne zulässt.

Interferieren können die Programme in die Vorphase, indem sich das Team nicht darauf beschränkt, die Daten zu sammeln und zu bewerten, sondern schon mit der Bearbeitung der Daten entweder mit Verfahren der Fallarbeit oder der Institutionsanalyse beginnt.

Der Ablauf des Supervisionsprozesses

Die Rekonstruktion der »Normalform des Ablaufs« von Supervisionssitzungen, in denen Fallarbeit gemacht wird, war das erste Ergebnis des Kassler Projekts zur Erforschung von Supervisions- und Balint-Gruppen.[1] Der Begriff **Normalform** wird erläutert, weil er oft Anlass zu Missverständnissen gegeben hat. Wir gehen davon aus, dass es einen idealen Ablauf der Gruppenarbeit gibt, der sich in verschiedene Phasen und Sequenzen unterteilen lässt und deren Abfolge nicht beliebig umkehrbar ist. In diesen Phasen und Sequenzen werden Aufgaben, die zur Erreichung des Ziels der Fallarbeit nötig sind, wie z. B. die Auswahl eines Falleinbringers, gelöst. Die Normalform des Ablaufs, die wir aus der Untersuchung von Gruppen verschiedener Leiter rekonstruiert haben, ist nicht als strikte Anweisung für die optimale Durchführung der Fallarbeit gedacht, sondern als Orientierungsgrundlage, als ideales Muster, auf dessen Hintergrund man die Abläufe betrachten kann. Es gibt keine Sitzung, die nach diesem idealen Muster verläuft, in jeder werden sich mehr oder weniger Abweichungen von der Normalform finden lassen. Diese Abweichungen sollen nun nicht etwa beseitigt, sondern als Informationen verstanden werden. Jede Fallbearbeitung wird in charakteristischer Weise für den Fall vom idealen Ablauf abweichen, die Art der Abweichung kann dem Leiter einen Hinweis darauf geben, welches die Probleme des Falls sind. Um aber von Abweichungen sprechen zu können, muss man ein Ideal haben, von dem sich Abweichungen abheben lassen.

Definition

Die Normalform des Ablaufs ist neben dem psychologischen Relevanzsystem, über das der Leiter verfügt, um den Fall und das Gruppengeschehen bei dessen Bearbeitung zu verstehen, ein zweites Relevanzsystem, das es ihm erlaubt, die Prozesse in der Gruppe formal zu analysieren und sich von ihnen zu distanzieren, also aus dem System auszusteigen und eine außen stehende Position einzunehmen.

Die Kenntnis der Normalform[2] erleichtert es dem Leiter, die Position des Repräsentanten des Systems einzunehmen (▶ Kap. 3.1). Er kann nach Bedarf der Gruppe und sich selbst deutlich machen, an welchem Punkt des Ablaufs man sich befindet und welche Phase jetzt kommt. Diese Kenntnis des Ablaufs macht einen bestimmten Typ von Intervention möglich, Interventionen, die Abweichungen von der Normalform regulieren und zur Selbstregulation von Krisen beitragen (▶ Kap. 3.2, Abschn. »Wesentliche Aktivitäten des Supervisors«). Wird z. B. die Phase der Rekonstruktion des Erlebens des Falleinbringers übersprungen, kann der Leiter zunächst einfach darauf hinweisen, dass man diese Phase übersprungen hat und dass die Lösung dieser Aufgabe jetzt ansteht. Erst wenn diese Interventionen, die den Ablauf fokussieren, nicht zum gewünschten Erfolg führen, sollte man stärkere Interventionen, wie das Deuten der Schwierigkeiten, die ein Einfühlen in den Erzähler verhindern, benutzen.

Die Normalform des Ablaufs kann man nutzen, um den Ablauf der weiteren Arbeit zu prognostizieren.

Praxisbezug

Wird z. B. zu Beginn der Gruppensitzung eine Phase übersprungen, so wird sie mit Sicherheit im Laufe des Gruppenprozesses nachgeholt werden müssen: Das Überspringen der Aushandlung des Falls wird mit ziemlicher Wahrscheinlichkeit im Laufe der Fallbearbeitung zu einer Vertrauenskrise in der Gruppe führen, da sie nicht die vorgesehene Möglichkeit genutzt hat, um zu überprüfen, ob der Falleinbringer genug Vertrauen in die Gruppe hat, um ihr ein problematisches Erlebnis anzuvertrauen, und ob die Gruppe bereit ist, sich verstehend und einfühlend auf dieses Problem einzulassen.

---

1 Zu den Zielen und den Vorgehensweisen des Projekts vgl. Eicke (1983) und Giesecke (1979). Zur Normalform vgl. Giesecke und Rappe (1982) und Giesecke (1983b).

2 Wir konnten nachweisen, dass sich die Leiter nach diesem Muster richten, sonst hätten wir es ja nicht rekonstruieren können – ohne es sprachlich-begrifflich beschreiben zu können. Meist hört man, dass jede Sitzung anders verliefe und es keine Regelhaftigkeiten gebe. Wir haben versucht, diese an Fallstudien und Triangulation nachzuweisen (Giesecke & Rappe-Giesecke, 1997, Abschn. 3.5: Die Validierung des Modells und die Repräsentation der Normalformerwartungen bei den Beteiligten – Der Normalformtest).

Der Ablauf der Prozesse in einem System wird in der dynamischen Dimension der Systeme untersucht. Im Folgenden wird diese Untersuchungsperspektive erläutert werden und das Vorgehen bei der Rekonstruktion der Normalform der Fallarbeit, der Institutionsanalyse und der Selbstthematisierung geschildert.

Die dynamische Dimension eines Systems

Bei der Untersuchung der dynamischen Dimension eines Systems betrachtet man die Strukturen der Prozesse, die in diesem System ablaufen. Diese Prozesse werden als eine Aufeinanderfolge von Beiträgen zur Lösung der permanenten Aufgaben des Systems aufgefasst. Die permanenten Aufgaben des Systems, wie die Herstellung der System-Umwelt-Beziehungen (Differenzierungsdimension), die Aufrechterhaltung der internen Komplexität (Komplexitätsdimension) und die Schaffung und Aufrechterhaltung der Identität des Systems (selbstreferenzielle Dimension) werden in dieser Dimension in einen zeitlichen Ablauf umgearbeitet (Giesecke, 1988, S. 45–58). Die Prozesse, die hier in der dynamischen Dimension betrachtet werden, lassen sich durch 3 Strukturen charakterisieren: **Kooperation, Interaktion und Kommunikation**.

Bei der Beschreibung der kooperativen Struktur des Prozesses werden alle interaktiven Ereignisse, alle Äußerungen unter der Perspektive betrachtet, welchen Beitrag sie zur Lösung der kollektiven Arbeitsaufgaben bringen (Kooperation). Alle interaktiven Ereignisse leisten einen Beitrag zur Herstellung von Beziehungen zwischen den Elementen des Systems; dieser Aspekt wird im Rahmen der Interaktionsanalyse untersucht. Alle kommunikativen Ereignisse leisten einen Beitrag zur Verständigung über ein Thema; diesen Aspekt des Prozesses untersucht man im Rahmen der Kommunikationsanalyse. Man geht bei der Rekonstruktion dieser 3 Strukturen der dynamischen Dimension im Einzelnen folgendermaßen vor:

Kooperationsanalyse

Der Ablauf wird (in der dynamischen Dimension generell) als eine Abfolge von sozialen Ereignissen betrachtet. Bei der Kooperationsanalyse erscheinen die sozialen Ereignisse als Beiträge zur Lösung von Arbeitsaufgaben. Ziel dieser Analysephase ist es, Arbeitsaufgaben zu finden, denen mehrere soziale Ereignisse als Lösungen (Beiträge) zuzuordnen sind. Kooperative Aufgaben können per definitionem nicht durch einen Beitrag gelöst werden. Vielmehr liegt echte Kooperation nur dann vor, wenn die Rollen unterschiedliche Beiträge liefern und das direkte Ziel eines Beitrags nicht die Lösung der Arbeitsaufgaben insgesamt ist. Das permanente Problem für die Kooperation ist die Koordinierung der Beiträge. Diese erfolgt durch Subsumtion unter Aufgaben (Giesecke, 1988, S. 152).

Kommunikationsanalyse

Bei der Kommunikationsanalyse wird der soziale Prozess als eine Verständigung über Themen aufgefasst. Themen sind Repräsentationen der relevanten Umwelt eines sozialen Systems für dieses System und seine Elemente. Jede einzelne Selektion (Äußerung) wird als Beitrag zur Schaffung solcher Umweltrepräsentationen verstanden. In einem 1. Schritt wird gefragt, auf welche Umwelten (Referenzräume) die einzelnen Beiträge referieren (Giesecke, 1988, S. 154).

Wird die Umwelt aus dieser kommunikationstheoretischen Perspektive gesehen, so kann man sie als »Referenzraum« bezeichnen. Themen sind dann als der gemeinsame Referenzraum mehrerer Beiträge zu verstehen (Giesecke, 1988, S. 48 f).

Hat man die Themen und deren Abfolge beschrieben, kann man sich wieder den Selektionszentren zuwenden. Man fragt, welche Beiträge von welchen Rollen zu erwarten sind, und benutzt die ermittelten Merkmale zur Charakterisierung der Rollen (Giesecke, 1988, S. 154).

Interaktionsanalyse

Der Ablauf wird als ein Prozess der Definition und Regulation von Sozialbeziehungen betrachtet. Jedes einzelne soziale Ereignis leistet einen Beitrag zur Beziehungsregulation. Das permanente Problem der Interaktionsprozesse ist die Aufrechterhaltung bestimmter Sozialbeziehungen zwischen den Rollen oder, mit anderen Worten, der Komplementari-

Tabelle 5.1 Zusammenstellung der Perspektiven, unter denen der soziale Prozess, die Selektionen und die Selektionszentren bei der Kommunikations-, Kooperations- und Interaktionsanalyse gesehen werden. (Nach Giesecke, 1988)

	Sozialer Prozess	Selektionen	Selektionszentren
Kommunikationsanalyse	Verständigung über Themen	Beitrage zum Thema	Rollen mit typischen reziproken Standpunkten und Perspektiven
Kooperationsanalyse	Lösen von Arbeitsaufgaben	Beiträge (Aktivitäten) zur Lösung von Arbeitsaufgaben	Rollen mit typischen (schematisierten) Aufgaben (Kooperationspartner oder Akteure)
Interaktionsanalyse	Regulation der Beziehung zwischen den Selektionszentren	Beiträge zur Regulation der Beziehung	Rollen mit typischen (komplemetären) Selbst-, Fremd- und Beziehungsdefinitionen (Interaktionspartner)

tät der Rollen. Haben sich soziale Systeme gebildet, so ist dieses Problem immer irgendwie bewältigt: Zwischen den Selektionszentren sind Beziehungen hergestellt, und die Selektionszentren sind dadurch in irgendeiner Weise als »Pole« einer Beziehung definiert. Ziel der Interaktionsanalyse ist es zunächst, die »großräumigen« sozialen Beziehungen zu beschreiben, die in der Institution nacheinander hergestellt werden. Im Anschluss daran werden dann die typischen Selbst-, Fremd- und Beziehungsdefinitionen ermittelt, die von den einzelnen Rollen in den Beziehungen vorgenommen werden. Diese Typisierungen werden zur Charakterisierung der unterschiedlichen Rollen benutzt (Giesecke, 1988, S. 155).

Die Perspektiven bei der Analyse von Sitzungsabläufen – untersucht man diese 3 Strukturen – zeigt Tab. 5.1.

Die Modellierung der dynamischen Dimension ist abgeschlossen, wenn der soziale Prozess in Sequenzen gegliedert ist und die Sequenzen kooperativ, kommunikativ und interaktiv charakterisiert sind. Dies geschieht am besten in Form einer Tabelle, die in mehreren (koordinierten) Spalten Angaben zu den sequenztypischen Aufgaben, Themen, Interaktionsbeziehungen sowie zu den Typisierungen der Rollen (aus den 3 Perspektiven) und zu den Beiträgen enthält. Diese Tabelle kann auch kurz als Ablaufschema bezeichnet werden.

Das Ablaufschema ist eine Zusammenfassung der Erkenntnisse über die dynamische Dimension sozialer Systeme (Giesecke, 1988, S. 158).

Der Status dieses Ablaufschemas ist der eines Normalformmodells, das den idealen Ablauf der Interaktion darstellt. Dieser ideale Ablauf lässt sich in nahezu keiner empirisch vorzufindenden Supervisionsgruppe wiederfinden, in jeder Sitzung finden sich Abweichungen von diesem Standardfall. Diese Abweichungen falsifizieren jedoch nicht notwendigerweise das Modell. Kann man aus den Abweichungen Prognosen bilden über den weiteren Ablauf der Sitzung und treffen die prognostizierten Abläufe zu, dann ist das Modell verifiziert. Man geht davon aus, dass der weitere Ablauf einer Sitzung nach einer solchen Abweichung von der Normalform u. a. dadurch bestimmt wird, dass er die Abweichung korrigieren und normalisieren wird. Wir haben dazu mehrere Fallstudien angefertigt (vgl. Müller, 1983; Rappe-Giesecke, 1983a).

Während des laufenden Forschungsprojekts konnten nur die Normalformen der einzelnen Sitzungen untersucht werden, da die Vorgespräche nicht dokumentiert wurden. Das Bewusstsein für die Bedeutung der Vorphase der Supervision war damals bei den Gruppenleitern noch nicht vorhanden. Dass es mehrere Stufen gibt, in denen unterschiedliche Dinge zu regeln sind, bevor man in die Arbeit einsteigen kann, das Bewusstsein für die Bedeutung des Settings, war damals noch nicht vorhanden. Inzwischen gibt es ausgearbeitete Konzepte für die ersten Phasen des Supervisionsprozesses, die im nächsten Abschnitt vorgestellt werden.

5.1 Die Phasen des Supervisionsprozesses

Den gesamten Ablauf des Supervisionsprozesses mit seinen einzelnen Phasen und Möglichkeiten, daraus auszusteigen, zeigt ◘ Abb. 5.1.

Erstkontakt

Die 1. Phase des Beratungsprozesses ist der Erstkontakt des potenziellen Supervisors mit seinen potenziellen SupervisandInnen. Er kann in Form eines Telefongesprächs, einer schriftlichen Anfrage oder einer Vermittlung über einen Dritten stattfinden. Die Bedeutsamkeit dieses Erstkontakts für die gesamte Supervision wird auch in der Literatur immer wieder betont, denn hier zeigen sich in kondensierter Form schon die Probleme, die Gegenstand der Supervision sein werden. Dies ist den SupervisandInnen vermutlich völlig unbewusst, und auch der Supervisor wird die Bedeutung mancher Auffälligkeiten oder Irritationen erst später verstehen können. Die Analyse der Nachfrage ist ein zentraler Aspekt der Analyse der Probleme der SupervisandInnen, weil sich schon hier die unbewussten Probleme zeigen, sowie zur Einbeziehung des Supervisors in die unbewussten institutionellen Probleme. So ist es z. B. bei der Einschätzung der Vorgänge zu Beginn der Supervision wesentlich, ob die SupervisandInnen um Supervision nachgefragt haben oder ob sich der Supervisor angeboten hat.

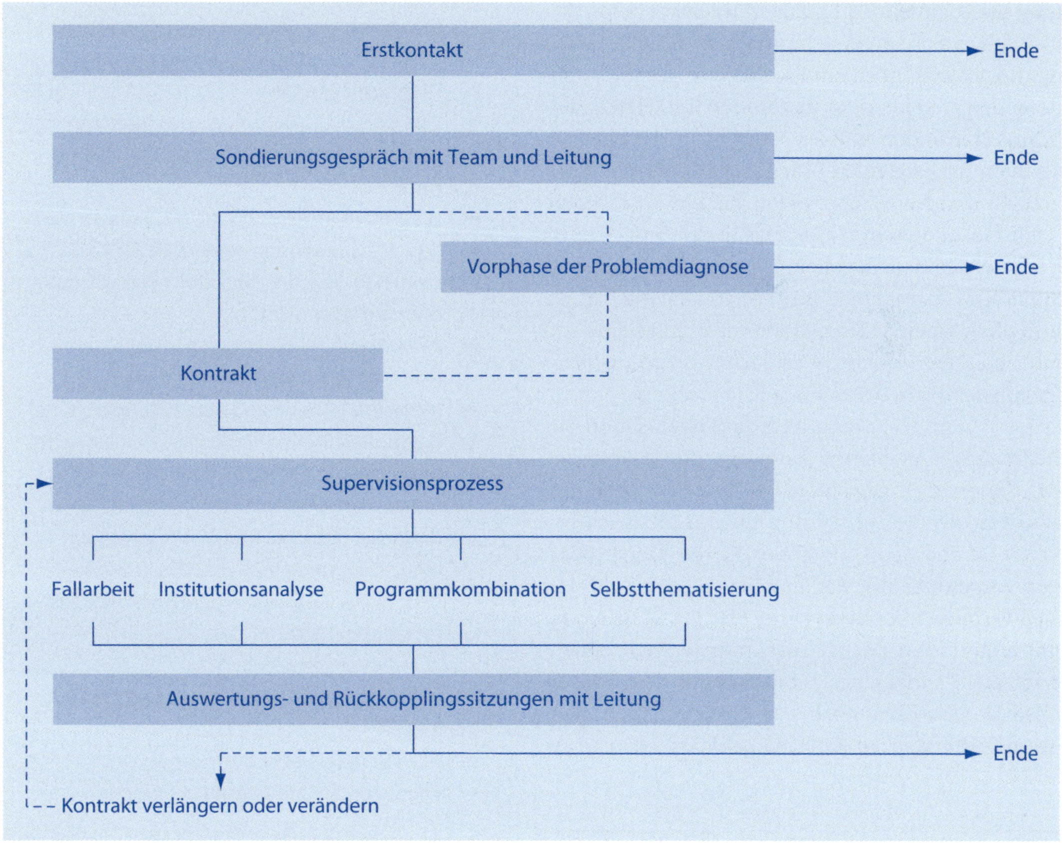

◘ **Abb. 5.1.** Phasen des Supervisionsprozesses

5

Die Funktion dieses Erstkontakts ist es, die Bereitschaft zur Etablierung eines Systems und damit die Bereitschaft, die Rolle des Supervisors oder des Supervisanden zu übernehmen, zu prüfen.

Sondierungsgespräch

Verläuft ein Erstkontakt so, dass man sich einig wird, Kontakt miteinander aufzunehmen, folgt ein Sondierungsgespräch[3]. Dieses Gespräch zwischen den potenziellen SupervisandInnen und dem potenziellen Supervisor hat die Aufgabe, abzuklären, ob man miteinander arbeiten kann. Dabei spielen sowohl persönliche Einstellungen eine Rolle als auch die Abklärung, welche Probleme Gegenstand der Supervision sein sollen und welche Methoden und Kompetenzen der Supervisor anbieten kann. Außerdem wird man eruieren müssen, wie weit der Spielraum der SupervisandInnen bei der Aushandlung der Rahmenbedingungen der Supervision ist. Handelt es sich um eine Supervision für ein Team, dann wird evtl. noch ein Sondierungsgespräch mit dem Träger oder dem direkten Vorgesetzten des Teams stattfinden müssen. Sowohl in diesem Fall als auch im Folgenden – der Träger oder der Vorgesetzte fragt um Supervision für ein Team nach – wird es in diesem Gespräch für den Träger oder Vorgesetzten darum gehen, herauszufinden, ob der Supervisor kompetent und vertrauenswürdig ist und ob er zu einer Kooperation mit ihm bereit ist. Für den Supervisor wird es darum gehen, zu prüfen, ob das Team der richtige Klient für eine Supervision ist und ob er innerhalb der Organisation die Bedingungen etablieren kann, die die Autonomie der Supervision gewährleisten. Er wird weiterhin abklären, ob die Supervision für ihn finanziell lukrativ ist und ob er die Ziele, die der Träger oder der Vorgesetzte mit der Etablierung der Supervision verfolgt, mit tragen kann. Hat der Träger z. B. um Supervision nachgefragt, müsste nach einem erfolgreich verlaufenen Gespräch mit dem Träger oder Vorgesetzten noch ein Gespräch mit dem Team stattfinden, in dem man abklärt, ob man in dieser verordneten Supervision ein Arbeitsbündnis schließen kann.

Bereits an anderer Stelle (Rappe-Giesecke, 2009c) wurden Checklisten zusammengestellt, mit deren Hilfe SupervisorInnen, SupervisandInnen und die Leitung ihre Entscheidung für oder gegen den Abschluss eines Kontrakts vorbereiten können. Welche Themen in einem derartigen Gespräch berührt werden müssen, wird am Beispiel der Teamsupervision deutlich gemacht. Prinzipiell ist diese Liste in der folgenden Übersicht auch auf andere Settings übertragbar:

Sondierungsgespräch mit dem Team – Vorgehen

- Wechselseitige Vorstellung und Klärung der Frage, ob alle Beteiligten anwesend sind
- Erläuterungen zur Funktion des Sondierungsgespräches
- Es dient der Prüfung der Basis für eine Zusammenarbeit und es ist kein Bewerbungsgespräch, sondern ein Vertrag über eine Diagnoseerstellung
- Was sind die Erwartungen des Teams an Supervision und was sind die aktuellen Anlässe?
- Was ist die Arbeitsaufgabe des Teams?
- Wer will Supervision, welche Bedenken bestehen gegen Supervision? Wer will teilnehmen? Wer nicht?
- An welchen Problemen soll in der Supervision gearbeitet werden?
- Mögliche Termine und Orte für Supervision?
- Ergebnissicherung: Vorläufige gemeinsame Diagnose des Problems oder das Angebot, gemeinsam in einer Vorphase der Problemdiagnose dieses zu leisten. Vorschlag für ein Setting und einen zeitlichen Rahmen, in dem dieses Problem angemessen bearbeitet werden kann.

Sondierungsgespräch mit der Leitung – Vorgehen

- Wie steht die Leitung zur Supervision?
- Will sie an der Supervision teilnehmen oder nicht?

▼

3 Zur triadischen Reformulierung der Sondierungsphase vgl. Rappe-Giesecke (2009a).

- Welche Aufträge hat die Leitung an die Supervision?
- Welche Formen der Rückkoppelung sind angebracht?
- Welche Vereinbarung trifft man hinsichtlich der Fälle, wo die Dienst- und Fachaufsicht des oder der Vorgesetzten tangiert wird?
- Klärung des finanziellen Rahmens

Nachdem diese Sondierungsgespräche mit einem oder mehreren Beratern stattgefunden haben, haben alle Beteiligten die Aufgabe, sich zu entscheiden, ob sie unter diesen Bedingungen miteinander arbeiten wollen und können. Als Hilfestellung dafür dient die folgende Checkliste (s. Übersicht), die sicherlich ergänzbar ist.

Checkliste für die Leitung zur Auswertung der Gespräche

- Akzeptiert der Supervisor die Aufgabe der Organisation?
- Kann er sich mit unserer Perspektive identifizieren?
- Wird die potenzielle Rivalität, die durch den notwendigen Eingriff des Supervisors in die Dienst- und Fachaufsicht gegeben ist, bewusst durch Absprachen geregelt?
- Übernimmt er einfach unsere Aufträge oder hat er Verständnis und zeigt aber auch eine für uns akzeptable Distanz zu unseren Vorstellungen?
- Ist er in der Lage, die institutionelle und die psychodynamische Seite der Probleme zu erkennen?
- Sind seine Bedingungen, was das Setting und die Finanzen anbetrifft, akzeptabel?
- Reicht uns die vorgeschlagene Form von Kontrolle und Einfluss aus? Ist sie praktikabel?

Checkliste für Ratsuchende zur Auswertung der Gespräche

- Haben wir uns ernst genommen gefühlt als Professionelle und als »Geschäftspartner?« Wie wurde mit Teammitgliedern umgegangen, die dem Beratungswunsch skeptisch gegenüber stehen, wurden ihre Bedenken ernst genommen?
- Haben wir einen emotionalen Kontakt zum Berater oder zur Beraterin gefunden und uns verstanden gefühlt?
- Hat der Berater die Distanz, die zur professionellen Rolle gehört, eingehalten oder hat er sich verwickeln lassen, einbeziehen lassen?
- Wie geht er mit sich widersprechenden Sichtweisen und Interessen Einzelner um? Lässt er sich schnell zur Parteilichkeit verführen oder in Allianzen gegen Außenstehende einbeziehen? Ist der Berater in der Lage, die Komplexität des Geschehens zumindest zu erahnen und die verschiedenen Positionen zu würdigen?
- Wird er sich unentbehrlich machen oder vermittelt er den Eindruck, dass er auf unsere Ressourcen vertraut, die wir vielleicht zurzeit selbst nicht sehen können? Oder macht er deutlich, dass dies ein begrenztes Beratungsangebot ist, das uns befähigt, zu einem bestimmten Zeitpunkt wieder allein zu arbeiten
- Ist er kontrollierbar oder macht er sich unangreifbar? Haben wir Einfluss und Kontrolle über den Beratungsprozess und das Ziel?
- Haben wir den Eindruck, dass er die Maximen und Ziele, die er lehren will, vorlebt, ist er mit anderen Worten authentisch oder wird »Wasser gepredigt und Wein getrunken«?
- Haben wir Vertrauen darin, dass er stark genug ist, um uns vielleicht auch erst gegen unseren Willen vor zerstörerischen Entwicklungen zu bewahren?
- Hat er die Methode, das Setting und die Diagnose verständlich darlegen können? Ist uns unser Problem ein Stück deutlicher geworden und können wir die vorgeschlagene Diagnose akzeptieren? Entspricht das Setting unseren Vorschlägen oder können wir uns auf dieses neue Setting einlassen?
- Hat er die Leitung einbezogen und diese potenzielle Konkurrenzbeziehung geregelt?

▼

- Entsprechen die formalen Qualifikationen, die beruflichen Erfahrungen und die Feldkompetenz unseren Auswahlkriterien?

Checkliste für den Supervisor zur Auswertung der Gespräche

- Bin ich bereit, der Organisation und ihrem Subsystem zu helfen, ihre bzw. seine Aufgaben besser zu erfüllen?
- Bin ich die oder der Richtige (Feldkompetenz, Methoden)? Bin ich mit Personen bekannt oder von ihnen abhängig?
- Wie aussichtsreich ist die Supervision und wie wahrscheinlich ihr Erfolg?
- Sind die Rahmenbedingungen für mich akzeptabel bzw. kann ich akzeptablere Rahmenbedingungen im Laufe der Zeit herstellen?
- Habe ich genügend Spielraum, um meine eigenen Bedingungen durchzusetzen, oder wird von mir erwartet, dass ich mich lediglich anpasse?
- Arbeiten andere BeraterInnen in der Organisation mit denen ich mich vernetzen kann oder wird dies nicht gewollt?
- Habe ich Kontakt zu den Ratsuchenden bekommen und andererseits genügend Distanz aufrechterhalten können? Mag ich die Leute?
- Habe ich mich kompetent und im Vollbesitz meiner Kräfte gefühlt oder habe ich mich hineingezogen, behindert oder verwickelt gefühlt und Partei ergriffen?

Geht die Prüfung dieser Vorbedingungen auf einer oder auf beiden Seiten negativ aus, so ist damit der Supervisionsprozess beendet.

Handelt es sich um eine Gruppensupervision, ein Setting, das dem klassischen Balint-Gruppen-Setting in etwa entspricht – eine Gruppe von Angehörigen der gleichen Profession, die in verschiedenen Institutionen oder verschiedenen Abteilungen einer großen Organisation arbeiten –, dann finden die Erstkontakte und Sondierungsgespräche mit den potenziellen Gruppenmitgliedern im Einzel-Setting statt. Dort entfällt die Vorphase der Problemdiagnose, man kann gleich nach dem Sondierungsgespräch zur Aushandlung des »Kontrakts« übergehen (vgl. Rappe-Giesecke, 1994b). Bei der Gruppensupervision ist von vornherein klar, an welchen Problemen man mit welchen Methoden arbeiten wird – an der Psychodynamik der Professional-Klient-Beziehung mit der Methode der Fallarbeit. In der Supervision von Teams muss erst einmal bestimmt werden, an welchem der beiden großen Bereiche – Professional-Klient-Beziehungen oder Kooperation im Team – man ansetzt. Um einen klaren Auftrag zu bekommen und das Ziel der Supervision festzulegen, kann man an dieser Stelle vor der Kontraktschließung und dem Beginn des eigentlichen Supervisionsprozesses eine Vorphase der Problemdiagnose einführen. Ich habe die Erfahrung gemacht, dass die vom Team vorab gesetzte Priorität für Fallarbeit oder Teamsupervision oft nicht den wirklichen Problemen Rechnung trug, man könnte sagen, die Entscheidung für einen der beiden Bereiche tritt schon in den Dienst der Abwehr der Bearbeitung der konstitutiven Probleme. Lässt man sich in diesem Fall auf die vom Team gewünschte Supervisionsmethode ein, spielt man schon mit »im Spiel der Institution«. Natürlich kann es auch sein, dass die Motivation der SupervisandInnen sehr ambivalent oder diffus ist, sie zu wenig von Supervision wissen und vom Supervisor Hilfe bei der Benennung des Arbeitsthemas erwartet wird. »Wir wollen unsere Beziehungen im Team verbessern« oder »Wir fühlen uns hier unwohl« sind Aussagen, aus denen man keinen Arbeitsgegenstand ableiten kann. Selbst wenn das Team die Thematisierung seiner Kooperationsbeziehungen untereinander wünscht, gibt es noch unendlich viele Themen, die damit zusammenhängen und die man im Laufe einer Supervision nicht alle bearbeiten kann. Ich halte es für sinnvoll, dass man gemeinsam einige bearbeitbare Probleme rekonstruiert, sodass man auch eine Erfolgskontrolle hat und nicht frustriert in der Überkomplexität von Teambeziehungen stecken bleibt.

Kontrakt

Nach diesen Vorphasen oder bei der Gruppensupervision direkt nach dem Sondierungsgespräch folgt eine Sitzung, in der der Kontrakt ausgehandelt und festgelegt wird. Die Kontraktsitzung hat die Funktion, die Rahmenbedingungen der Supervisionsarbeit gemeinsam festzulegen, als da sind: Zeitpunkt, Dauer und Ort der Supervision, teilnehmende SupervisandInnen, Regelungen für ausgefallene und verschobene Sitzungen, Gegenstand und Ziel der Supervisionsarbeit und das Supervisionskonzept, mit dessen Hilfe man dieses Ziel erreichen will. SupervisandInnen und Supervisor müssen sich auf die Einhaltung der Schweigepflicht gegenüber Außenstehenden verpflichten. Bei Teamsupervisionen muss außerdem noch die Beziehung der Supervision zur übergreifenden Organisation geregelt werden: Welche Kontrollmöglichkeiten sollen der Organisation und ihren Repräsentanten zugestanden werden, welche Formen der Rückmeldung über Stand und Erfolge der Supervision will man wählen? Wie soll die Schweigepflicht gegenüber der Organisation und anderen Kollegen ausgelegt werden? Schließlich wird man noch vereinbaren, welche Formen interner Erfolgskontrolle man einbauen will, z. B. können Auswertungssitzungen vorab vereinbart werden.

Die Ergebnisse dieser Aushandlungen werden in einem schriftlichen Vertrag niedergelegt, der vom Supervisor und den SupervisandInnen oder Vertretern des Teams unterschrieben wird. Bei Teamsupervisionen wird man mit dem Träger oder dem Vorgesetzten des Teams einen gesonderten Vertrag machen, der die finanzielle Seite der Supervision regelt. Ein Beispiel für einen Dreieckskontrakt zwischen Team, Vorgesetzten und Supervisor zeigt ◘ Abb. 5.2.

Ein Kontrakt über eine Gruppensupervision muss hingegen mit jedem Supervisanden einzeln geschlossen werden. Die ◘ Abb. 5.3 zeigt ein Beispiel aus meiner Supervisionspraxis, es handelt sich um einen Kontrakt mit einer Gruppe von SupervisorInnen, die eine »Training-cum-research-Gruppe« in der Tradition Balints darstellt. Mit dieser Gruppe von KollegInnen wurde Fallsupervision und Selbsterforschung der Maximen professionellen Handelns vereinbart. Diese Themen werden in den meisten Gruppensupervisionen nicht auftauchen.

Nach welchen professionellen Maximen sich SupervisorInnen bei der Gestaltung des Kontrakts richten können, zeigt folgende Sammlung von Maximen:

Maximen professionellen Handelns in Anfangssituationen

- Kontakt kommt vor »sauberem Kontrakt« und der Herstellung optimaler Rahmenbedingungen
- Die Weichen werden am Anfang gestellt, d. h. sich genügend Zeit nehmen, z. B. ein 2. Gespräch führen; zwischen den einzelnen Sitzungen reflektieren, was abgelaufen ist
- Für die eigene Sicherheit sorgen, damit man sich den Ratsuchenden zur Verfügung stellen kann und nicht mit der Herstellung seines eigenen inneren Gleichgewichts beschäftigt ist
- Man kann und muss nicht alles gleich verstehen: »Was wichtig ist kommt wieder« und »Alles da, aber noch nicht alles klar«

Fragen zur Analyse von Anfangssituationen in Teamsupervision

- Ist klar geworden, wer der Auftraggeber ist?
- Ist klar geworden, wer der Abnehmer ist?
- Ist die Rolle des Supervisors klar?
- Ist der Auftraggeber einbezogen worden?
- Ist klar, wer von der Beratung betroffen, aber nicht an ihr beteiligt ist?
- Ist klar geworden, wer welche Aufträge – offiziell oder geheim – gibt?
- Ist der Anlass für die Nachfrage klar geworden?
- Ist die »primary task« des Teams klar geworden?
- Ist eine vorläufige gemeinsame Diagnose des Problems gelungen?
- Ist das Ziel der Beratung klar geworden?
- Wollen alle Beratung/Supervision? Wo und bei wem liegen die Bedenken?
- Haben die Beteiligten eine Idee davon, was durch die Beratung ausgelöst werden kann und was sich möglicherweise verändern könnte?
- Was hat das Team mit dem Supervisor inszeniert?

▼

Prof. Dr. phil. Kornelia Rappe-Giesecke
Dipl.-Supervisorin und Lehrsupervisorin

Kontrakt

zwischen
und Dr. Rappe-Giesecke über eine Teamsupervision.

– Vereinbart werden _____ Sitzungen von _____ Stunden Dauer, die in der regel 14tägig, dreiwöchentlich, monatlich in ____________________ stattfinden

– Teilnehmen werden ____
____

– Das Honorar von __________ € plus _____ % Mw-Steuer trägt ____________________

– Themen der Supervisionsarbeit werden sein
____
____

– Folgende Vereinbarungen werden hinsichtlich von Rückkopplungs- oder Auswertungsgesprächen mit der Leitung des Teams getroffen:
____
____

– Lassen die SupervisandInnen weniger als 3 Tage vor dem vereinbarten Termin eine Sitzung ausfallen und kann nicht im gegenseitigen Einvernehmen ein Ausweichtermin gefunden weren, so muss die Sitzung bezahlt werden.

– Grundsätzlich sind Supervisorin und SupervisandInnen an die Schweigepflicht gebunden. werden jedoch Dinge berührt, die Strukturen, Aufgaben und Verantwortlichkeiten der übergreifenden Organisation tangieren, so est hiervon im folgenden Sinne eine Ausnahme möglich: Verschwiegenheit im Persönlichen und Offenheit im Strukturellen. Diese Vereinbarung betrifft insbesondere Rückkopplungsgespräche mit der Leitung.

Neustadt, den ____________________

Die Supervisorin | Der/Die Vorgesetzte

Abb. 5.2. Kontrakt über eine Teamsupervision

- Sind die Rahmenbedingungen (Zugang zu Personen, die Finanzierung, Zeiten) für den Beratungsprozess gesichert?
- Gibt es einen schriftlichen Dreieckskontrakt?
- Sind die Verantwortlichkeiten geregelt?
- Welche Folgen könnten nicht geklärte Fragen auf den weiteren Beratungsprozess haben? (Hypothesenbildung)

Diese Checkliste (s. Übersicht) hilft dem Supervisor am Ende der Vorphase zu überprüfen, ob es

Prof. Dr. phil. Kornelia Rappe-Giesecke
Dipl.-Supervisorin

**Kontrakt über eine Gruppensupervision
mit SupervisorInnen und OrganisationsberaterInnen**

zwischen ______________________________________ (SupervisandIn)
und Dr. Rappe-Giesecke über die Teilnahme an einer Kontrollsupervision für SupervisorInnen

- Vereinbart werden 10 Sitzungen von 2 x 1,5 Zeitstunden Dauer, die einmal monatlich in ____________________ stattfinden.

  Folgende Termine wurden für das Jahr _______ vereinbart:
  ____

- Das Honorar beträgt __________ €, zahlbar am Ende des Quartals.

- Themen der Supervisionsarbeit werden sein:
  - Fälle aus der Supervisions- und Organisationsberatungspraxis der TeilnehmerInnen.
  - Weiterentwicklung des Bearatungskonzepts (Ergebnissicherung am Ende durch das Sammeln von Maximen für professionelles Handeln)
  - Stand der Entwicklung der eigenen professionellen Identität als BeraterIn und SupervisorIn
  - Neben der Arbeit an Fällen gibt es die Möglichkeit, themenbezogene Sitzungen durchzuführen, ggfs. mit kleinen Theorie-Inputs

- Wir vereinbaren eine Auswertungssitzung, die auf Tonband aufgezeichnet und ggfs. für Forschungszwecke genutzt werden kann. Über die Verwendung des Materials muss im Einvernehmen entschieden werden.

- Eine Sitzung gilt als ausgefallen, wenn lediglich zwei Teilnehmer anwesend sind. Die Sitzung braucht nicht bezahlt werden, wenn 3 Wochentage zuvor abgesagt wird.
  Wer an einer Sitzung nicht teilnehmen kann, bezahlt trotzdem seinen Anteil.

- Supervisorin und SupervisandInnen sind an die Schweigepflicht gebunden. Organisation und Personen müssen entweder darüber informiert sein, dass über sie in der Supervision gesprochen wird, oder die Zeiten, Orte, Organosationen, Mitarbeiter und Klienten müssen so chiffriert werden, dass sie nicht erkennbar sind.

Neustadt, den ____________________

Die Supervisiorin Die SupervisandInnen

Abb. 5.3. Kontrakt über eine Gruppensupervision

gelungen ist, die Vorbedingungen für einen erfolgreichen Supervisionsprozess zu schaffen.

Supervisionssitzungen

Auf den Kontrakt folgen die einzelnen Sitzungen, in denen nach einem der 3 Programme gearbeitet wird, in denen also entweder Fallarbeit, Selbstthematisierung oder Institutionsanalyse betrieben wird. Der interne Ablauf dieser Sitzungen wird in ► Kap. 5.2–5.4 erläutert. Diese Sitzungen bilden in ihrer Aufeinanderfolge das, was man gewöhnlich den historischen Gruppenprozess oder den Supervisionsprozess nennt. Die Funktion einer Sitzung für das Gesamtsystem Supervision ist es, einen Beitrag zur Erreichung der vereinbarten Ziele der Arbeit zu leisten.

Auswertungssitzungen

Auswertungssitzungen, in denen sich die Gruppe reflexiv zu ihrer Supervision verhält und den erreichten Stand mit den im Kontrakt vereinbarten Zielen vergleicht, können sowohl am Ende des Supervisionsprozesses liegen als auch in der Mitte in Form einer Zwischenauswertung. Diese Sitzungen müssen von den übrigen Sitzungen, die nach einem der 3 Programme ablaufen, deutlich abgehoben werden und auch von der ganzen Gruppe ratifiziert werden. Günstig ist es, schon im Kontrakt festzulegen, ob und wann man eine Auswertungssitzung vereinbart. Die interne Struktur dieser Sitzungen kann durch Verfahren des »Feedbackgebens« bestimmt werden, wobei der Supervisor die Aufgabe hat, die Gruppenmitglieder mit den Regeln des Feedbackaustausches bekannt zu machen. Einmal können sich die Gruppenmitglieder selbst einschätzen und sich gegenseitig darin einschätzen, wie weit sie bei der Erreichung des Supervisionszieles gekommen sind. Weiterhin sollte die Arbeit des Leiters von ihm selbst und den Gruppenmitgliedern bewertet werden, und auch der Leiter kann in angemessener Weise seine Einschätzungen des Entwicklungsstandes der Einzelnen mitteilen.

Weiterhin ist die Einschätzung des Erfolgs der Zusammenarbeit in der Supervision, also des Erfolgs des Systems, wesentlich: »Wie weit sind wir gekommen und was hat uns behindert?« ist eine mögliche Frage in dieser Auswertung. Falls es sich um eine Zwischenauswertung handelt, kann man aus den Ergebnissen noch Handlungsanweisungen für die nächsten Sitzungen ableiten und sich gemeinsam auf bestimmte Ziele und Veränderungen verpflichten.

Praxisbezug

Gute Erfahrungen habe ich damit gemacht, aus meiner Sicht die Themen der einzelnen Sitzungen aufzuschreiben und mit den SupervisandInnen in der letzten Sitzung nachzuvollziehen, mit welchen Problemen man sich beschäftigt hat und zu untersuchen, ob es in der Zwischenzeit Veränderungen und Entwicklungen gegeben hat. Häufig wird vergessen, welche Probleme man gehabt hat und die Entwicklung wird erst anhand dieser Daten sichtbar. Ein weiterer Vorteil dieses Vorgehens ist es, dass ich als Supervisorin keine Bewertung abgeben muss, sondern eine gemeinsame Bewertung im Gespräch erarbeitet wird.

Möglich ist auch, wenn es bereits im Kontrakt vereinbart wurde, dass Vorgesetzte oder Repräsentanten des Trägers an der Auswertung teilnehmen, um sich direkt ein Bild über den Erfolg der Supervision machen zu können. Dies entlastet den Supervisor davon, dem Vorgesetzten Einschätzungen mitteilen zu müssen und damit Gefahr zu laufen, die Geheimhaltungspflicht zu unterminieren, und bietet gleichzeitig die Möglichkeit, den Wunsch nach Kontrolle zu kanalisieren. Trägt man dem berechtigten Bedürfnis der Geldgeber, wissen zu wollen, wozu ihr Geld verwandt wird, Rechnung, dann wird sich die Beziehung zwischen der Supervision und der Organisation entspannen und evtl. auch die Beziehung zwischen dem Team und der Organisation.

Problemdiagnose

Bei der Supervision von Teams – nicht bei frei zusammengestellten Gruppen – ist in diesem Modell eine Phase vorgesehen, die vor die eigentliche Supervisionsarbeit in den Programmen vorgeschaltet wird, die Phase der Problemdiagnose. Diese Phase dauert i.d.R. 5 Sitzungen. Ihre Funktion ist es, eine Grundlage für eine indizierte Entscheidung über die Wahl eines Programms oder einer Programmkombination zu schaffen und weiterhin Arbeitsthemen für die Institutionsanalyse auszuwählen (▶ Kap. 3.1). Welche Unterschiede es zwischen der Diagnose im Supervisions-Setting und in der Organisationsberatung gibt, wird an anderer Stelle ausführlich beschrieben (Rappe-Giesecke, 2009d). In dieser Phase führt man eine Erhebung über den »Ist-Zustand« des Teams durch, darüber, was nach Ansicht der Teammitglieder bei ihnen gut und weniger gut funktioniert. Nach der Auswertung dieser Datensammlungen zu verschiedenen Fragen können das Team und der Supervisor dann gemeinsam eine Entscheidung über den Fortgang der Supervision treffen. In ▶ Kap. 2.3 wurden die Verfahren benannt, mit denen in dieser Vorphase gearbeitet wird: Der aus der Aktionsforschung kommende zyklische Prozess von Daten sammeln,

Datenfeedback und Untersuchung der Daten durch das Team selbst.

Für den Supervisor hat diese Vorphase die Funktion, sich eine Orientierung über die momentane Situation und die Geschichte des Teams zu verschaffen und ihm bei der Bewertung der Relevanz der angebotenen Probleme zu helfen. Beginnt er gleich mit der Supervision, wird er sich Informationen über anstehende Probleme, über die Geschichte des Teams und über die »wirkliche Gruppenmeinung« zu bestimmten Fragen nebenher beschaffen müssen. Die Kenntnis der Situation des Teams erleichtert es auch, Zuschreibungen von Ereignissen zu einzelnen Personen, zur Gruppendynamik des Teams, zur Struktur des Klientensystems oder zur übergreifenden Organisation vorzunehmen: Ob z. B. die Unfähigkeit des Teams, eine Entscheidung in einer Sache zu treffen, einem Teammitglied, das davon wesentlich betroffen ist, der Dynamik der Gruppe oder von der Organisation gemachten Vorgaben zuzurechnen ist, ist eine Frage der Zuschreibung. Auch für die Schaffung eines Arbeitsbündnisses hat diese Vorphase eine Funktion. Die Angst vor destruktiven Folgen einer Teamsupervision wird durch das relativ stark strukturierte Vorgehen und die recht rationale Arbeitsweise gemildert. Weiterhin wird jedem Teammitglied deutlich, dass es ernst genommen wird und wichtig ist, weil jeder Beitrag zu einem Problem gefragt ist. Man wertet erst aus, wenn alle ihre Meinung zu einem Problem sagen konnten. Dadurch erhält man oft ganz erstaunliche Beiträge von Mitgliedern, die sich sonst eher zurückgezogen verhalten und denen vom Team kein großer Stellenwert bei der Lösung von Teamproblemen zugemessen wird, und es kommen auch leichter die von der Gruppe ausgegrenzten und abgewehrten Positionen in die Diskussion. Alle Voten werden gleichberechtigt nebeneinander gestellt, und die Gruppe entscheidet erst im 2. Schritt, zu welcher Entscheidung sie kommen will. Oft werden nicht die Voten zur Gruppenmeinung, die am lautesten propagiert wurden, sondern eine solche Außenseitermeinung, die zunächst von der Gruppe als nicht relevant oder als falsche Einschätzung bewertet wurde.

Das Problem, das dieses recht rationale und strukturierte Vorgehen für den weiteren Supervisionsprozess schafft, ist, dass sich die Erwartung etabliert, dass der Supervisor immer weiter in der Form strukturiert. Die hier konstituierte Form der Asymmetrie zwischen Supervisor und Gruppe kann im Rahmen der Institutionsanalyse aufrechterhalten werden, sie muss aber in den Programmen Fallarbeit und Selbstthematisierung einem anderen Typus der Asymmetrie weichen. Man kann mit diesem Problem, auf das mich Gnädinger hinwies, in der Form umgehen, dass man thematisiert, dass es nun gemeinsam eine neue Arbeitsform zu finden gilt und man sein Augenmerk auf die Veränderung der Zusammenarbeit richten sollte. Man markiert den Wechsel zwischen den Programmen und damit verbunden die Standpunktwechsel und die Wechsel der Asymmetrien in den Beziehungen deutlich.

Im Ablauf der Vorphase lassen sich 5 Phasen unterscheiden, die im Folgenden erläutert werden.

0. Phase: Vorphase

Dass es in diesem und auch in den folgenden Ablaufschemata eine Nullphase gibt, liegt daran, dass die Abläufe aus Transkriptionen von Supervisions- und Balint-Gruppen rekonstruiert wurden, die nicht mit mehreren Programmen arbeiteten, sondern entweder Fallarbeit oder Institutionsanalyse betrieben. Durch die Integration der Programme in einem Supervisionsmodell entstand die Notwendigkeit, eine Vorphase vor diese Abläufe zu setzen, in der der Anschluss bzw. die Abgrenzung zu den anderen Programmen geregelt wird. Bei einer Veränderung der Nummerierung wäre die Vergleichbarkeit mit den bisherigen hier zitierten Untersuchungen nicht mehr gegeben gewesen.

In dieser Phase wird das System Supervision konstituiert und aus dem Teamalltag herausgehoben. Man klärt die Zusammensetzung der Gruppe, teilt mit, wer fehlt und noch erwartet wird. Organisatorische Dinge wie die Klärung der nächsten Sitzungstermine können an dieser Stelle erörtert werden. Die Phase unterscheidet sich nicht von der Vorphase der Fallarbeit, dort wurde sie ausführlich beschrieben (s. weiter unten).

1. Phase: Datensammlung

Mit den in der folgenden Übersicht aufgelisteten Fragen kann man den Ist-Zustand und die Selbstbeschreibung des Teams erheben. Je nach der Selbstreflexionsfähigkeit des Teams und seiner besonderen Arbeitssituation kann man den Fragenkatalog verändern und andere Fragen hinzufügen.

Mögliche Fragen zur Erhebung des Ist-Zustand des Teams

- Was funktioniert bei unserer Arbeit mit den Klienten/Patienten gut? Was funktioniert nicht so gut?
- Was funktioniert bei uns im Team gut? Was funktioniert bei uns im Team nicht so gut?
- Wie hat alles angefangen? Erzählen Sie etwas über die Geschichte des Teams
- Welche Veränderungen hat es in letzter Zeit gegeben? Welche Veränderungen stehen an?
- Nutzt die Gruppe ihre Ressourcen? Welche Arbeitsteilung hat sich in der Gruppe herausgebildet?
- Wie stellen sich die formellen und informellen Beziehungen in der Institution dar? (Organigramm erheben)

Gut geeignet ist auch das Verfahren der »SWOT-Analyse«, die systematisch die Vergangenheit und die Zukunft erhebt und dabei auf die positiven und die negativen Seiten schaut.[4] In jedem Fall ist es sinnvoll, zusätzlich zur SWOT-Analyse die Geschichte des Teams in Form einer Erzählung zu erheben.

Der Ablauf der Datensammlung ist Folgender: Der Supervisor teilt der Gruppe zunächst die Fragestellung mit, dann nimmt sich jedes Teammitglied Zeit, um für sich allein, unbeeinflusst von den anderen, die Frage schriftlich zu beantworten. Diese Distanzierung von der Gruppe (man hört nicht gleich die Meinung der anderen) und vom Teamalltag (man wird aufgefordert, einen Beobachterstandpunkt außerhalb des Teams einzunehmen und sich selbstreflexiv zu verhalten) ist nötig, um ernsthafte und möglichst unbeeinflusste Voten von den Teammitgliedern zu erhalten. Hat sich jeder genügend Zeit genommen, geht man zur nächsten Phase über. Hier kann man sehr gut mit der Metaplantechnik arbeiten.

Eine andere Ablaufstruktur bildet sich hingegen heraus, wenn nach der Geschichte des Teams gefragt wird. Man bekommt dann eine gemeinsame Erzählung, in die sich jeder zu dem Zeitpunkt »einklinkt«, an dem er zum Team gestoßen ist. Erzählungen haben ihre eigene Dynamik und führen die Erzähler dazu, nicht nur sachliche Begebenheiten zu schildern, sondern auch ihr Erleben dieser Ereignisse (zur Dynamik von Erzählungen vgl. Giesecke & Rappe-Giesecke, 1997, Abschn. 4.1). Es teilen sich dem Zuhörer auch Gefühle und unverarbeitete Erlebnisse mit, die dem Erzähler gar nicht bewusst sind. Der Supervisor sollte bei dieser Erzählung sein Augenmerk darauf richten, wie sich die Geschichte des Teams auf die heutige Situation auswirkt. Oft lassen sich Merkwürdigkeiten in der Interaktion zwischen den Teammitgliedern als das Festhalten an Lösungsmöglichkeiten für Probleme verstehen, die das Team am Anfang seiner Zusammenarbeit gefunden hat und die in einer veränderten Situation völlig dysfunktional geworden sind.

Ähnlich wie bei der »Mehrgenerationenperspektive« der Familientherapie kann man die Weitergabe von »Regeln«, »Mythen«, »Geheimnissen« und »Vermächtnissen« auch in Teams finden, in denen die »Gründungsgeneration« schon durch Nachfolgegenerationen abgelöst worden ist.

Das Wissen über Wiederholungen und die Determination der jetzigen Teamprobleme durch die Geschichte des Teams behält der Supervisor zunächst für sich und wird es dann an gegebener Stelle nutzen können. Der Supervisor sollte für alle sichtbar, z. B. am Flipchart, wichtige Aussagen notieren, damit man sich später dazu beobachtend verhalten kann.

Zur Frage nach der Arbeitsteilung der Gruppe lässt sich noch Folgendes anmerken: Wenn die Gruppe über eine gewisse Fähigkeit zur Selbstreflexion verfügt, kann man nicht nur nach der organisatorischen, sondern auch nach der gruppendynamischen Arbeitsteilung fragen. Wer übernimmt z. B. eher »Aufgabenrollen«, strukturiert die Diskussion, fragt nach Informationen, schlägt Lösun-

---

4 Eine Erläuterung der SWOT-Analyse findet sich in Eck (1993).

gen vor, und wer übernimmt eher »Aufbau- und Erhaltungsrollen«, achtet auf das Arbeitsklima, vermittelt, reguliert Spannungen? Das sind Fragen, die man zur Erhebung dieser Arbeitsteilung benutzen kann. Dazu ist der von Edding und Nellessen (o. J.) entwickelte Fragebogen zu »Rollen und Funktionen in Arbeitsgruppen« dienlich oder der von Antons (1976) entwickelte Fragenkatalog.

2. Phase: Datenfeedback

In dieser Phase werden die Beiträge der Teammitglieder gesammelt und »veröffentlicht«. Das gilt nicht für die gemeinsame Erzählung über die Geschichte, die Daten sind veröffentlicht. Es muss darauf geachtet werden, dass die Beiträge aller Teammitglieder notiert werden und dass sie möglichst wortgetreu wiedergegeben werden. Diskussionen über den Sinn oder die Richtigkeit einer Einschätzung gehören ebenso wenig in diese Phase wie der Versuch, die Probleme, die für das Team besonders belastend sind, gleich zu bearbeiten. Es ist für das Team oft schwer zu ertragen, dass so viele Probleme aufgelistet wurden, gleichzeitig tritt aber auch oft Verwunderung darüber auf, dass so viel Positives gefunden wurde.

Die Tatsache, dass Daten in schriftlicher Form für alle sichtbar festgehalten werden, hat die Funktion, diese Daten aus der Schwebe der folgenlosen Diskussionen herauszuheben und eine gewisse Entfremdung durch die schriftliche Form zu schaffen. Viele Vermutungen, Vorurteile, Wünsche, Erwartungen, Normen und Wissensbestände werden oft nur in informellen Gesprächen geäußert und gehen deshalb nicht in den gemeinsamen Wissensraum des Teams ein. Allein die für alle zugängliche Repräsentation dieser Voten wird einen Kommunikationsprozess über die wechselseitigen Unterstellungen, über die angenommenen und die faktischen Gruppenmeinungen und über die Frage, wie viele Mitglieder Gruppennormen teilen und wie viele sich davon distanzieren, in Gang setzen. Aber es macht auch Angst, »alles schwarz auf weiß da stehen zu sehen«, man kann jetzt auf diese Äußerungen festgelegt werden. Dieser Effekt soll nicht verhindert werden, allerdings wird man dafür Sorge tragen müssen, dass diese schriftlichen Äußerungen der Schweigepflicht unterliegen und geschützt werden. Was meist dann erschwert wird, wenn eine Sekretärin die Protokolle abtippt, die nicht zum Team gehört. Gerade bei Teams von psychiatrischen Krankenhäusern entwickeln sich daraus leicht paranoide Tendenzen, denen man Rechnung tragen muss.

3. Phase: Datenuntersuchung

Die Gruppe hat als Erstes Gelegenheit, sich über ihren Eindruck von den gesammelten Selbstbeschreibungen zu verständigen.

Praxisbezug

»Hätten Sie vermutet, dass dieser oder jener Punkt so oft genannt wird, oder hätten Sie eher ein anderes Problem für das zentrale gehalten?« ist eine Frage, mit der man die Diskussion einleiten kann. Hat sich die Gruppe genügend über ihren ersten Eindruck verständigt, geht man zur Bewertung der Daten über. Es gibt verschiedene Möglichkeiten, eine sehr produktive ist die folgende: Man bittet die Teammitglieder, die an der Metaplanwand gesammelten Daten zu gewichten: Welches der genannten Probleme ist für das Team am relevantesten, welche positive Einschätzung ist für die Arbeit im Team am wichtigsten? Jeder kann maximal 5 Nennungen vornehmen, die er auf einen Beitrag oder auf mehrere verteilen kann. Im 2. Schritt zählt man alle Bewertungen aus und ermittelt die Probleme und die positiven Einschätzungen, die am meisten genannt wurden. Dieses Ergebnis weicht oft sehr stark von der zunächst vertretenen Gruppenmeinung ab. Es wird von der Gruppe erneut diskutiert und überprüft.

Damit sind die Sitzung und der erste Durchlauf des Datensammelns und -auswertens abgeschlossen, und man kann die nächste Fragestellung untersuchen, bis alle Daten gesammelt sind und die Auswertungssitzung stattfinden kann. Die gesammelten Voten und Bewertungen werden unverändert abgeschrieben und in Form von Protokollen dem Team und dem Supervisor zugänglich gemacht und in der Auswertungssitzung als Diskussionsgrundlage benutzt.

4. Phase: Datenauswertung

Hat man in mehreren Sitzungen zu allen Fragestellungen Daten gesammelt, so geht es in der Auswertungssitzung darum, aus den Daten und den ermittelten Problemen eine Indikation für oder gegen Supervision zu erstellen. Möglicherweise ergibt sich der Eindruck, dass das Team alle ermittelten Probleme allein lösen kann und die Bestimmung des Ist-Zustandes des Teams ausgereicht hat, um die Kooperation und das Problembewusstsein im Team zu stärken. Dann kann man die Supervision nach dieser Vorphase beenden und vielleicht eine Vereinbarung darüber abschließen, dass das Team, falls es wider Erwarten die rekonstruierten Probleme doch nicht allein lösen kann, sich erneut an den Supervisor wendet und man einen Kontrakt über die Bearbeitung dieser fokussierten Probleme abschließt. Wurde eine Indikation für Supervision gestellt, muss entschieden werden, welche Probleme in der Supervision bearbeitbar sind und welche Probleme die Gruppe allein lösen kann. Eine erneute Datensammlung wird unter der Fragestellung »Welche Probleme, auf die wir im Rahmen der Datenerhebung gestoßen sind, wollen wir in der Supervision bearbeiten, welche können wir allein lösen?« durchgeführt. Die Teammitglieder fertigen anhand der Protokolle oder aus dem Gedächtnis einen Themenspeicher an. Nach der Diskussion der Sammlung wird wie beim Ablauf der vorigen Sitzungen auch zur Bewertung der Probleme übergegangen. Der Supervisor wird dann gefordert sein, sein professionelles Wissen einzubringen und aus seiner Sicht zu bewerten, ob diese Entscheidung der Gruppe praktikabel ist oder nicht. Des Weiteren geht es jetzt auch darum, zu klären, innerhalb welchen Programms man diese ausgewählten Probleme bearbeiten kann. Hier ist v. a. der Supervisor gefragt, einzuschätzen, welches Programm und welche Programmkombination am geeignetsten für die Lösung dieser Probleme sind. Kommt es nach einer Aushandlungsphase zwischen Supervisor und Team zu einer Einigung, legt man diese schriftlich in Form eines Kontrakts nieder, der von beiden Parteien unterschrieben wird und verbindlich die weitere Zusammenarbeit regelt. Es kann passieren, dass man feststellt, dass die gesammelten Probleme nicht im Rahmen von Supervision, sondern besser durch Teamentwicklung, Fortbildung oder andere Maßnahmen zu lösen sind. Dann muss man an dieser Stelle aus dem Ablauf aussteigen, die Ergebnisse der Leitung rückkoppeln und die weiteren Schritte planen. Der Supervisor tritt hier als Experte für Beratung auf, was voraussetzt, dass er Kenntnisse über angrenzende Methoden besitzt. Damit ist die Vorphase der Problemdiagnose abgeschlossen.

Den Ablauf dieser Phase zeigt noch einmal in komprimierter Form ◘ Tab. 5.2. Diese Tabelle ist wie die folgenden Tabellen über die Abläufe in den anderen Programmen aufgebaut. In der 1. Spalte werden die Phasen des Ablaufs benannt und durchnummeriert. Die 2. Spalte enthält die kooperativen Probleme, die von Gruppe und Supervisor gemeinsam gelöst werden. Die Beiträge der Gruppe zur Lösung dieser Aufgabe werden in der 3. Spalte genannt, die Beiträge des Leiters in der 4. Spalte. Es kommt vor, dass Leiter und Gruppe die gleichen Beiträge liefern, dann ist diese Besonderheit dadurch gekennzeichnet, dass die Beiträge quer über die Spalten 3 und 4 geschrieben sind. Sequenziert wird der Ablauf durch Phasen, die durch waagerechte Striche voneinander getrennt sind.

5.2 Normalform des Ablaufs der Fallarbeit

5.2.1 Ablauf der Fallarbeit

Man kann den Ablauf einer Sitzung, die nach dem Programm Fallarbeit verläuft, in 5 Phasen unterteilen (◘ Tab. 5.3, s. unten) und diese Phasen wiederum in Sequenzen untergliedern (vgl. dazu Giesecke & Rappe-Giesecke, 1997, S. 160 f).

Die Vorphase

Die Vorphase hat die Funktion, das System Supervision als solches zu konstituieren und es von der Umwelt, z. B. dem professionellen Alltag der Mitglieder, abzuheben (Sequenz 1.1). Danach wird die heutige Zusammensetzung der Gruppe geklärt, die Fehlenden werden entschuldigt, und es wird beispielsweise mitgeteilt, wer heute zu spät kommen wird (Sequenz 1.2). Es folgt die Regelung von organisatorischen Dingen allgemeiner Art, wie z. B. Terminabsprachen, Honorarfragen und Ankündi-

Tabelle 5.2 Die kooperative Struktur der dynamischen Dimension der Vorphase der Problemdiagnose

Phase	Kooperative Probleme	Beiträge der Gruppe	Beiträge des Leiters
Vorphase (0. Phase)		Ratifizieren des Übergangs zur nächsten Phase	
1. Datensammlung	Produktion von Selbstbeschreibungen des Teams unter bestimmten Fragestellungen	Produktion von Daten durch die einzelnen Teammitglieder	Vorgeben der Fragestellung, Organisation der Datensammlung
		Ratifizieren des Übergangs zur nächsten Phase	
2. Datenfeedback	Herstellen eines kollektiven Wissensraums über die Selbstbeschreibung des Teams	Veröffentlichen der Beiträge	Sammlung der Daten organisieren
		Ratifizieren des Übergangs zur nächsten Phase	
3. Datenuntersuchung	Einigung über die Relevanz der gesammelten Daten für die Probleme der Gruppe	Gewichten der Daten: Was ist für mich, für das Team das relevanteste Problem? Ergebnissicherung und Protokoll	
		Ratifizieren der Beendigung dieses Durchlaufs	
Durchlaufen der Phasen 1, 2 und 3 unter verschiedenen Fragestellungen			
4. Datenauswertung	Entscheidung treffen über die Probleme, die bearbeitet werden sollen und die Programme/die Programmkombination und ggf. die Themen der Institutionsanalyse	Datensammlung zu Problemen, die bearbeitet werden sollen Gewichten der Problemsammlung und Diskussion der daraus entstandenen Gruppenentscheidung	Organisation der Datensammlung und des Datenfeedbacks Anleitung zur Diskussion der Ergebnisse
		Aushandeln der Entscheidung über zu bearbeitende Probleme	
			Vorschläge zum Programm/zur Programmkombination, in der man diese Probleme optimal bearbeiten kann
		Aushandeln der Entscheidung über Programme zwischen Gruppe und Leiter Ratifizieren der Beendigung der Datenauswertung Ergebnissicherung in Form eines schriftlichen Kontrakts Ratifizieren der Beendigung der Vorphase der Problemdiagnose	

Tabelle 5.3 Übersicht über die Strukturen der dynamischen Dimension der Fallarbeit

Phase	Kooperative Probleme	Kommunikative Probleme	Interaktive Probleme
1 Vorphase			
1.1	Konstitution der Gruppe		Regulation von räumlicher Nähe und Distanz
1.2	Klärung der (voraussichtlichen) Zusammensetzung der anstehenden Gruppensitzung	Verständigung über die Zusammensetzung der G durch Feststellen/ Entschuldigen der abwesenden GM	Regulation der (asymmetrischen) Beziehungen zu den abwesenden GM
1.3	Klärung von organisatorischen Fragen des zukünftigen Gruppenprozesses und Einigung über die Wahl des Programms/ den Wechsel des Programms	Verständigung über die Randbedingungen des zukünftigen Gruppenprozesses und das Geschehen der letzten Sitzung	Wiederherstellen der G als soziales Beziehungsgefüge. Einnahme von selbstreflexiven Positionen, wie sie für die Selbstregulation typisch sind
1.4	Beenden der Vorphase/ Einigung über den Beginn der Arbeit in diesem Programm	Verständigung über die Beendung der Vorphase und der Ratifizierung der Programmwahl	Verlassen dieser Positionen und Übergang zu den für die Fallarbeit typischen Asymmetrien
2 Aushandlung			
2.1	Einigung auf ein Arbeitsthema und einen FE/Erz	Verständigung über ein Arbeitsthema und einen FE	Herstellung einer Asymmetrie zwischen einem GM (FE/Erz) und den »übrigen GM« in Bezug auf die Aktualität und Problematik eines persönlichen, berufsabhängigen Erlebnisses
2.2	Sondieren der Vertrauensbasis in der G	Verständigung über die Vertrauensbasis in der G	Ratifizieren der Asymmetrie
3 Falleinbringung	Herstellen eines kollektiven Phantasmas über einen Ausschnitt aus der Biografie eines Teilnehmers[a]	Verständigung über ein biografisches (berufsabhängiges) Problem eines Teilnehmers, welches diesen zum Zeitpunkt der Sitzung beschäftigt	Herstellen der für das Erzählen typischen verschiedenen (asymmetrischen) komplementären Interaktionsbeziehungen
4 Fallbearbeitung			

Tabelle 5.3 Fortsetzung

Phase	Kooperative Probleme	Kommunikative Probleme	Interaktive Probleme
4.1	Rekonstruktion der Ereigniskette, der Typisierungen der Figuren der Erzählung und ihrer Beziehungen untereinander (soziales System A)	Verständigung über das Geschehen, die Personen und deren Beziehungen sowie die Begleitumstände	Verringerung der asymmetrischen Beziehung zwischen dem Erz einerseits und den GM und dem Leiter andererseits in Bezug auf das Wissen über die (erzählte) Interaktion
4.2	Rekonstruktion des (problematischen) Erlebens des Erz und der relevanten Figuren der Erzählung	Verständigung zwischen der G und dem Erz über dessen (problematisches) Erlebnis und über das (vermutliche) Erleben der Figuren der Erzählung	Verringerung der asymmetrischen Beziehung zwischen der Erz einerseits und den GM und dem Leiter andererseits in Bezug auf das Erleben der Interaktion
4.3	Einigung auf eine allgemeine Typisierung des (veränderten) Problems des Erz	Verständigung zwischen G und Leiter über eine verallgemeinernde Typisierung des (veränderten) Themas/ Problems des FE/Erz	Auflösung der komplementären Interaktionsbeziehung zwischen dem Erz und den GM und dem Leiter
4.4	Versuch, die Bedeutung des (problematischen) Erlebnisses des Erz	Verständigung zwischen Gruppenleiter und FE über die Bedeutung des Problems der Erzählung für den Erz und	Würdigung der besonderen Position des Erz (Wiederherstellen der Asymmetrie)
4.4a 4.4b	für diesen selbst für das professionelle Handeln der Teilnehmer zu klären	für das professionelle Handeln der Teilnehmer	Herstellung einer symmetrischen Beziehung zwischen den GM (einschließlich des FE) und dem Leiter in Bezug auf das professionelle Handeln/ Problem
4.5	Selbstreflexion des Sitzungsablaufs (Problem des Erz). Versuch, die Bedeutung der Sitzung für den (hist.) Gruppenprozess zu klären	Verständigung zwischen G und Leiter über die Bedeutung der Bearbeitungsphase und des (veränderten) Problems der Erzählung für den Gruppenprozess/die G	(Retrospektive und prospektive) Regulation der Sozialbeziehungen in der G/Herstellen einer Asymmetrie zwischen dem Leiter und der G in Bezug auf die psa-Selbstreflexion des Gruppenprozesses
5 Abschlussphase			
5.1	Beendigung der Fallarbeit	Verständigung über die Beendigung der Arbeitsaufgaben	Auflösung der für die Fallarbeit typischen Beziehungen

Tabelle 5.3 Fortsetzung

Phase	Kooperative Probleme	Kommunikative Probleme	Interaktive Probleme
5.2	Einigung auf die Weiterarbeit in diesem Programm oder auf einen Programmwechsel	Fokussierung der selbstregulativen Struktur des Systems	Einnahme der für die Selbstregulation typischen Standpunkte
5.3	Auflösung der Gruppensitzung		Auflösung der räumlichen Beziehungskonstellation

Erz Erzähler, FE Falleinbringer, GM Gruppenmitglied(er). G Gruppe, psa psychoanalytisch, hist. historisch. [a] Der Begriff des »kollektiven Phantasmas« ist in Anlehnung an die Sprachtheorie Bühlers in der Gesprächs- und Konversationsanalyse aus dessen Begriff der »Deixis am Phantasma« entwickelt worden (vgl. Bühler, 1978, S. 121–139). Kollektives Phantasma meint, dass sich Interaktionspartner, die keinen gemeinsamen Wahrnehmungsraum haben, auf den sie sich zeigend beziehen können, sich mit Hilfe sprachlicher Mittel einen solchen gemeinsamen Wahrnehmungsraum schaffen können, ein Phantasma. Die Erzählung kann als ein kollektives Phantasma gelten. Der Erzähler gibt seinem Zuhörer Versetzungsanweisungen, z. B. »Stellen Sie sich vor, da ist mir das und das passiert«, und gestaltet dann diesen Raum aus, sodass sich sein Partner darin auch zeigend und betrachtend bewegen kann (vgl. zu dieser Funktion von Erzählungen auch Flader & Giesecke, 1980, S. 213 f).

gungen von Abwesenheit in einer der nächsten Sitzungen (Sequenz 1.3). Zur Klärung der Rahmenbedingungen gehört es auch, sich auf das Programm für die heutige Sitzung zu einigen. Es wird geklärt, ob es schon in den vorigen Sitzungen Vereinbarungen über die Weiterarbeit in diesem Programm oder über das Umschalten von einem anderen zu dem der Fallarbeit gegeben hat. In diesem Fall ist lediglich eine Erneuerung der Ratifizierung dieser Entscheidung nötig. Anders sieht es aus, wenn man sich noch nicht festgelegt hat, in welchem Programm man weiter arbeiten will. Dann muss in dieser Sequenz eine Diskussion dieser Frage stattfinden, bei der auf die vorangegangenen Sitzungen Bezug genommen wird und bei der Sinn und Notwendigkeit der Fallarbeit begründet wird. Diese Diskussion wird abgeschlossen durch eine kollektive Ratifizierung der Entscheidung für das Programm Fallarbeit, die vom Leiter noch einmal geprüft wird.

Diese eindeutige, sozial verbindliche Regelung vor Beginn der Arbeit hat die Funktion, dass während der eigentlichen Fallarbeit diese Entscheidung nicht weiter behandelt und die Diskussion über die Entscheidung nicht als Widerstand gegen die Ziele der Fallarbeit benutzt werden kann.

Hat es eine verbindliche Ratifizierung gegeben, dann geht man über zur Aushandlung eines Falls und wechselt zu den Positionen des potenziellen Erzählers und des potenziellen Zuhörers, die für die Fallarbeit typisch sind (Sequenz 1.4).

Die Aushandlungsphase

In der Aushandlungsphase (Phase 2) hat die Gruppe die Aufgabe, sich auf einen Falleinbringer und ein Fallthema zu einigen. Die Gruppe prüft, ob es sich um ein für sie interessantes Thema handelt und ob die Bedingung für eine Falleinbringung, dass es sich nämlich um ein für den Erzähler problematisches Thema handelt, das er allein nicht gut verarbeiten konnte, erfüllt zu sein scheint. Der Falleinbringer gibt eine kurze Orientierung über seinen Fall und prüft seinerseits, ob ihm das Interesse und die Vertrauensbasis in der Gruppe ausreichend groß erscheinen, um diesen Fall hier einzubringen. Fällt die Prüfung negativ aus, kann er seinen Fall an dieser Stelle noch ohne Folgen zurückziehen. Auch die Gruppe kann, zumindest ohne soziale Folgen, hier einen Fall ablehnen und eine erneute Aushandlung eines anderen Falls beginnen. In kritischen Gruppensituationen zeigen sich hier schon Probleme. Oft wird kein Fall angekündigt, oder es werden mehrere konkurrierende Fallangebote gemacht, zwischen denen sich die Gruppe nicht entscheiden kann. Hat sich die Gruppe jedoch zuvor auf dieses Programm geeinigt, muss der Leiter auf der Bearbeitung von Fällen bestehen und einen Programmwechsel verhindern.

Die Falleinbringungsphase

In der Falleinbringungsphase hat das ausgewählte Gruppenmitglied ausführlich Gelegenheit, seinen Fall in Form einer Erzählung darzustellen.

Wir haben in unserem Projekt mit dem Modell einer »Normalform des Erzählens in Balint-Gruppen« gearbeitet. Es umfasst folgende Phasen der Erzählung, die kurz dargestellt werden.

Praxisbezug

Zu Beginn gibt der Erzähler eine vorgreifende Problemverdeutlichung und/oder eine Relevanzandeutung, gefolgt von einer Orientierung über die beteiligten Personen, den Ort, die Zeit und die Institutionelle Situation oder das Setting der Interaktionssituation. Danach schildert er die Ereigniskette, indem er chronologisch das Verhalten und Erleben seiner Interaktionspartner und sein eigenes charakterisiert. Diese Kette enthält einen Ereignisknoten, einen Punkt maximaler Detaillierung des Geschehens, das dem Erzähler hinsichtlich seines Problems, das er schildert, besonders bedeutsam erscheint. Auf die Schilderung der Ereigniskette folgt meist eine Problemverdeutlichung. Die Erzählung wird gewöhnlich mit der Formulierung einer Maxime oder der Darstellung des momentanen Erlebens dieses für ihn nicht verarbeitbaren Geschehens beendet (Rappe-Giesecke, 1983a, S. 63).

Diese Erzählung kann jedoch nicht in allen Punkten vollständig sein, da es sich um ein unverarbeitetes Geschehen handelt, über das erzählt wird (zur Erzähltheorie vgl. auch Flader & Giesecke, 1980, S. 219). Meist fehlen ganze Passagen der Ereigniskette oder auch die Orientierung über das Setting der Interaktion, immer ist auch die Darstellung des eigenen Erlebens und des Klienten unvollständig. Jede Erzählung weicht in charakteristischer Weise von der Normalform der Erzählung ab. Aus diesen Abweichungen lassen sich Schlüsse auf den weiteren Ablauf der Fallbearbeitung ziehen: Was fehlt, muss im Laufe der Sitzung rekonstruiert werden. Man kann die Bearbeitung in diesem Sinne als »Vervollständigung der Erzählung« verstehen.[5]

Die Fallbearbeitungsphase

Die Funktion der Fallbearbeitungsphase (Phase 4) ist es, das Problem des Erzählers zu verstehen und die Ergebnisse der Rekonstruktion der Ereignisse für die professionelle Praxis des Erzählers und auch der Gruppenmitglieder fruchtbar zu machen (Sequenz 4.4). Dass es bei der Rekonstruktion des Geschehens (Sequenz 4.1 und 4.2) nicht nur darum geht, Informationen nachzuliefern bzw. abzufragen, sondern dass hier die psychischen Faktoren ins Spiel kommen, die »unbewussten oder kaum bewussten Ereignisse« der damaligen Interaktion (Balint, 1976, S. 404), ist vorauszusehen, denn es handelt sich ja um ein für den Erzähler problematisches Geschehen. Diese »unbewussten oder kaum bewussten Ereignisse« wirken sich jetzt als Blockade gegen die Vervollständigung der Erzählung aus und werden sich in Form von Abweichungen von der Normalform der Fallarbeit äußern. So werden bestimmte Arbeitsaufgaben nicht gelöst werden können, die Gruppe ist nicht in der Lage, bestimmte Standpunkte einzunehmen, z. B. den des Klienten mit erlebender Perspektive, und es wird auch thematische Abweichungen geben. Die Gruppe verallgemeinert z. B. das Problem, ohne es zuvor verstanden zu haben, und unterhält sich über »bewährte« Lösungen. Diese Störungen der Arbeit werden sich meist als »Spiegelungen des Falls in der Gruppe« verstehen lassen. Im nächsten Abschnitt wird diese besondere Form von Abweichungen in der Fallbearbeitungsphase beschrieben werden. Am

5 Eine eingehende Darstellung dieser Theorie und deren Exemplifizierung in einer Fallstudie findet sich in Giesecke und Rappe-Giesecke (1997, Abschn. 4.2: »Die Fallbearbeitung als Vervollständigung der Erzählung«).

Ende der Fallbearbeitung steht die Reflexion über ihren Verlauf und über die Bedeutung des heute bearbeiteten Problems für den eigenen Gruppenprozess. Wenn es schon offensichtlich geworden ist für alle, oder wenn dem Leiter die Zeit dafür »reif« zu sein scheint, kann an dieser Stelle das unbewusste Thema des Gruppenprozesses und sein Zusammenhang mit dem Fallthema angedeutet werden. Dieser 2. Teil der Sequenz 4.4 ist also fakultativ und muss nicht in jeder Sitzung zu finden sein.

Die Abschlussphase

In der Abschlussphase (Phase 5) wird die Fallbearbeitung abgeschlossen, und es wird geklärt, ob in der nächsten Sitzung in diesem Programm weiter gearbeitet werden soll oder ob es z. B. aufgrund von krisenhaften Situationen in dieser Sitzung ratsam erscheint, im Programm Selbstthematisierung Gruppenprobleme zu thematisieren oder sich im Programm Institutionsanalyse einmal ausführlich mit den institutionellen Rahmenbedingungen der Professional-Klient-Beziehungen zu beschäftigen. Danach wird das System Supervision aufgelöst, und man schafft den Übergang zum professionellen Alltag.

Exkurs

Wie schon in ◘ Tab. 2.1 geschehen, wird bei der Fallsupervision von Teams zwischen »Falleinbringer« und »Fallbetroffenem« differenziert. Diese Differenzierung wirkt sich natürlich auf den Ablauf der Fallarbeit erheblich aus. Darüber habe ich noch keine systematischen Forschungen angestellt, kann aber Folgendes dazu sagen: Es gilt eine Balance zu finden zwischen der Aufrechterhaltung der Strukturen der Fallarbeit, so wie sie hier beschrieben sind, und den Besonderheiten, die durch die zusätzlichen Asymmetrien zwischen den Gruppenmitgliedern entstehen. Es muss ein Falleinbringer ausgewählt werden, der der Gruppe und dem Leiter den Auftrag erteilt, seinen Anteil der Psychodynamik der Professional-Klient-Beziehung zu untersuchen. Würde man sich lediglich darauf einigen, über welchen Patienten man heute spricht, würde die wesentliche Bedingung für die Fallarbeit, dass nämlich ein Gruppenmitglied Schwierigkeiten mit einem Klienten hat, die er mit Hilfe der Supervision klären will, wegfallen, es würde sich eine vollkommen andere Struktur entwickeln. Der Fokus würde beim Verstehen der Psyche des Patienten liegen und nicht bei der Analyse der Beziehungsdynamik, die ja den Balint-Ansatz von den z. B. in der Medizin üblichen Gesprächen über Patienten unterscheidet.

Wenn in der Aushandlungsphase ein Falleinbringer gefunden ist, dann sollte im 2. Schritt noch geklärt werden, wer sich als Fallbetroffener typisiert und auch einen Beitrag zum Verstehen des Falls bringen kann. Nach der Falleinbringungsphase, die nicht modifiziert wird, wird in einer Zwischenphase, die in diesem Modell noch nicht vorgesehen ist, der Fall um die Schilderungen der Probleme, die die Fallbetroffenen mit dem Klienten haben, ergänzt. Erst dann wird man mit der Fallbearbeitung beginnen.

Insbesondere in der Psychiatrie, in der die Professionellen mit schwer gestörten Patienten umgehen, die dazu tendieren, ihre intrapsychischen Konflikte durch Aufspaltung zu bewältigen, ist diese Modifikation der Fallarbeit von Bedeutung. Man weiß inzwischen, dass diese intrapsychische Struktur auch die interpersonellen Beziehungen zu den Professionellen determiniert. Ein Teammitglied erscheint dem Patienten als die Verkörperung alles Bösen oder als Verfolger und ein anderes, vielleicht sogar die Stationshilfe, die an einer Balint-Gruppe normalerweise gar nicht teilnehmen würde, als Verkörperung des Guten, mütterlich Spendenden. Erst wenn man alle Beiträge der Fallbetroffenen zusammengeführt hat, kann man ein vollständiges Bild des Falls, oder man könnte auch sagen, der Inszenierung des Patienten, erhalten. Dabei darf wiederum nicht die besondere Belastung des Fallvortragenden vergessen werden.

Die Modifizierung des Ablaufs der Fallarbeit durch die Supervision von Teams habe

▼

ich noch nicht in das folgende Muster der Normalform der Fallarbeit einarbeiten können. Dies wird einer späteren Untersuchung vorbehalten sein.

Untersucht man vorzufindende Sitzungen, so kann man feststellen, dass die Themen, die interaktiven Beziehungen und die Aufgaben immer von einer Phase zur anderen wechseln. Untersucht man den Wechsel der Themen im Laufe der Sitzung, kommt man zur gleichen Sequenzierung wie bei der Untersuchung von Beziehungen oder Aufgaben. Man kann dies in ◘ Tab. 5.3 gut sehen. Sie ist das Ergebnis unserer Forschungen zu diesem Aspekt von Supervisions- und Balint-Gruppen und wurde von Michael Giesecke und mir gemeinschaftlich erarbeitet. Diese unterscheidet sich von den vorherigen durch ihre Vollständigkeit und dadurch, dass wir hier andere Kategorien gewählt haben, unter denen wir den Ablauf subsumiert und sequenziert haben. Außerdem änderten sich durch den Einbau der Fallarbeit in dieses Modell als einem Programm unter dreien die Vorphase und die Abschlussphase. In ihnen muss der Anschluss bzw. die Abgrenzung zu den 2 anderen Programmen geregelt werden.

Im Folgenden wird die ◘ Tab. 5.3 kurz erläutert. In der 1. Spalte, links beginnend, sind die Phasen und Sequenzen des Ablaufs aufgeführt und durchnummeriert. In der 2. Spalte finden sich die kooperativen Probleme. Es sind dies die kollektiven Arbeitsaufgaben, die gemeinsam von allen Rollen in einer Sequenz oder Phase gelöst werden müssen. Die 3. Spalte enthält die kommunikativen Probleme, also diejenigen Themen, über die sich die Gruppe in der jeweiligen Sequenz oder Phase verständigen muss, und die Referenzräume, auf die sie sich dabei bezieht. Die interaktiven Probleme folgen in der letzten Spalte. Hier wird notiert, welche asymmetrischen Beziehungen für die einzelnen Sequenzen und Phasen konstitutiv sind, wann sie hergestellt und wann sie wieder aufgelöst werden.

Die in der 1. Spalte der ◘ Tab. 5.3 aufgeführten kooperativen Probleme haben wir in einer weiteren Tabelle (◘ Tab. 5.4) präzisiert, indem wir die Beiträge der Rollen zur Lösung dieser einzelnen kooperativen Probleme charakterisiert haben. Arbeitsaufgaben können, wie bereits weiter oben beschrieben, nicht von einer Rolle allein gelöst werden, sondern es bedarf immer der Beiträge von allen Rollen zu ihrer Lösung. Man kann bei der Fallbearbeitung zwischen den Rollen des Falleinbringers oder Erzählers, der des Gruppenmitglieds und der des Leiters unterscheiden.

Zwischen den Beiträgen der Gruppenmitglieder und denen des Falleinbringers braucht nicht in jeder Sequenz unterschieden werden. So hat in der Vorphase noch keine Differenzierung in diesen beiden Positionen stattgefunden, und in der letzten Sequenz der Fallbearbeitung wird diese Differenzierung der Rollen, die für die Fallaushandlung, -einbringung und -bearbeitung konstitutiv ist, wieder aufgehoben. Die Ausdifferenzierung der Rolle des Gruppenmitglieds in die des Falleinbringers und des Gruppenmitglieds ist in ◘ Tab. 5.4 durch eine Unterteilung in der 2. Spalte markiert. Einige Beiträge des Leiters sind fakultativ, sie sind nicht in jeder Sitzung notwendig (diese fakultativen Beiträge in ◘ Tab. 5.4 wurden in Klammern gesetzt), wie z. B. das »Ankündigen und Ratifizieren von Setting-Änderungen« (Sequenz 1.3). Andere Beiträge, die der Durchsetzung und Aufrechterhaltung der Strukturen des Ablaufs dienen, wie das »Initiieren des Übergangs zur Falleinbringung« (Sequenz 2.2), können im Laufe des Gruppenprozesses von den Gruppenmitgliedern übernommen werden oder ganz wegfallen, weil sich die Strukturen als handlungsleitende Muster durchgesetzt haben.

Hier einige Beispiele für solche Leiteräußerungen:[6]

Praxisbezug

Leiter 1 Ja, was wollen wir machen (') Tja, wer möchte (') (kurze Pause) Ja (,) was wollen wir denn dann uns heute (.) (leiser) vornehmen (')+

6 Vgl. Giesecke und Rappe-Giesecke (1997, S. 496 ff). Die Sitzungen, aus denen diese Leiteräußerungen stammen, sind nach einem bestimmten Verfahren transkribiert worden, das ebenda, S. 794, erläutert wird. Für diese Zwecke ist es hier nicht erforderlich, es im Einzelnen zu erläutern. Die Zeichen in Klammern charakterisieren die Stimmführung, halbfett gedruckte Wörter sind besonders betont.

Tabelle 5.4 Die kooperative Struktur der dynamischen Dimension von Fallarbeit

	Kooperative Probleme	Beiträge des Leiters	Beiträge (Aktivitäten) des FE und der übrigen GM	
1 Vorphase				
1.1	Konstitution der G	Eröffnen der Sitzung, Begrüßen	Eintreffen, Platz aufsuchen, Begrüßen, Alltagskommunikation	
1.2	Klärung der (voraussichtlichen) Zusammensetzung der anstehenden Gruppensitzung	(Entschuldigungen von abwesenden GM bekannt geben)	Feststellen und ggf. Entschuldigen der abwesenden GM, Nachfragen nach Gründen für die Abwesenheit	
1.3	Klärung von organisatorischen Fragen des zukünftigen Gruppenprozesses und Einigung über die Wahl des Programms/den Wechsel des Programms	(Ankündigen und Ratifizieren von Setting-Änderungen). Initiieren der Aushandlung der Programmwahl/ des Programmwechsels. Erinnern an frühere Entscheidungen zu dieser Frage	Erinnern an frühere Entscheidungen über Programmwahl/-Wechsel für diese Sitzung, Argumentieren über den Sinn der Auswahl von Fallarbeit bzw., über den Sinn des Wechsels zu diesem Programm. Kommentare zur Arbeit in den vorangegangenen Sitzungen. Ratifizierung der Wahl des Programms Fallarbeit durch alle GM	
1.4	Beenden der Vorphase/ Einigung über den Beginn der Arbeit in diesem Programm	Überprüfen der Ratifizierung (und Initiierung der Aushandlung eines FE)	Aufforderung zum »Arbeitsbeginn«, »Schweigen«	
2 Aushandlung				
2.1	Einigung auf ein Arbeitsthema und einen FE/Erz		Fall ankündigen, Relevanz andeuten, Problem verdeutlichen, Orientierung geben	Relevanz prüfen, Nachfragen
2.2	Sondieren der Vertrauensbasis in der G		Sondieren der Vertrauensbasis in der G, eigenes Interesse an Falleinbringung prüfen, Ratifizieren	Interesse bekunden, Fallangebot ratifizieren
		(Initiieren des Übergangs zur Falleinbringung)		
3 Falleinbringung				

Tabelle 5.4 Fortsetzung

	Kooperative Probleme	Beiträge des Leiters	Beiträge (Aktivitäten) des FE und der übrigen GM	
3.1	Herstellen eines kollektiven Phantasmas über einen Ausschnitt aus der Biografie eines Teilnehmers (FE)	(Zuhören, Rezeptionssignale geben, kurze Nachfragen stellen); (Beenden der Erzählung)	Abwicklung des Erzählschemas	Zuhören (Rezeptionssignale geben, kurze Nachfragen stellen)
4 Fallbearbeitung				
4.1	Rekonstruktion der Ereigniskette, der Typisierungen der Figuren der Erzählung und ihrer Beziehungen untereinander (soz. System A)		Nachliefern von Beschreibungen des Geschehens, Berichten über das eigene Verhalten, situationsgebundene oder nachträgliche Interpretationen des eigenen und fremden Verhaltens, neue Formulierungen des Problems (aus der Sicht des Erz)	Nachfragen, Beschreiben, praktisches Schließen, Rekonstruktion der Typisierung der Figuren, probeweises Problemformulieren
4.2	Rekonstruktion des (problematischen) Erlebens des Erz und der relevanten Figuren der Erzählung		Versuch von Probeidentifikationen, Nachfragen von nachträglichen oder situationsgebundenen Interpretationen des eigenen und fremden Erlebens	Probeidentifikation. Inszenierung des Falls, »Deuten« von Spiegelphänomenen, Konstruktion alternativer Erlebens- und Reaktionsmöglichkeiten, Assoziieren, Interpretieren des Erlebens der Figuren, Darstellen eigener, durch die Erzählung ausgelöster Gefühle
4.3	Einigung auf eine allgemeine Typisierung des (veränderten) Problems des Erz	(Typisierungsvorschläge)	Vorschläge zur Typisierung der Beziehungen, Beschreiben und Paraphrasieren des Problems/ der Beziehung, terminologisches Reformulieren des Problems/ der geschilderten Beziehung, Argumentieren über Problemformulierungen	

Tabelle 5.4 Fortsetzung

	Kooperative Probleme	Beiträge des Leiters	Beiträge (Aktivitäten) des FE und der übrigen GM	
4.4	Versuch, die Bedeutung des (problematischen) Erlebnisses des Erz	Zusammenfassen der ausgehandelten Problematik der Erzählung	Ratifizieren der Fallbearbeitung der G und ggf. einer Deutung des Gruppenleiters (Andeuten von Handlungskonsequenzen)	Rekonstruieren der Bedeutung des Falls für den Erz
4.4a 4.4b	für diesen selbst und für das professionelle Handeln der Teilnehmer zu klären	Formulieren von Maximen für professionelles Handeln, Kommentar zu den geschilderten professionellen Problemen aus psychoanalytischer Sicht		Formulieren von Maximen für professionelles Handeln; Schilderung eigener Erfahrungen im Umgang mit Problemen, die denen des Erz ähnlich sind
4.5	Selbstreflexion des Sitzungsablaufs (Problem des Erz). Versuch, die Bedeutung der Sitzung für den (hist.) Gruppenprozess zu klären	Kommentieren der Arbeit der G/ Andeuten des unbewussten Themas der Sitzung/ der Funktion der Sitzung für den hist. Gruppenprozess; Beenden der Bearbeitungsphase	Reflexion über den Gruppenprozess und den Zusammenhang zwischen Fallthema und Gruppenprozess; Beenden der Bearbeitungsphase	
5 Abschlussphase				
5.1	Beendigung der Fallarbeit		Einverständnis oder Unzufriedenheit mit der Fallbearbeitung mitteilen	
5.2	Einigung auf die Weiterarbeit in diesem Programm oder auf einen Programmwechsel	Darstellung eigener Auffassungen zu diesem Thema, Vorschläge, Hinweise auf frühere Entscheidungen. Prüfen der Ratifizierung	Argumentieren über den Sinn eines Programmwechsels oder der Beibehaltung der Fallarbeit, Ankündigen von Themen. Ratifizierung einer Entscheidung über die Programmwahl für die nächste Sitzung	
5.3	Auflösung der Gruppensitzung	Beenden der Sitzung	Verabschieden und Verlassen der Sitzung	

FE Falleinbringer, Erz Erzähler, soz. sozial, hist. historisch, GM Gruppenmitglied(er), G Gruppe.

Leiter 2 Und jetzt die klassische Frage (-) die kennen Sie ja ('), wer möchte einen Patienten vorstellen (,)

Leiter 3 Wer von Ihnen möchte erzählen von seiner Beziehung zu einem seiner Patienten (')

Der Leiter nimmt bei diesen Beiträgen die Position des »Repräsentanten des Systems« ein, was zu Beginn des Gruppenprozesses häufiger nötig ist als am Ende der Supervision.

Diese systemstabilisierenden Beiträge sind immer dann wiederzufinden, wenn aufgrund von Krisen der Bestandteil der Strukturen des Systems gefährdet ist. Ein Beispiel (Giesecke & Rappe-Giesecke, 1997, S. 501) soll dies veranschaulichen:

Praxisbezug

Leiter 1 Aber wollen wir uns mit dem Problem befassen/sollten wir dann/wenn wir das tun wollen/nicht äh im Detail (???) noch erfahren/wie sich das auf die Arbeit auswirkt/auf die Supervisionsarbeit (,)

Mit dieser Intervention stoppt der Leiter die beginnende Fallbearbeitung und weist darauf hin, dass in dieser Erzählung die Schilderung der Interaktion zwischen Professional und Klient noch fehlt. Beiträge des Leiters, die nicht von der Gruppe übernommen werden können, sind v. a. im letzten Drittel der Bearbeitungsphase zu finden. Er spricht hier von der Position des »Fachmanns für Psychodynamik« und für die »Dynamik von Gruppen«.

Ein Beispiel für eine solche Intervention ist das »Zusammenfassen der ausgehandelten Problematik der Erzählung« in Phase 4.4 des Ablaufs, in der es darum geht, die Bedeutung des Erlebnisses des Erzählers für diesen selbst und für das professionelle Handeln der Teilnehmer zu klären (Rappe-Giesecke, 1983b, S. 85):

Praxisbezug

Leiter 2 Sicher haben Sie (der vortragende Arzt) es versucht/und wie gesagt/wir hätten alle Mühe gehabt/aber Sie haben es auch **verstanden**/und das ist für uns glaub ich wichtig jetzt hier (.) dass wir Dinge verstehen/**wissen**, aber irgendwie nicht so verwenden können/wenn das so eng mit unseren Gefühlen zu tun hat (.) Sie (Arzt) waren ihm (dem Patienten) **sehr** nahe (-) und trotzdem haben Sie immer versucht/etwas Distanz von diesem Clinch durch tangentiales Rezept zu finden (,) tangentiale Flucht (.) ... und vielleicht können wir das noch sagen/dass in diesen mhm Situationen/und die sind gar nicht so selten (,) wir am besten tatsächlich durch den Körperkontakt weiterkommen (,) hier heißt untersuchen durch die Hand/nicht durch Maschinen/für den Patienten sehr viel/und wenn wir während der Untersuchung **etwas** vielleicht noch sagen nicht wahr (') ... ich meine die Körperlichkeit der Patienten ansprechen gleichzeitig ... aber ich glaube mhm da passiert etwas/das wir zu wenig vielleicht berücksichtigen gerade bei einer so ausgesprochenen Körpersprache wie bei dieser des Patienten (,)

Die verschiedenen Typen von Leiteräußerungen wurden bereits in ► Kap. 3.3 (Abschn. »Die Beziehungen zwischen den SupervisandInnen«) als wesentliche Aktivitäten des Supervisors beschrieben.[7]

Im Folgenden werden einige Erläuterungen zu ◘ Tab. 5.4 gegeben. In der 1. Spalte werden die – wie auch in ◘ Tab. 5.3 zitierten – kooperativen Probleme aufgeführt, denen sich die Beiträge der Rollen in den einzelnen Sequenzen und Phasen zuordnen lassen. In der 2. Spalte folgen die Beiträge der Gruppenmitglieder, die noch einmal differenziert sind in die des Falleinbringers und die der übrigen Gruppenmitglieder. In der 3. Spalte sind die Beiträge des Leiters aufgeführt. Die zeitliche Abfolge von Beiträgen wird durch das Höher- oder Tiefersetzen der Beiträge markiert. Auch ◘ Tab. 5.4 ist eine Gemeinschaftsarbeit von M. Giesecke und mir.

Die beiden ◘ Tab. 5.3 und 5.4 beschrieben die professionellen Programme der SupervisorInnen, sie sind nicht geeignet, um SupervisandInnen in die Fallarbeit einzusozialisieren. Wir haben dafür eine Version entwickelt (s. Übersicht, S. 132), die gut verständlich ist und genutzt werden kann, um den

7 Beispiele für alle Typen von Leiterbeiträgen finden sich in Giesecke und Rappe-Giesecke (1997, Abschn. 6.1). Eine ausführliche Analyse der Falleinbringung eines Erzählers ist ebenda in Abschn. 4.1 zu finden. Eine Analyse des gesamten Ablaufs einer Sitzung, in der Fallarbeit gemacht wird, hat Müller (1983) vorgelegt. In dieser Arbeit finden sich auch Hinweise auf den Umgang mit Abweichungen von dieser Normalform (vgl. dazu auch ► Kap. 6.1 und 6.3).

Ablauf und die Fallarbeit, d. h. die Phasen und die Aufgaben, zu erklären.

Ablauf der Fallsupervision. (Aus: http://www.michael-giesecke.de; Publikationen; Skript »Grundlagen des Beratungsgesprächs« WS 1997/98, S. 124)

Vorphase: Klärung von Rollen und Thema

- Sie sind als … hier und erzählen über Ihre Erfahrungen in dieser Rolle
- Thema ist eine konkrete problematische Erfahrung aus Ihrem Arbeitsbereich …, die Sie noch heute beschäftigt
- Es geht also um Arbeitsbeziehungen und um die Gedanken und Gefühle, die Sie bei den Gruppenteilnehmern auslösen

Aushandlung:

- Wer möchte über ein Erlebnis berichten?
- Entscheidung für einen Erzähler

Falleinbringung:

Ausführliche Erzählung

- Orientierung über die Rahmenbedingung (wann, wo, wer?)
- Ablauf des Gesprächs (dort und damals)
- Eigenes und fremdes Verhalten
- Eigenes und (vermutliches) fremdes Erleben
- Nachträgliche Verarbeitung des Geschehens
- Warum ich hier und heute darüber sprechen will! Was ist meine Frage/Irritation?

Fallbearbeitung:

Verstehen der erzählten Interaktion und des Erlebens des Erzählers durch:

- Welche Gefühle und Phantasien hat die Erzählung bei den Zuhörern ausgelöst?
- Fragen an den Erzähler, um ein vollständiges Bild der Rahmenbedingungen und des Ablaufs der Interaktion einschließlich der Gruppen- und Psychodynamik zu erhalten
- Die übrigen Teilnehmer äußern Vermutungen über ihr eigenes Verhalten und Erleben in der erzählten oder in vergleichbaren Situationen:

Welche Sichtweise und welches Verhalten könnte die Irritation des Erzählers beseitigen?

- Verallgemeinerung: Handelt es sich um ein typisches Problem der versammelten Professionals? Gibt es allgemeine Maximen für seine Behandlung?

Abschluss:

Blitzlicht: Wie habe ich den Ablauf der Supervision erlebt, was war für mich neu, welche Erfahrung kann ich im Berufsalltag nutzen?

5.2.2 Ablauf der Inszenierung des Falls

In der Fallbearbeitungsphase entwickeln sich häufig, abweichend von der eben beschriebenen Normalform, Interaktionen zwischen den Gruppenmitgliedern, die als Inszenierung des Falls in der Supervisionsgruppe bezeichnet werden können. In der Literatur zu Supervisions- und Balint-Gruppen wird diese Inszenierung des Falls als **Spiegelphänomen** oder Spiegelungsphänomen beschrieben. Diese Spiegelung baut auf den allgemeinen Fähigkeiten von Systemen, ihre Umwelt zu spiegeln auf und wird in der Supervision systematisch genutzt. Bei der Darstellung der Aktivitäten des Leiters in ► Kap. 3.3 (Abschn. »Die Beziehungen zwischen den SupervisandInnen«) wurde bereits darauf hingewiesen, dass es zu den wesentlichen Aufgaben des Leiters gehört, diese Spiegelungen zu erkennen und zu deuten. Bevor die Darstellung des Inszenierungsmodells folgt, wird der Stand der Erkenntnis über dieses zum Grundwissen von SupervisorInnen und Balint-GruppenleiterInnen gehörenden Spiegelungsphänomens dargestellt.

Exkurs

Der Begriff Spiegelungsphänomen hat sich in der Diskussion über psychoanalytisch orientierte Fallarbeit inzwischen eingebürgert, um die Zusammenhänge zwischen dem Fallbericht über eine problematische professionelle Beziehung und dem Geschehen in der Supervisionsgruppe bei der Bearbeitung dieses Falls zu bezeichnen.

Die Aufgabe des Leiters wird darin bestehen, die »Spiegelung zu deuten« und sie so zum Verstehen des Falls zu nutzen. Der Vorteil dieser Spiegelung, so wird hervorgehoben, ist der »erlebensmäßige Zugang zum Fall«, die »situative Evidenz«, die durch die Identifikation der Gruppenmitglieder mit den Personen des Geschehens geschaffen wird (vgl. dazu Argelander, 1973, S. 132 und Argelander, 1972, S. 119; Loch, 1975, S. 158).

Im Einzelnen unterscheiden sich die Autoren dann in der Beurteilung dessen, was sich wiederholt oder spiegelt. Loch und andere Autoren gehen davon aus, dass sich etwas vom Klienten oder Patienten wiederhole: »die innerseelische Struktur des Patienten« (Loch, 1969, S. 148), die »pathogenen Beziehungsmuster des Patienten« (Loch, 1979, S. 36). Genannt wird noch die »primäre Konfliktsituation des Patienten« (Pakesch, 1973, S. 277) sowie Heigl-Evers und Heringer (1970, S. 188) sprechen von den »latenten Konflikten eines Patienten«.

Eine weitere Interpretation der Spiegelung ist die, dass sich die Arzt-Patient- bzw. die Professional-Klient-Beziehung in der Balint- bzw. Supervisionsgruppe wiederholt. Luban-Plozza (1974, S. 18) spricht von den »Beziehungsformen und -mustern der Arzt-Patient-Beziehung« und Loch (1969, S. 153) von der »Struktur und der emotionalen Dynamik der Arzt-Patient-Beziehung«. Argelander (1973, S. 132) nennt die »unbewussten seelischen Prozesse der Arzt-Patient-Beziehung« und Dantlgraber (1977, S. 257) die dem Arzt »unbewusst gebliebenen Übertragungsangebote des Patienten«.

Neben dem Begriff »Spiegelungsphänomen« findet man noch andere Bezeichnungen, die aus anderen Relevanzsystemen wie der Physik als Analogie übernommen wurden, um die Beziehung zwischen der Falldarstellung und der Fallbearbeitung zu kennzeichnen.
▼

Loch (1969, S. 147) übernimmt den Begriff »Prisma-Effekt«, um zu beschreiben, dass der Fall durch die Voten der Teilnehmer wie in einem Prisma zerlegt wird. Das »Konzept der Resonanz« wird von Searles (1955) und von Foulkes (1974, S. 31) verwendet. Einen Vergleich zur Traumdeutung in der psychoanalytischen Einzeltherapie zieht Loch (1969, S. 147), er vergleicht die Erzählung des Arztes mit der »Traumerzählung« und die Bearbeitung der Erzählung mit der Rekonstruktion von »latenten Traumgedanken«. Die gleiche Analogie findet man bei Balint. Die Erzählung ist für ihn der »manifeste Trauminhalt« und die Beiträge der Gruppe die »freien Assoziationen«, in denen sich die »den Traum gestaltenden dynamischen Faktoren externalisieren« (Balint, 1976, S. 401).

In klassischen Balint-Gruppen arbeitet man mit der Spiegelung psychischer Strukturen des Umweltsystems: Professional-Klient-Beziehung in den Balint-Gruppen. Beide Systeme emergieren als Interaktionssysteme und ihre Mitglieder als psychische Systeme. Es gibt allerdings verschiedene Auffassungen darüber, wie viele Typen von psychischen Systemen man annehmen sollte, die sich ineinander spiegeln können: Personalsysteme in Personalsystemen, dyadische Systeme in dyadischen Systemen oder Kleingruppen in Kleingruppen (Rappe-Giesecke, 1989, S. 85).

Diese verschiedenen Auffassungen werden in der Auflistung der Definitionen deutlich. Es gibt noch eine weitere zentrale Annahme über Spiegelungsphänomene in Balint-Gruppen:

In der klassischen Balint-Gruppenarbeit gibt es nur einen Spiegel – die Balint-Gruppe –, der Fall ist lediglich das gespiegelte Objekt. Man reduziert die prinzipiell viel komplexeren Beziehungen zwischen 2 Systemen auf eine lineare Verbindung ....

Sicher wissen die Gruppenleiter um die zirkuläre Beziehung zwischen Fall und Gruppe: Die Gruppendynamik beeinflusst die Fallauswahl, und die Bearbeitung des Falls in der Gruppe vermittels der Spiegelung und ihrer
▼

Deutung beeinflusst wiederum die Gruppendynamik usw. Da man aber nur den Fall und nicht die Gruppe zum Thema machen will, geht man weiterhin von der »Ein-Spiegel-Theorie« aus. Kutter versucht, diese wechselseitige Beziehung zwischen Fall und Gruppe zu beachten, er spricht vom »umgekehrten Spiegelphänomen«, wenn der Fall das Geschehen der Gruppe spiegelt, schränkt aber wieder dann ein, dass dies Phänomen wohl als Symptom dafür anzusehen sei, dass es sich nicht mehr um klassische Balint-Gruppenarbeit handelt, und bestätigt damit die für diese Methode typische Komplexitätsreduktion (Rappe-Giesecke, 1989, S. 86 f).

5

Definition

»Aus kommunikationswissenschaftlicher Sicht gesehen sind Spiegelungen … Repräsentationen des Umweltsystems im Bezugssystem. Während durch die Erzählung interaktive Ereignisse oder, man könnte auch sagen, Phänomene repräsentiert werden, werden durch Spiegelungen Strukturen des Umweltsystems repräsentiert, die diesem selbst nicht reflexiv verfügbar sind. Durch Spiegelungen werden die Strukturen des Bezugssystems zeitweilig suspendiert, und es werden an ihre Stelle die Strukturen des Umweltsystems gesetzt« (Rappe-Giesecke, 1989, S. 88).

Ich schließe mich an die Auffassung der Balint-Gruppenleiter an, dass sich – in meiner Terminologie umformuliert – Strukturen psychischer Systeme spiegeln, wenn man Fallbearbeitung in Anlehnung an Balint in Supervisionsgruppen betreibt. Man kommt dann zu folgender Definition:

Definition

Spiegelungsphänomene klassischer Art sind also Repräsentationen von Strukturen psychischer Systeme – als die die Professional-Klient-Beziehung aufgefasst wird – im System Balint-Gruppe, das sich ebenfalls als ein psychisches System (oder als eine Anzahl von psychischen Systemen) typisiert (Rappe-Giesecke, 1989, S. 90).

Die Spiegelung dieser fokussierten Umwelt in der Supervisionsgruppe wird nun vom System in selbstregulativer Weise genutzt, um Krisen, die bei der Bearbeitung dieser Beziehung auftreten, zu lösen. Krisen in der Fallbearbeitungsphase werden dadurch gelöst, dass sich die Supervisionsgruppe selbst thematisiert, insoweit sie den fokussierten Teil ihrer Umwelt – die Professional-Klient-Beziehung – spiegelt.

Was sich spiegelt und was im Rahmen des Inszenierungsmodells bearbeitet wird, ist das der professionellen Beziehung zugrunde liegende unbewusste Beziehungsmuster mit seinen komplementären Positionen, den dazugehörenden Affekten, Phantasien und Problemen. Wobei die Wiederholung der Position des Musters meist spiegelverkehrt stattfindet: Der Falleinbringer übernimmt meist die Position seines Klienten und die Gruppenmitglieder seine Position. Die verschiedenen Aspekte des psychischen Geschehens der beiden Interaktionspartner können auch von mehreren Personen verkörpert werden. Die Beziehungsmuster, die man rekonstruiert, hängen von der psychologischen Theorie ab, der der Supervisor anhängt. In diesem an der Psychoanalyse orientierten Supervisionsmodell dienen die für die frühkindliche Sozialisation typischen Entwicklungsphasen und ihre charakteristischen Muster als Grundlage für die Typisierung der Beziehungen. Bleibt man auf der eher manifesten denn unbewussten Ebene der Spiegelung, kann man auch Muster aus der sekundären Sozialisation wie Lehrer-Schüler, Vorgesetzter-Untergebener etc. zur Interpretation heranziehen.

Unter welchen Bedingungen kann sich ein Beziehungsmuster einer Professional-Klient-Beziehung in der Supervisionsgruppe spiegeln? Die 1. Bedingung ist, dass bereits ein Fall eingebracht worden ist und dass sich die Gruppe in der Phase der Fallbearbeitung befindet (Phase 4 des Ablaufschemas). Wenn es nun bei der Bearbeitung zu Schwierigkeiten kommt, die sich darin äußern, dass die Arbeitsaufgaben wie »Rekonstruktion des Erlebens« (Sequenz 4.2) nicht von der Gruppe bewältigt werden können, dann kann man davon ausgehen, dass sich eine Inszenierung entwickeln wird. Diese Schwierigkeiten können sich so manifestieren: Es finden Abweichungen von der Normalform statt, die Gruppe spricht über abweichende Themen, es stellen sich auffällige Beziehungen zwischen den Gruppenmitgliedern her oder die Gruppe schafft den Übergang von einer Sequenz zur nächsten nicht, meist ist es der Übergang von 4.1 zu 4.2. Auch Regulationsversuche des Supervisors, der auf die anstehenden Aufgaben hinweist, scheitern, sodass die Abweichungen nicht korrigiert werden können und die Gruppe nicht zur Arbeit nach der Normalform zurückkehren kann.[8] Diese Abweichungen kann man als Versuch der Gruppe verstehen, die Probleme in selbstregulativer Weise zu lösen: Was sie nicht durch sprachlich-begriffliche Verständigung erreichen kann, nämlich die Rekonstruktion der Beziehung zwischen Professional und Klient in ihren emotionalen und unbewussten Aspekten, versucht sie durch die »Inszenierung des Falls«, sie spielt den Fall mit verteilten Rollen durch. Die Inszenierung des Falls wird aber nicht etwa bewusst eingeleitet, sondern setzt sich »hinter dem Rücken« der Beteiligten durch, ihre Identifikation mit den Personen des Geschehens bleibt ihnen zunächst unbewusst. Diese Selbstregulation kann weder durch den Leiter noch durch ein Mitglied der Gruppe initiiert werden, es handelt sich um eine Systemleistung, an der alle Elemente beteiligt sind.

Zusammengefasst sind die Voraussetzungen für eine Inszenierung des Falls die folgenden:
- **Es ist ein Fall eingebracht worden,**
- **Arbeitsaufgaben der Sequenzen 4.1, 4.2 oder 4.3 können nicht gelöst werden,**
- **einfache Formen der Regulation von Abweichungen greifen nicht und**
- **die fokussierte Umwelt spiegelt sich in der Supervisionsgruppe.**

Sind die Ursachen für die Krise mit Hilfe der Inszenierung bearbeitet worden, kann die Gruppe an der Stelle des Ablaufschemas wieder weiter arbeiten, an der es zu Abweichungen gekommen ist, und die weiteren Sequenzen nacheinander durchlaufen.

Spiegelung sozialer Strukturen

Nun gibt es neben dieser klassischen Spiegelung noch einen 2. Typus von Spiegelung, der in der an Balint orientierten Fallarbeit meist unbeachtet bleibt: die Spiegelung sozialer Strukturen der Professional-Klient-Beziehung (vgl. dazu Rappe-Giesecke, 1989). Dass diese Spiegelung nicht beachtet wird, hängt von der für Balint-Gruppen typischen Komplexitätsreduktion ab: Sie verstehen sich als Gruppen, als psychische Systeme oder höchstens einfache Sozialsysteme und nicht als organisierte Sozialsysteme, wie das bei diesem Supervisionsmodell der Fall ist (diese Selbsttypisierung und ihre Folgen wurden bereits in Rappe-Giesecke, 1988b beschrieben). Da das gesetzte Ziel der Arbeit die Veränderung von Strukturen psychischer Systeme ist, vernachlässigen sie, dass die psychischen Systeme Professional und Klient gleichzeitig auch Teile organisierter Sozialsysteme sind. In diesem Supervisionsmodell wird mit der Spiegelung sozialer Strukturen gearbeitet, wenn im Programm Fallarbeit das Setting der professionellen Beziehung, also seine sozialen Strukturen äußerst problematisch sind und neben der Psychodynamik einen wesentlichen Anteil am Fallproblem haben, und wenn sie sich bereits in der Supervision spiegeln.[9] Im Programm Institutionsanalyse wird systematisch mit der Spiegelung der Strukturen des Sozialsystems Team in der Supervision gearbeitet. In diesem Zusammen-

8 Leiterinterventionen zur Regulation von Abweichungen vgl. Giesecke und Rappe-Giesecke (1997, Abschn. 6.1: »Die Aufgaben des Leiters« und Abschn. 3.4: »Die Bedeutung der Normalformabweichungen für die Analyse des Programmwechsels und des unbewussten Gruppenprozesses«).

9 An einer Balint-Gruppensitzung habe ich untersucht, wie sich neben der klassischen Spiegelung auch die Spiegelung der sozialen Strukturen unbeachtet entwickelte. Man kann dort sehr schön sehen, wie viel eine Arbeit mit der 2. Spiegelung zum Verstehen des Falls genutzt hätte (vgl. Giesecke & Rappe-Giesecke, 1997, Abschn. 6.3: »Die Inszenierung des Falls« sowie Abschn. 7.2: »Die Spiegelung von Umweltstrukturen in der Gruppeninteraktion«).

hang wird auf die Spezifität des 2. Spiegelungstypus in ▶ Kap. 5.4 näher eingegangen.

Das Modell des Ablaufs der Inszenierung wurde aus den Transkriptionen von Sitzungen mehrerer Supervisions- und Balint-Gruppen rekonstruiert. Das Datenmaterial bestand aus mehreren Sitzungen der Balint-Gruppe Daume mit Lehrsupervisoren (vgl. Preprint 1 und 2 des Forschungsprojekts in Kassel), aus mehreren Sitzungen einer Fallsupervision mit dem therapeutischen Team einer Klinik für Suchterkrankungen (vgl. Preprint 3 und 11) und einer Supervision mit in Ausbildung befindlichen SupervisorInnen (Preprint 4), mehreren Supervisionssitzungen einer Gruppe für Berater nach dem Konzept von Argelander (Preprint 10) und verschiedenen Gruppen mit Psychiatern. Diese Sitzungen wurden transkribiert, aber nicht veröffentlicht. Es beansprucht Gültigkeit für alle psychoanalytisch orientierten Fallsupervisionen, die nach der Normalform der Fallarbeit verlaufen. Man kann die Inszenierung wie die Fallarbeit als eine Aufeinanderfolge von Phasen und Sequenzen, die durch Arbeitsaufgaben gekennzeichnet sind, beschreiben. Es handelt sich um 5 Phasen des Ablaufs, zu deren Benennung Kurzcharakterisierungen gefunden wurden, die als Überschriften in der nun folgenden Beschreibung und in den folgenden Tabellen wieder auftauchen. Bis auf die Phase 3 »Reflexion der Inszenierung« gleichen sich die Phasen der Arbeit mit Spiegelungsphänomenen klassischer Art und Spiegelungen der sozialen Struktur. Dies wird an entsprechender Stelle angemerkt werden.

0. Phase: Präsentation des Falls

Damit sich in der Supervisionsgruppe etwas spiegeln kann, d. h. erneut zeigen kann, muss dasjenige, von dem die Spiegelung ein Abbild darstellt, zunächst in irgendeiner Form präsentiert werden. In Supervisionsgruppen geschieht dies in Form einer Erzählung über eine als problematisch erlebte Beziehung zwischen einem Professional und seinem Klienten. In dieser Erzählung wird die Situation, das Setting, der Ablauf der Interaktion, das Erleben und Verhalten der Beteiligten mehr oder weniger vollständig geschildert. Bei dieser Schilderung teilen sich den Zuhörern die Gefühle, Phantasien und Irritationen des Erzählers unwillkürlich mit, auch wenn er sie nicht sprachlich-begrifflich präsentieren kann. Ist die Erzählung so weit vervollständigt, dass sich die Zuhörer ein Bild von der Situation machen können, beginnt die Bearbeitung der Erzählung, die zum Ziel hat, das Problem des Erzählers zu verstehen.

1. Phase: Inszenierung des Falls

Die Gruppe versucht, das Problem des Erzählers zu rekonstruieren. Bei der Bearbeitung des Geschehens tauchen aber Schwierigkeiten auf, z. B. kann der Erzähler Fragen der Gruppe nach dem Ablauf der Interaktion oder nach seinen Gefühlen nicht beantworten. Oder es gibt Verständigungsprobleme zwischen den Gruppenmitgliedern: Man weicht vom Thema ab, und es entsteht der Eindruck, dass »irgendetwas nicht stimmt«.

> **Indikatoren dafür, dass etwas »nicht stimmt«, können für den mit dieser Sichtweise vertrauten Gruppenleiter sein, dass es zu Abweichungen von der Normalform in den ersten Sequenzen der Bearbeitungsphase kommt.**

So kann meist die »Rekonstruktion des Erlebens des Erzählers und der Figuren der Erzählung« (Phase 4.2) nicht gelöst werden. Die Gefühle und Irritationen, die der Erzähler nicht benennen konnte, können auch von den Gruppenmitgliedern nicht formuliert werden, weil sie bereits mit den Beteiligten identifiziert sind. Diese Identifizierungen setzen sich – für die Beteiligten selbst – unmerklich durch und bestimmen von nun an das Gruppengeschehen. Die Gruppe ist meist in 2 Lager geteilt, das der Inszenierenden und dasjenige der Beobachter des Geschehens, die aufgrund eigener psychischer Besonderheiten sich nicht mit einer Person identifizieren konnten. Oft ist es auch für die Beobachter nicht erkennbar, dass es sich um eine Inszenierung des Falls handelt, sie merken jedoch, dass etwas Auffälliges vor sich geht. Das Erkennen von Spiegelungen erfordert eine längere Gruppenerfahrung und eine Vertrautheit mit dem psychoanalytischen Denken.

2. Phase: Stoppen der Inszenierung

Die Inszenierung des Falls wird vom Leiter oder von einem Gruppenmitglied, das zur Gruppe der Beobachter gehört, gestoppt. Die Beobachter äußern sich meist so: »Hier sei doch etwas komisch, man solle doch mal gucken, was hier gespielt würde.« Diese Äußerungen haben die Funktion, von der Phase der Inszenierung zur Reflexion dieser Inszenierung umzuschalten. Sie machen außerdem deutlich, dass die vergangene Interaktion als auffällig und abweichend empfunden worden ist. Oft enthalten die Aufforderungen des Leiters, die Inszenierung zu stoppen, auch schon Hinweise darauf, was inszeniert worden ist: »Jetzt müssen wir aber aufpassen, dass wir hier den Herrn X nicht genauso unterbrechen, wie es dort geschehen ist.« Oft gelingt es den »Spielern« nicht, die Inszenierung zu unterbrechen und sich selbstreflexiv zu ihrer Rolle zu verhalten, dann muss das Stoppen der Inszenierung noch mehrmals wiederholt werden. Es kann auch zu Diskussionen zwischen Spielern und Beobachtern darüber kommen, ob die vergangene Interaktion nun als abweichend zu bewerten sei oder nicht. Für die Spieler ist es schwer, sich von der Position, die sie übernommen haben, zu distanzieren, weil dies für sie unmerklich und auch mit emotionalem Engagement verbunden war.

3. Phase: Reflexion der Inszenierung

Nun geht es darum, den Zusammenhang zwischen den vorangegangenen Interaktionssequenzen und dem Fall zu verstehen. Die an der Inszenierung beteiligten Gruppenmitglieder schildern ihr Erleben in der Position, die sie gespielt haben, und ihr Erleben der jeweils anderen Spieler. Die Beobachter bewerten und beschreiben den Ablauf der Interaktion. Der Leiter hat jetzt die Aufgabe, eine Beziehung zwischen Fall und Inszenierung herzustellen, indem er das beiden Interaktionen zugrunde liegende Beziehungsmuster typisiert. Er zeigt die komplementären Positionen des Musters, verweist auf die Gefühle, die man mit Hilfe der Spieler rekonstruiert hat, und typisiert das Problem, das strukturell zu diesem Muster gehört. Man kann sagen, dass damit die Arbeitsaufgabe »Typisierung des Problems« (Sequenz 4.3 der Normalform der Fallarbeit) gelöst ist, das Problem der Erzählung wurde verstanden und typisiert.

Spiegelt sich neben dem Beziehungsmuster auch die soziale Struktur, das Setting der Professional-Klient-Beziehung in den Strukturen des Supervisionssystems, dann wird der Leiter an dieser Stelle einen Strukturvergleich vornehmen, also die Spiegelung des 2. Typs Interpretieren. Er benutzt dabei das systemtheoretische Relevanzsystem und zeigt, wie die für die Supervision typischen Rollen, Asymmetrien, Aufgaben und Ziele des Systems durch diejenigen des Professional-Klient-Systems überlagert wurden, welche Schwierigkeiten diese Modifikation mit sich gebracht hat und was diese rekonstruierten Besonderheiten und ihre Folgen für das Professional-Klient-System bedeuten.

4. Phase: Programmwechsel – Umschalten auf Fallarbeit

Nach dieser zusammenfassenden Interpretation der Inszenierung und ggf. einer Diskussion darüber kann die Gruppe zur Arbeit nach der Normalform zurückkehren. Der Abschluss dieses Schemas wird mehr oder weniger explizit ratifiziert, und es wird meist auf Sequenz 4.4 »Rekonstruktion der Bedeutung des Problems a) für den Erzähler selbst und b) für die professionelle Praxis der Gruppenmitglieder« oder auf Sequenz 4.5 »Selbstreflexion des Sitzungsablaufs« zurückgeschaltet. Bei der Bearbeitung der Sequenz 4.4 kann man auf die Inszenierung zurückgreifen und die unterschiedlichen Reaktionen der einzelnen »Spieler« miteinander kontrastieren und ihre Spezifität und auch ihre Folgen für die professionelle Interaktion herausarbeiten. Man kann z. B. fragen, was es für den Erzähler bedeutet, dass er sich mit dieser Haltung seines Klienten identifiziert hat, und was es für ihn bedeutet, dass ein Gruppenmitglied in seiner Position ganz andere Dinge wahrgenommen hat.

Tabelle 5.5 gibt eine Übersicht über die Strukturen der dynamischen Dimension von Inszenierungen. In der 1. Spalte wird die Kurzbezeichnung der jeweiligen Phase notiert, in der 2. Spalte werden

Tabelle 5.5 Übersicht über die Strukturen der dynamischen Dimension von Inszenierungen

Phase	Kooperative Probleme	Kommunikative Probleme	Interaktive Probleme
Präsentation des Falls (0. Phase)	Herstellen eines kollektiven Phantasmas über einen Ausschnitt aus der Biografie/ beruflichen Interaktion eines GM	Verständigung über ein biografisches (berufsabhängiges) Problem eines GM, welches dieses beschäftigt und von ihm nicht verarbeitet werden konnte	Herstellen der für das Erzählen typischen verschiedenen (asymmetrischen) komplementären Interaktionsbeziehungen
1. Inszenierung des Falls	Rekonstruktion des Verhaltens und Erlebens der Figuren der Erzählung durch den Spielern unbewusst bleibendes Nachspielen mit verteilten Rollen	Verständigung zwischen G und Erz über ein nicht sprachlich-begrifflich repräsentierbares Erleben des Erz und das vermutete Erleben des Klienten	Differenzierung der G in »Spieler« mit erlebender und »Beobachter« mit betrachtend-bewertender Perspektive auf das Gruppengeschehen. Herstellen von asymmetrischen/ komplementären Beziehungen zwischen den Spielern, die typisch für die erzählte Professional-Klient-Interaktion sind
2. Stoppen der Inszenierung	Einigung über den Abschluss/ Abbruch der Inszenierung und Einigung darüber, dass es sich bei der vergangenen Interaktion um eine Inszenierung gehandelt hat	Verständigung über die aktuelle Gruppensituation unter selbstreflexiver Perspektive	Konstituierung einer Asymmetrie zwischen Spielern und Beobachtern der Inszenierung
3. Reflexion der Inszenierung	Rekonstruktion des Zusammenhangs zwischen Inszenierung und Fall. Herausarbeiten a) des beiden zugrunde liegenden Beziehungsmusters und b) der identischen sozialen Strukturen	Weiterverarbeitung der aus der Inszenierung gewonnenen informativen Daten in einem anderen Relevanzsystem: a) dem psychoanalytischen und b) dem systemtheoretischen	Reduktion der Asymmetrie zwischen Spielern und Beobachtern durch die Reflexion der gespielten Rolle und das Mitteilen von Beobachtungen
4. Programmwechsel: Umschalten auf Fallarbeit	Einigung über den Abschluss der Inszenierung und die Rückkehr zur Fallarbeit	Verständigung über den Wechsel der Programme, die Selbstregulation des Ablaufs	Herstellen der für die Selbstregulation typischen Beziehungen und danach der für die Fallbearbeitung typischen Asymmetrien

G Gruppe, Erz Erzähler. GM Gruppenmitglied(er).

wie bei der Normalform der Fallarbeit die kooperativen Probleme, in der 3. die kommunikativen Probleme und in der letzten Spalte die interaktiven Probleme charakterisiert.

Tabelle 5.6 differenziert die kooperative Struktur der dynamischen Dimension von Inszenierungen weiter aus. Auch hier werden zur besseren Orientierung in der 1. Spalte die Kurzbezeichnungen der Phasen wiederholt. Aus Platzgründen

Tabelle 5.6 Die kooperative Struktur der dynamischen Dimension von Inszenierungen

Phase	Beiträge des Erzählers	Beiträge der Gruppe	Beiträge des Leiters
Präsentation des Falls (0. Phase)	Abwicklung des Erzählschemas	Zuhören, Rezeptionssignale geben, kurze Nachfragen stellen	
1. Inszenierung des Falls	Rolle aus der erzählten Interaktion spielen (meist spiegelverkehrt den Klienten)	Rolle aus dem erzählten Geschehen spielen (Erz, Klient, andere Personen), Interaktion in der G beobachten	Interaktion in der G beobachten. Aufmerksamkeit auf strukturelle Ähnlichkeiten zwischen Inszenierung und Fall richten
		Umschalten von der Inszenierung auf die Reflexion der Inszenierung	
2. Stoppen der Inszenierung	Verständigung darüber, dass der Fall inszeniert wurde und dass man die vergangene Interaktion als Spiegelung des Falls in der G auffassen kann. Anhalten der Inszenierung		
3. Reflexion der Inszenierung	Spieler: Darstellen vom eigenen Erleben in der Rolle X und der Wahrnehmung der anderen Spieler aus dieser Position heraus		
		Beobachter: Wahrnehmung der Spieler; Interpretation von deren Verhalten, Assoziieren, Probeidentifikationen	Schildern von Beobachtungen
	Aufzeigen von Parallelen zwischen dem Fall und dem Gruppengeschehen		Typisieren a) des Beziehungsmusters, das beiden Interaktionen zugrunde lag, mit Hilfe des psychoanalytischen Relevanzsystems und b) der sozialen Strukturen beider Systeme mit Hilfe des systemtheoretischen Relevanzsystems
4. Programm Wechsel: Umschalten auf Fallarbeit			Initiieren des Programmwechsels: Der Rückkehr zu Phase 4.4 oder 4.5 der Fallarbeit
	Ratifizieren des Programmwechsels		Überprüfung der Ratifizierung und Umschalten

G Gruppe, Erz Erzähler.

konnten die kooperativen Probleme, zu denen nun die Beiträge der Elemente des Systems folgen, nicht aufgenommen werden. Unterschieden wird hier zwischen den Beiträgen des Erzählers (2. Spalte), denen der Gruppenmitglieder (3. Spalte) und denen des Leiters (4. Spalte). Nicht in jeder Phase haben die Elemente unterschiedliche Aufgaben, so sind in der 1. Phase die Beiträge des Leiters und der Gruppenmitglieder identisch, in der 3. Phase im 1. Teil die Beiträge des Erzählers und der Gruppenmitglieder, die sich an der Inszenierung des Falls beteiligt haben, ebenfalls. Innerhalb der Beiträge der Gruppe gibt es in der 1., 2. und 3. Phase die Unterteilung in Spieler und Beobachter, die am Ende der 3. Phase wieder aufgehoben wird. In Phase 3 wird in beiden Tabellen zwischen der Reflexion über die Spiegelung des Beziehungsmusters und der sozialen Struktur, des Settings der Professional-Klient-Beziehung unterschieden.

Praxisbezug

Auch von dieser Normalform wird bei jeder Inszenierung des Falls in einer für die Gruppensituation charakteristischen Weise abgewichen werden. Häufig kommt es vor, dass von der Inszenierung nicht zur Reflexion umgeschaltet werden kann, dass die Gruppe die Versuche, die Inszenierung zu stoppen, »überhört« und die Inszenierung fortsetzt. In den meisten Fällen wird es ausreichen, diese Abweichungen durch Hinweis auf die anstehenden Arbeitsaufgaben zu korrigieren. Es kann aber auch vorkommen, dass sich die Inszenierung scheinbar verselbständigt und nicht mehr für die Bearbeitung des Falls genutzt werden kann. Dann hat man es vermutlich mit einem gruppendynamischen Problem zu tun, das sich vermittelt über die Inszenierung äußert. Der Fall stellt ja immer eine indirekte Thematisierung des Problems und des Standes der Entwicklung der Supervisionsgruppe dar. Vermittelt über die Bearbeitung des Fallproblems erfährt die Gruppe auch etwas über ihren eigenen Gruppenprozess. Handelt es sich um ein für die Gruppe recht prekäres Problem, das der Fall indirekt anspricht, dann kann durch das Nachspielen der Positionen, was auch ein Nachspielen der eigenen Positionen ist, wenn auch ein 2-mal modifiziertes, sich die Inszenierung verselbständigen, und die Inszenierung kann dann nicht mehr in »den Dienst der Fallarbeit« treten. In einem solchen Fall müsste erwogen werden, zum Programm Selbstthematisierung umzuschalten und dort das Problem der Gruppe direkt zu thematisieren. Indikatoren für Krisen dieser Art sind Abweichungen vom Inszenierungsmodell, die sich nicht durch einfache Regulationsversuche korrigieren lassen, und die Feststellung, dass die Inszenierung nicht mehr Ihre Funktion für die Fallarbeit erfüllen kann.

5.3 Normalform des Ablaufs der Selbstthematisierung

Dieses Ablaufmuster umfasst den zeitlichen Rahmen einer Gruppensitzung. Anders als die Fallarbeit beginnt es jedoch nicht immer am Anfang einer Gruppensitzung, sondern es kann auch im Laufe der Sitzung auf dieses Programm umgeschaltet werden. Einige Bemerkungen zu dieser besonderen Einbettung des Programms in den Gruppenprozess: Die Gruppe kann sich im Rahmen der Fallarbeit oder der Institutionsanalyse einigen, dass man ein entstandenes Problem, das nur angedeutet und aufgrund des zeitlichen Ablaufs nicht mehr bearbeitet werden konnte, in der nachfolgenden Sitzung im Rahmen der Selbstthematisierung bearbeitet wird. Die 1. Phase des Ablaufs: »Programmwechsel« findet also schon in dieser Sitzung statt und müsste in der dann folgenden nur noch einmal kurz durchlaufen werden in dem Sinne, dass die Ratifizierung des Programmwechsels noch einmal überprüft wird. Häufig wird aber auch schon zu Beginn der Fallarbeit oder der Institutionsanalyse deutlich werden, dass die Gruppe nicht in der Lage ist, in diesem vereinbarten Programm zu arbeiten, und es wird ein Programmwechsel in der laufenden Sitzung nötig werden.

Stellen in der Fallarbeit, an denen ein solcher Programmwechsel noch möglich ist, sind der Übergang von der Vorphase zur Aushandlung des Falls, krisenhafte Situationen in der Aushandlungsphase und der Übergang von der Aushandlungs- zur Falleinbringungsphase. Dies sind »Schaltstellen« innerhalb der Fallarbeit, an denen entweder zur nächsten Phase des Programms oder zum Programm Selbstthematisierung umgeschaltet werden kann. Innerhalb der Institutionsanalyse gibt es keine solchen Schaltstellen, es ist prinzipiell an jeder Stelle des Ablaufs möglich, zur Selbstthematisierung umzuschalten, wenn es sich zeigt, dass das behandelte Problem zunächst durch Selbstthematisierung geklärt werden muss, bevor man sich an die Analyse der rationalen und funktionalen Aspekte des Problems ma-

chen kann. Diese Besonderheit hängt u. a. damit zusammen, dass die Institutionsanalyse nicht auf eine Sitzung hin konzipiert ist, sondern den zeitlichen Rahmen von mehreren Sitzungen umfassen kann (zu den Bedingungen des Umschaltens von der Institutionsanalyse zur Selbstthematisierung ▶ Kap. 6.2).

Da also der Beginn der Arbeit in diesem Programm nicht notwendig mit dem Beginn einer Sitzung zusammenfallen muss, gibt es auch nicht wie bei der Fallarbeit immer eine Vorphase (Sequenz 1.1, 1.2 und der 1. Teil der Sequenz 1.3), in der sich die Gruppe konstituiert, man die Zusammensetzung der Gruppe klärt und die Rahmenbedingungen der nächsten Gruppensitzungen bespricht. Die »Vorphase 0« mit den Sequenzen 0.1 »Konstitution der Gruppe«, 0.2 »Klärung der (voraussichtlichen) Zusammensetzung der anstehenden Gruppensitzung« und 0.3 »Klärung von organisatorischen Fragen des zukünftigen Gruppenprozesses« ist hier fakultativ.

Üblicherweise kann man davon ausgehen, dass die Selbstthematisierung in einer Sitzung abgeschlossen werden kann. Ist dies nicht der Fall, wird man sich in der Abschlussphase (Phase 8 »Programmwechsel«) darauf einigen, in der nächsten Sitzung noch einmal in diesem Programm zu arbeiten. So viel zum Anschluss dieses Teilsystems an die anderen Elemente des Gruppenprozesses.

Man kann den Ablauf der Selbstthematisierung in 9 Phasen unterteilen.[10] Diese Phasen werden zunächst in weniger formalisierter Weise beschrieben werden und dann in Form von Tabellen charakterisiert werden.

10 Dieses Ablaufschema habe ich in vorläufiger Form in Rappe-Giesecke (1986) beschrieben. Ich nannte es damals noch »Gruppendynamikschema«, eine Begriffswahl, die zu Missverständnissen Anlass gab und die ich verändert habe. Das Schema enthielt damals nur 5 Phasen. Durch den Einbau in dieses Supervisionsmodell sind Phasen hinzugekommen, in denen der Anschluss an die anderen Elemente des Systems geregelt wird. Außerdem hat die Selbstthematisierung hier nicht nur eine Funktion für die Fallarbeit, sondern auch für die Institutionsanalyse (vgl. dazu auch Giesecke & Rappe-Giesecke, 1994, Abschn. 6.2: »Das Programm Selbstthematisierung«).

1. Phase: Programmwechsel

In der 1. Phase findet eine Einigung über den Wechsel von der Fallarbeit oder der Institutionsanalyse zu diesem Programm statt. Vorausgegangen sein müssen Abweichungen von der Normalform dieser Programme, die nicht durch Regulationen korrigiert werden konnten. In dieser krisenhaften Situation tritt der Supervisor als Repräsentant des Systems auf, er steigt aus dem laufenden Programm aus und fordert die Gruppe auf, das Gleiche zu tun.

Praxisbezug

In dem folgenden Transkriptionsausschnitt fordert der Leiter die Gruppe zunächst auf, einen Falleinbringer auszuhandeln. Die Gruppe schweigt einige Zeit. Der Leiter unterbricht das Schweigen und bietet der Gruppe an, die Schwierigkeiten zu thematisieren, die es verhindern, dass mit der Fallarbeit begonnen werden kann.

Leiter 1 Ja (,) … (leise) was wollen wir dann (') (Räuspern) (Pause). Tja, zu irgendwas werden wir uns entschließen müssen (,) … wenn wir nichts anderes haben/dann sollten wir darüber sprechen/ was wir für Schwierigkeiten (.) haben (,) (Giesecke & Rappe-Giesecke, 1997, S. 498).

Es findet eine Verständigung darüber statt, dass es sich bei der vergangenen Interaktion um Abweichungen handelt und dass die Gründe für die Unkorrigierbarkeit dieser Abweichungen in einem Problem der Gruppe zu suchen sind, das ihre Arbeitsfähigkeit beeinträchtigt. Ist über diese Punkte Einigkeit hergestellt, dann muss die Gruppe die Frage klären, ob es ihr aussichtsreich erscheint, dieses Problem im Rahmen der Fallarbeit als Inszenierung zu bearbeiten oder im Rahmen der Institutionsanalyse im laufenden Programm zu bewältigen, oder ob es aussichtsreicher erscheint, zum Programm Selbstthematisierung umzuschalten. Hat sich die Gruppe für einen Programmwechsel entschieden, ist diese Phase beendet, und man kann zur nächsten innerhalb dieses Programms weitergehen.

2. Phase: Aushandlungsphase

In dieser Phase hat die Gruppe die Aufgabe, ein Arbeitsthema, also eine vorläufige Formulierung des Gruppenproblems, zu finden. Dies ist nicht ganz einfach, da diese Reflexion eine Distanzierung von den zuvor eingenommenen Standpunkten und den vorherrschenden Beziehungen voraussetzt. Es wird in der Aushandlungsphase immer wieder Fortsetzungen der konflikthaften Interaktionen geben, die dann vom Leiter gestoppt werden müssen. Gerade an der Auswahl eines »Repräsentanten des Problems« und damit eines Beitrags zur Bearbeitung des Gruppenproblems werden sich erneute Wiederholungen der problematischen Interaktionen festmachen, und die Beziehungen aus dem vorigen Programm werden in dieses interferieren.

Die Notwendigkeit, einen Repräsentanten des Problems zu finden und Material zu produzieren, erscheint vielleicht nicht unmittelbar einsichtig, da doch alle Gruppenmitglieder an der problematischen Interaktion beteiligt oder zumindest anwesend waren. Diese Materialproduktion hat die Funktion, einen gemeinsamen Wissensraum zu schaffen, ein »kollektives Phantasma« zu etablieren, auf das alle Gruppenmitglieder referieren können.[11] Die Materialproduktion hat auch die Aufgabe, ein neues System zu etablieren und es von der Arbeit in den kritisch gewordenen Programmen abzugrenzen. Einen Repräsentanten des Problems wählt man aus, weil die Verständigung über die krisenhafte Situation erleichtert wird, wenn eine Sichtweise des Problems zunächst ausführlich dargestellt worden ist. Ohnehin haben sich meist ein oder mehrere Gruppenmitglieder in diesem Konflikt schon exponiert und sich zum Repräsentanten des Gruppenproblems gemacht. Ein weiteres Argument für die ausführliche Darstellung einer oder mehrerer Sichtweisen des Problems ist, dass zwar alle Gruppenmitglieder an der krisenhaften Situation teil hatten, aber das Erleben und die Bewertung der anderen von dieser Situation nicht kennen können, da dies im Rahmen der anderen Programme nicht ausführlich thematisiert werden kann. Die Gefahr besteht, dass die exponierten Gruppenmitglieder bzw. die Repräsentanten des Problems zum »Problemfall« gemacht werden. Der Leiter muss durch Hinweise auf die Normalform der Bearbeitung von Gruppenproblemen in diesem Programm verhindern, dass das Gruppenproblem an einem Stellvertreter abgehandelt wird. Hier wird auf die in ▶ Kap. 2.2 (Abschn. »Organisationsentwicklung und angewandte Gruppendynamik«) dargestellten Auffassungen zurückgegriffen, dass Gruppen eine Arbeitsteilung auch im psychischen Sinne haben. Sie sind als ein psychisches System zu betrachten, das eine interne Differenzierung hat. Ein Element allein kann nie Ursache für Störungen im System sein (zur gruppenanalytischen Sichtweise dieses Problems vgl. auch Foulkes, 1974, S. 31). Er benutzt in diesem Zusammenhang die Begriffe »Polarisierung« und »Gruppenmatrix«. Im Laufe der Gruppenentwicklung wird sich aber die Normalformerwartung, dass der Repräsentant lediglich eine Vorleistung für die gesamte Gruppe erbringt und dass immer die ganze Gruppe der »Problemträger« ist, durchsetzen.

Diese Phase endet damit, dass genau wie bei der Aushandlung des Falleinbringers die Vertrauensbasis in der Gruppe für die Behandlung dieses Problems, bzw. dort des Falls, geprüft wird. Die Gruppe verdeutlicht noch einmal ihr Interesse an diesem Beitrag und daran, dass sich dieses Gruppenmitglied zum Repräsentanten des Problems erklärt. Der Repräsentant prüft noch einmal für sich, ob er Interesse hat, dass sein Beitrag bearbeitet wird und ob ihm die Interessensbekundungen der Gruppe und sein Vertrauen in sie ausreichend erscheinen, um sich derart zu exponieren. Der Gruppenleiter prüft von der Position des Repräsentanten dieses Teilsystems aus, ob alle Positionen ratifiziert worden sind: das Arbeitsthema, der Problemrepräsentant und sein Beitrag. Ist dies der Fall, so wird zur Materialproduktion umgeschaltet. Ist dies nicht der Fall, fordert er die Gruppe auf, den betreffenden Punkt eindeutig zu ratifizieren oder die Aushandlung zu wiederholen und einen anderen Repräsentanten, ein anderes Arbeitsthema und einen anderen Beitrag auszuwählen.

3. Phase: Materialproduktion

Diese Phase ist gekennzeichnet durch ein extensives Rederecht des ausgewählten Problemrepräsentanten. Wie auch der Falleinbringer kann er sein Erleben und seine Bewertungen des Gruppengeschehens eingehend darstellen und Interaktionssitua-

11 Zum Begriff des »kollektiven Phantasmas« vgl. Fußnote in ◘ Tab. 5.3.

tionen, die ihm als konfliktauslösend erscheinen, aus seiner Sicht noch einmal schildern. Im Idealfall wird er eine Erzählung und keine Beschreibung der Vorgänge abliefern (zur Unterscheidung zwischen Erzählungen und Beschreibungen vgl. Giesecke & Rappe-Giesecke, 1997, S. 98).

Praxisbezug

Es wird sicher bei den ersten Sitzungen, in denen nach diesem Programm gearbeitet wird, nötig sein, den Materialproduzenten darauf hinzuweisen, dass es auf die Schilderung seines Erlebens ankommt, und dass er die Vorgänge, obwohl sie allen bekannt sind, aus seiner Perspektive noch einmal schildern soll. Zunächst wird er vermutlich mit Interpretationen des Geschehens und mit Kurzrepräsentationen aufwarten, bei denen er einen bewertenden, distanzierten Standpunkt zum Geschehen einnimmt. Hier ist der Leiter gefragt, mit Hilfe von Nachfragen und Hinweisen die Durchsetzung der »Normalform von Erzählungen« zu unterstützen (zur Normalform von Erzählungen vgl. Giesecke & Rappe-Giesecke, 1997, Abschn. 4.1). Ebenso wird er darauf hinwirken müssen, dass das extensive Rederecht des Materialproduzenten gewährleistet wird. Vermutlich werden andere Gruppenmitglieder, deren Sichtweise sich von der des Materialproduzenten unterscheidet, dazu neigen, mit ihm zu diskutieren und ihre Auffassungen darzustellen. Hier muss der Leiter darauf hinweisen, dass dafür in der nachfolgenden Bearbeitungsphase Platz ist und dass jedes Gruppenmitglied das Recht hat, seine Perspektive darzustellen.

Hat sich die Gruppe auf mehrere Repräsentanten des Gruppenproblems geeinigt, i.d.R. werden es 2 Antagonisten sein, aber mehr als 3 sollten es nicht sein, dann muss beiden extensives Rederecht eingeräumt werden, und der Leiter muss darauf achten, dass diese beiden Erzähler nicht schon ins Argumentieren kommen und das Rederecht des einen dadurch beschnitten wird. Ich denke, dass man 2 Erzählungen aneinander reihen kann, dass die beiden Repräsentanten aber auch gemeinsam erzählen können. Bei einer gemeinsamen Erzählung ist allerdings die Gefahr gegeben, dass sich Argumentationen zwischen den beiden Materialproduzenten entwickeln statt einer Erzählung.

Am Ende der Materialproduktion initiiert der Leiter, falls es notwendig erscheint und die Gruppe es nicht schon allein tut, den Übergang zur Bearbeitung des Gruppenproblems. Erscheint ihm das vorgebrachte Material zu fragmentarisch, wird er den Materialproduzenten auffordern, fehlende Teile nachzuliefern, ehe man mit der Bearbeitung beginnen kann.

4. Phase: Problembearbeitung

Die 1. Aufgabe der Gruppe besteht darin, sich über das Erleben und die Bewertungen der Gruppensituation durch den Repräsentanten des Problems zu verständigen. Im 2. Teil dieser Phase stellen dann alle Gruppenmitglieder, einschließlich des Leiters, ihre Sichtweise des Gruppenproblems und ihr Erleben der kritischen Situation dar.

Eine Maxime für die Bearbeitung des Gruppenproblems ist, dass alle Gruppenmitglieder und auch der Leiter am Problem der Gruppe beteiligt sind und dass deshalb alle einen Beitrag zum Gruppenthema bringen können und sollen. Auch diejenigen Gruppenmitglieder, die scheinbar nicht am Konflikt beteiligt sind, haben im Rahmen der unbewussten Gruppendynamik eine Funktion und sind in der Lage, etwas zum Verstehen des Konflikts beizutragen.

In dieser Phase kann es auch zu Reinszenierungen des Gruppenproblems kommen: Die Gruppenmitglieder spielen mit verteilten Rollen das problematische Geschehen noch einmal vor. Diese Inszenierung wird sich als Abweichung von der Normalform der Selbstthematisierung manifestieren, die nicht durch einfache Hinweise auf die anstehenden Aufgaben korrigiert werden kann[12]. So ist es z. B. möglich, dass einige Gruppenmitglieder nicht in der Lage sind oder sich weigern, ihre Sicht des Problems darzustellen und darauf beharren, dass es sich um ein Problem der beiden Repräsentan-

12 Vgl. dazu die empirische Untersuchung einer Sitzung, in der die Selbstthematisierung mehrfach durch Inszenierungen überlagert wird (Giesecke & Rappe-Giesecke, 1997, S. 521).

ten handelt. Oder die Gruppe ist nicht in der Lage, das Erleben der Protagonisten nachzuvollziehen, und argumentiert beharrlich mit ihnen über die Unmöglichkeit, die Dinge so zu sehen, wie sie es tun. Wie bei der Inszenierung des Falls muss diese Wiederholung gestoppt werden und als Inszenierung bewertet werden. Mit Hilfe der Spieler und der Beobachter kann man dann die typischen Beziehungsmuster, die der Inszenierung und dem zu bearbeitenden Gruppenproblem zugrunde liegen, rekonstruieren. Der Effekt der Wiederholung des Problems in einem anderen »Setting« als dem, in dem der Konflikt entstanden ist, ist, dass sich eine gewisse Entfremdung und Distanz gegenüber der vergangenen krisenhaften Interaktion in der Gruppe entwickeln kann. Die Beziehungsmuster und Positionen werden als auffällig und befremdlich erlebt, wenn es gelingt, die Inszenierung zu stoppen und zur Selbstreflexion umzuschalten.

Sind mit Hilfe der Inszenierung des Problems und der Beiträge der einzelnen Gruppenmitglieder und des Leiters zur Lösung der Aufgaben die Anteile aller Gruppenmitglieder am Problem rekonstruiert, dann kann man zur nächsten Phase des Ablaufs übergehen. Worauf der Leiter besonders achten sollte, ist, ob sein Beitrag zum Gruppenproblem von der Gruppe eingefordert und rekonstruiert worden ist. Es muss sich im Laufe der Gruppenerfahrung erst die Erwartung stabilisieren, dass er hier auch als ein Element der Gruppe auftritt und als solches auch einen Anteil am Problem hat[13]

5. Phase: Typisierung des Problems

In der Aushandlungsphase hat man sich zu Beginn der Sitzung auf ein Arbeitsthema, eine vorläufige Formulierung des Problems der Gruppe, geeinigt. Nach einer gelungenen Bearbeitungsphase wird die Gruppe in der Lage sein, diese vorläufige Formulierung des Themas zu präzisieren und auch umzuformulieren. Die Gruppe hat neue Aspekte des Problems gefunden, Zusammenhänge rekonstruiert, sich über ihr Erleben verständigt und die Beziehungen in der Gruppe typisiert. Das Thema hat sich im Laufe der Bearbeitung verändert und wird nun als eine Art Ergebnissicherung neu formuliert. Die Gruppe nimmt dabei selbst reflexive und bewertende Standpunkte ein und betrachtet ihr Problem und dessen Bearbeitung von einem außen stehenden Standpunkt aus. Sie benutzt zu dieser Typisierung Kategorien aus verschiedenen Gruppentheorien, soweit sie ihr bekannt sind, oder alltagsweltliche Formulierungen, wie »Rivalität«, »Nähe und Distanz«, »Abhängigkeit und Unabhängigkeit«.

6. Phase: Verständigung über die Bedeutung des Problems

Die Gruppe beschäftigt sich jetzt mit der Relevanz des rekonstruierten Problems – zum einen für die Beziehungen in der Gruppe und zum anderen für den krisenhaften Ablauf in der Fallarbeit bzw. der Institutionsanalyse. In dieser Phase ist der Leiter als »Fachmann für Psychodynamik und Gruppendynamik« gefragt. Er bringt hier den größten Beitrag zur Lösung dieser Arbeitsaufgabe. Aufgabe der Gruppe ist es, sich über seine Deutungen zu verständigen, Kommentare dazu abzugeben und ihre Relevanz zu prüfen. Es wird, nachdem der Leiter zuvor als Element der Gruppe emergiert, hier wieder die konstitutive Asymmetrie zwischen ihm und den Gruppenmitgliedern hergestellt. Die Gruppenmitglieder können i.d.R. diese Position des psychoanalytisch und gruppendynamisch ausgebildeten »Deuters« nicht übernehmen.

Der Leiter untersucht die Psychodynamik der Gruppe, die verantwortlich für das Entstehen dieses schon typisierten Gruppenproblems war. Er stellt das vorherrschende Beziehungsmuster zwischen den Gruppenmitgliedern heraus und analysiert die Anteile der einzelnen Subgruppen oder der exponierten Mitglieder an diesem Problem. Wie weit der Leiter bei der Interpretation des unbewussten Geschehens in der Gruppe geht, hängt zum einen von der Vertrautheit der Gruppe mit dieser Sichtweise ab, zum anderen von seiner Einschätzung des Verhältnisses von Abwehr und Einsicht, das in der Gruppe vorherrscht.

Hat sich die Gruppe über diese Deutung verständigt, dann kann man dazu übergehen, die »Be-

13 Vgl. dazu die Fallstudie in Giesecke und Rappe-Giesecke (1997, S. 521); in dieser Balint-Gruppe hatten sich die Gruppenmitglieder über weite Strecken der Selbstthematisierung ihres Problems geweigert, das Angebot des Leiters, seine Rolle zu thematisieren, aufzugreifen. Erst am Ende des Ablaufs wird sein Anteil am Gruppengeschehen rekonstruiert.

deutung des Gruppenproblems für den krisenhaften Ablauf der Fallarbeit/alternativ für die Krisen in der institutionsanalytischen Arbeit« zu klären. Der Leiter wird den Zusammenhang zwischen Gruppenproblem und dem Problem der nicht bearbeitbaren Fälle bzw. den nicht bearbeitbaren institutionellen Problemen zunächst in Form einer Deutung oder Zusammenfassung interpretieren. Wie schon in der Phase zuvor, werden die Gruppenmitglieder diese Zusammenfassung kommentieren und ihre Relevanz für die Erklärung des krisenhaften Geschehens prüfen.

Ein möglicher Zusammenhang zwischen den nicht bearbeitbaren Fällen und dem rekonstruierten Gruppenproblem ist Folgender: Das beiden zugrunde liegende Problem war das Gleiche. Da die Gruppe das Problem nicht für sich lösen konnte, konnte sie es auch nicht bei der Bearbeitung der Fälle lösen und umgekehrt.

Das Thema der Institutionsanalyse, das man nicht bearbeiten konnte, ist, so nimmt man an, strukturell identisch mit dem Gruppenproblem, das man rekonstruiert hat. Die problematischen Beziehungen zwischen den Teammitgliedern in der Supervision kann man als Spiegelung der problematischen Beziehungen in der Institution verstehen. Hierbei muss das Team abweichend von der üblichen Sichtweise als Gruppe – als psychisches System – und nicht als Subsystem einer Organisation aufgefasst werden. Die Psychodynamik dieser Gruppe überlagert die funktionalen und rollenmäßig festgelegten Beziehungen zwischen den Teammitgliedern, sodass es zunächst im Team und dann auch in der Supervision zu gruppendynamischen Konflikten kommt, die eine Orientierung an den Arbeitsaufgaben stören oder gar verhindern.

7. Phase: Selbstreflexion des Ablaufs

Die Gruppe verständigt sich in dieser Phase über die Bedeutung dieser Sitzung und des damit verbundenen Programmwechsels für den Gruppenprozess. Der Leiter ordnet das Problem, das bearbeitet wurde, in den Entwicklungsprozess der Gruppe ein, zeigt Unterschiede zu vorangegangenen Themen der Gruppenarbeit auf und macht auf die Brisanz dieses Themas aufmerksam, das nicht im Rahmen der Fallarbeit oder der Institutionsanalyse angegangen werden konnte, sondern einen Programmwechsel erforderlich macht. Die Gruppe stellt ihre Einschätzung des Erfolgs dieser Sitzung und des Nutzens für die Arbeit in den anderen Programmen dar und nimmt zur Interpretation des Leiters Stellung.

8. Phase: Programmwechsel

Damit ist die Arbeit abgeschlossen, und man kann sich nun auf den Wechsel zum zuvor verlassenen Programm einigen.

Der Leiter muss hier darauf achten, dass der Wechsel von der ganzen Gruppe ausdrücklich ratifiziert worden ist und dass nicht unklar bleibende Vereinbarungen als Widerstand gegen die Fallarbeit oder die Institutionsanalyse benutzt werden können.

9. Phase: Abschlussphase

Diese letzte Phase hat die Funktion, die Gruppensitzung aufzulösen und den Übergang von der Supervision zum professionellen Alltag zu schaffen.

So weit die ausführliche Darstellung der Phasen des Ablaufs der Selbstthematisierung. Um sich ein besseres Bild vom Ablauf der Selbstthematisierung machen zu können, kann man die Analyse einer Balint-Gruppensitzung nach diesem Ablaufmuster in Giesecke und Rappe-Giesecke (1997, Abschn. 6.2) nachlesen. Im Folgenden wird ◘ Tab. 5.7 vorgestellt, in der die bereits charakterisierten kooperativen, interaktiven und kommunikativen Probleme der einzelnen Phasen vollständig dargestellt sind. Diese Tabelle ist wie die beiden vorangegangenen aufgebaut.

Die Ausdifferenzierung der kooperativen Probleme folgt in ◘ Tab. 5.8 Die »Beiträge der Gruppe zur Lösung der kooperativen Probleme« werden aufgegliedert in die »Beiträge der Gruppe« und die »Beiträge des Repräsentanten des Problems«. Die Herausbildung der Rolle des Repräsentanten findet

Tabelle 5.7 Strukturen der dynamischen Dimension der Selbstthematisierung

Phase	Kooperative Probleme	Kommunikative Probleme	Interaktive Probleme
(Vorphase) 0. Phase			
1. Programmwechsel	Einigung über die Notwendigkeit eines Programmwechsels zur Selbstthematisierung	Verständigung über die Bewertung der vorangegangenen Interaktion als krisenhafte. Fokussierung der Strukturen des Systems (Programmwechsel und Selbstregulation)	Verlassen der für das vorangegangene Teilsystem typischen Rollen und Beziehungen und die Einnahme von selbstreflexiven Standpunkten, die für die Selbstregulation des Systems durch seine Elemente typisch sind
2. Aushandlungsphase	Einigung auf ein Arbeitsthema, eine vorläufige Formulierung des Problems der G, auf einen oder mehrere Repräsentanten des Problems und einen oder mehrere Beiträge zu diesem Thema	Verständigung über das der vergangenen Interaktion zugrunde liegende Problem der G und darüber, welches GM sich als Repräsentant des Problems eignet	Herstellen der typischen Asymmetrie zwischen Materialproduzent, zuhören den GM und dem Leiter, der als Repräsentant dieses Systems auf die Einhaltung von dessen Strukturen achtet
	Sondieren der Vertrauensbasis in der G für die Behandlung dieses Problems	Verständigung darüber, ob die Entscheidung für ein Problem, einen Repräsentanten und einen Beitrag von letztem von der ganzen G getragen wird	Ratifizieren der Asymmetrie
3. Materialproduktion	Herstellen eines kollektiven Phantasmas über eine oder mehrere Sichtweisen der Gruppensituation (imp, präs, fut)	Repräsentation des Erlebens der problematischen Gruppensituation vom Standpunkt eines oder mehrerer GM aus	Herstellen der für das Erzählen typischen Asymmetrie zwischen einem Erz mit extensivem Rederecht und der zuhörenden G
4. Problembearbeitung	Rekonstruktion des Erlebens der kritischen Gruppensituation durch alle GM und ihre Bewertungen einschließlich der des Leiters	Verständigung über die unterschiedlichen Perspektiven auf die Gruppensituation	Auflösen der Asymmetrie zwischen Erz und Zuhörer. Alle nehmen den Standpunkt des am Problem Beteiligten ein, auch der Leiter
5. Typisierung des Problems	Einigung auf eine Typisierung des (durch die Bearbeitung veränderten) Problems der G	Verständigung über die Bearbeitungsphase, insofern sie das vorläufig formulierte Arbeitsthema präzisiert hat	Verlassen der selbstreflexiven, erlebenden Standpunkte des Elements einer selbstanalytischen G und Einnahme eines außen stehenden Standpunkts mit bewertender Perspektive

Tabelle 5.7 Fortsetzung

Phase	Kooperative Probleme	Kommunikative Probleme	Interaktive Probleme
6. Verständigung über die Bedeutung des Problems	Verständigung über die Bedeutung des Problems sowohl für die Beziehungen in der G als auch den krisenhaften Ablauf der Fallarbeit/ alternativ die Krisen bei der institutionsanalytischen Arbeit entwickelt haben	Repräsentation des psychodynamischen und gruppendynamischen Aspekts der Beziehungen in der G, wie sie sich sowohl in dieser Sitzung als auch in der vorangegangenen Fallarbeit/ alternativ bei der Institutionsanalyse	Herstellen der Asymmetrie zwischen dem deutenden Leiter und den GM als Lernenden in Sachen Psychodynamik und Gruppendynamik
7. Selbstreflexion des Ablaufs	Verständigung über die Bedeutung dieser Sitzung/ des Programmwechsels für den hist. Gruppenprozess	Repräsentation des Ablaufs dieser und der vorangegangenen Gruppensitzungen	Herstellen der Asymmetrie zwischen dem deutenden Leiter und den GM als Elementen einer selbstanalytischen G
8. Programmwechsel	Verständigung über den Abschluss dieses Programms und den Wechsel zur Fallarbeit/ Institutionsanalyse bzw. Wahl dieses Programms für die nächste Sitzung	Fokussierung der Strukturen des Systems (verschiedene Programme und der Programmwechsel)	Verlassen der für die Deutungen typischen asymmetrischen Positionen und Einnahme von selbstreflexiven Positionen, die für die Selbstregulation typisch sind
9. Abschlussphase	Auflösung der Gruppensitzung	Fokussierung der Grenzen des Systems	Auflösung der räumlichen Beziehungskonstellation

GM Gruppenmitglied(er), G Gruppe, Erz Erzähler, präs Präsens, imp Imperfekt, fut Futur, hist. historisch.

in der 2. Phase statt und wird im Laufe der 4. Phase wieder aufgehoben. Eine Besonderheit der Selbstthematisierung ist es, dass es im 2. Teil der Bearbeitungsphase keine Unterscheidung zwischen den Beiträgen des Leiters und der Gruppe gibt, darauf wurde bereits bei der Beschreibung dieser Phase hingewiesen (► Kap. 5.1). Die zeitliche Abfolge von Beiträgen innerhalb einer Phase wird in der Tabelle durch ihr Höher- oder Tiefersetzen markiert.

5.4 Normalform des Ablaufs der Institutionsanalyse

5.4.1 Ablauf der Institutionsanalyse

Dieses Ablaufschema umfasst nicht wie die beiden vorangegangenen den zeitlichen Umfang einer Sitzung, sondern ist auf mehrere Sitzungen hin angelegt. Dieser Umstand wird zur Folge haben, dass der Leiter häufiger als bei der Fallarbeit oder der Selbstthematisierung als Repräsentant dieses Teilsystems auftreten muss. Er wird z. B. häufig zeigen müssen, an welcher Stelle des Ablaufs man sich befindet, welches die anstehenden Arbeitsaufgaben sind, und er wird Ergebnissicherung betreiben müssen, auch in schriftlicher Form.

Eine Besonderheit des Prozesses der Institutionsanalyse ist es, dass der normale Ablauf prinzipiell an jeder Stelle unterbrochen werden kann und man ggf. den Prozess des Datensammelns, des Datenfeedbacks und der Datenauswertung – Phasen 2, 3 und 4.1 – erneut durchlaufen kann. Dies kann nötig sein, wenn sich eine

Tabelle 5.8 Die kooperative Struktur der dynamischen Dimension der Selbstthematisierung

Phase	Beiträge der Gruppe	Beiträge des Repräsentanten des Problems	Beiträge des Leiters
(Vorphase) 0. Phase			
1. Programmwechsel	Kommentare zur krisenhaften Situation, Stellungnahme zum Wechsel des Programms und zur Art des Problems (Problem der G, von einzelnen GM, der Institution, des Falls)		Stoppen der Interaktion, Aufforderung sich für das Programm zu entscheiden, in dem man das Problem bearbeiten will
	Ratifizieren des Programmwechsels		Initiieren des Übergangs zur Phase 2
2. Aushandlungsphase	Vorschläge für die Formulierung eines Arbeitsthemas, für einen oder mehrere Repräsentanten des Problems und für einen oder mehrere Beiträge zum Gruppenthema		
	Relevanz prüfen, nachfragen	Beitrag ankündigen, Relevanz andeuten, Problem formulieren, kurze Orientierung geben	
	Interesse am Beitrag bekunden, ratifizieren	Sondieren der Vertrauensbasis in der G, eigenes Interesse an Bearbeitung des Beitrags prüfen, ratifizieren Ratifizieren aller Positionen prüfen	
			Übergangs zu Phase 3 initiieren
3. Materialproduktion	Zuhören, Rezeptionssignale geben, kurze Nachfragen stellen	Abwicklung einer Erzählung über das eigene Erleben einer kritischen Gruppeninteraktion	Zuhören, Rezeptionssignale geben, kurze Nachfragen stellen Prüfung der Bearbeitbarkeit der Erzählung (auf Vollständigkeit) ggf. Auffordern zur Vervollständigung der Erzählung Initiieren des Übergangs zu Phase 4

■ **Tabelle 5.8** Fortsetzung

Phase	Beiträge der Gruppe	Beiträge des Repräsentanten des Problems	Beiträge des Leiters
4. Problembearbeitung	Nachfragen stellen, Rekonstruktion des Erlebens und der Bewertungen des Problems und der Gruppensituation durch den Erz	Nachliefern von situationsgebundenen und nachträglichen Interpretationen eigenen und fremden Verhaltens und Erlebens	
	Beiträge aller GM und des Leiters zu ihren situationsgebundenen und nachträglichen Interpretationen des Geschehens und von weiteren in diesem Zusammenhang relevanten Gruppensituationen. Darstellung von eigenem Erleben und Vermutungen über das Erleben der anderen (Probeidentifikationen), Beobachtungen und Bewertungen eigenen und fremden Verhaltens Nachfragen nach neuen Aspekten, Nachliefern von weiterem Material. Inszenieren des Gruppenproblems in der momentanen Gruppensituation und Interpretieren dieser Inszenierung. Darstellung ausgelöster Gefühle und Assoziationen, Konstruktion alternativer Verhaltens- und Erlebensmöglichkeiten		
			Initiieren des Übergangs zu Phase 5
5. Typisierung des Problems	Vorschläge zur Typisierung der Beziehungen in der G, Beschreiben und Paraphrasieren des Problems der G, Reformulieren des Arbeitsthemas, Argumentationen über diese Vorschläge		Typisierungsvorschläge machen
6. Verständigung über die Bedeutung des Problems			Zusammenfassen der ausgehandelten Problematik. Deutung des gruppendynamischen und psychodynamischen Aspekts der Beziehungen in der G
	Ratifizierung der Deutung und Darstellung eigener Interpretationen des Geschehens		
			Interpretationen des Zusammenhangs zwischen dem Problem der G und der Krise bei der Fallarbeit/ bei der Institutionsanalyse
	Ratifizierung der Interpretation, Darstellung eigener Wahrnehmungen und Interpretationen		
7. Selbstreflexion des Ablaufs			Kommentieren der Arbeit der G und Interpretation der Funktion dieser Sitzung und des Programmwechsels für den (unbewussten) Gruppenprozess

Tabelle 5.8 Fortsetzung

Phase	Beiträge der Gruppe	Beiträge des Repräsentanten des Problems	Beiträge des Leiters
8. Programmwechsel			Beendigung der Bearbeitung des Gruppenproblems vorschlagen
	Ratifizierung des Abschlusses der Problembearbeitung und eines Programmwechsels		
			Überprüfung der Ratifizierung
9. Abschlussphase	Verabschieden und Verlassen der Sitzung		Beenden der Sitzung

GM Gruppenmitglied(er). G Gruppe, Erz Erzähler.

Fragestellung präzisiert hat und man noch nicht genug Informationen über die Einschätzungen des Teams hat.

Die einzelnen Phasen werden zunächst ausführlich beschrieben, wobei zur Schilderung des Ablaufs der Datensammlung und des Datenfeedbacks auf die Darstellung der entsprechenden Phasen in der Vorphase der Problemdiagnose zurückgegriffen wird (▶ Kap. 5.1, Abschn. »0. Phase« bis »4. Phase«). Im 2. Schritt wird der Ablauf in komprimierter Form in Tab. 5.9 dargestellt.

0. Phase: Vorphase

Fällt der Beginn der Arbeit in diesem Programm mit dem Beginn einer Sitzung zusammen, so wird wie bei der Fallarbeit und der Selbstthematisierung eine Vorphase vor die Arbeit im Programm geschoben. Ihre Funktion ist es auch hier, die Gruppe zu konstituieren, den Übergang vom professionellen Alltag zur Supervision zu schaffen, die Zusammensetzung der Gruppe festzustellen und, falls es nötig ist, die Rahmenbedingungen der nächsten Sitzungen zu klären. Falls sich die Institutionsanalyse über mehrere Sitzungen erstreckt, wird diese Vorphase zu Sitzungsbeginn vor die jeweilige Phase des Ablaufs, in der man weiter arbeiten wird, gesetzt.

1. Phase: Programmwahl oder -Wechsel

In der 1. Phase des Ablaufs wird eine Entscheidung über die Wahl dieses Programms bzw. den Wechsel von der Fallarbeit oder der Selbstthematisierung zu diesem Programm getroffen. Hat man sich im Kontrakt darauf geeinigt, mit der Institutionsanalyse zu beginnen, hat diese Phase die Funktion, die kollektive Ratifizierung dieser Entscheidung noch einmal zu überprüfen, bevor man mit der Arbeit beginnt. Auch die Wahl des Arbeitsthemas, das man in der Vorphase der Problemdiagnose rekonstruiert hat, muss erneut ratifiziert werden. Findet im laufenden Supervisionsprozess ein Wechsel von der Fallarbeit zur Institutionsanalyse statt, so wird sich die Gruppe über die Notwendigkeit dieses Wechsels verständigen: Entweder interferierten institutionelle Probleme so stark in die Fallarbeit, dass eine Konzentration auf die Professional-Klient-Beziehungen beeinträchtigt war, oder es wurde im Laufe der Fallarbeit deutlich, dass die Beziehungen zu Klienten durch institutionelle Rahmenbedingungen gestört werden, die einer eingehenden Analyse bedürfen. Auch hier wird die Ratifizierung des Programmwechsels noch einmal eingefordert und geprüft. Findet ein Wechsel von der Selbstthematisierung zur Institutionsanalyse statt, wird man sich in dieser Phase darüber verständigen, dass die Bearbeitung der emotionalen und gruppendynamischen Probleme der Gruppe so weit abgeschlossen zu sein scheint, dass man sich nun der Analyse der Rol-

Tabelle 5.9 Die kooperative Struktur der dynamischen Dimension von Institutionsanalyse

Phase	Kooperative Probleme	Beiträge der Gruppe	Beiträge des Leiters
(Vorphase) 0. Phase 1. Programmwechsel oder -wahl	Einigung über den Wechsel zu diesem Programm/ über die Wahl dieses Programms		Initiieren der Aushandlung der Programmwahl/ des wechsels
		Argumentieren über den Sinn dieser Wahl/ des Wechsels. Erinnern an frühere Vereinbarungen. Kommentare zur bisherigen Arbeit in den anderen Programmen	
		Ratifizierung des Wechsels/ der Wahl	Überprüfen der Ratifizierung
			Initiieren des Übergangs zur Phase 2
2. Datensammlung	Produktion von für das gewählte Arbeitsthema relevanten Selbstbeschreibungen des Teams	Veröffentlichen der Daten, Stellungnahmen zu den Selbsteinschätzungen	Sammlung der Daten organisieren, Daten schriftlich fixieren, Diskussion leiten
		Ratifizieren des Übergangs zur nächsten Phase des Ablaufs	
3. Datenfeedback	Herstellen eines kollektiven Wissensraums über die Selbsteinschätzung der G zum ausgewählten Problem	Veröffentlichen der Daten, Stellungnahmen zu den Selbsteinschätzungen	Sammlung der Daten organisieren, Daten schriftlich fixieren, Diskussion leiten
▼		Ratifizieren des Übergangs zur nächsten Phase des Ablaufs	

Tabelle 5.9 Fortsetzung

Phase	Kooperative Probleme	Beiträge der Gruppe	Beiträge des Leiters
4. Problembearbeitung	4.1. Rekonstruktion der Selbstbeschreibung des Teams	Analyse der produzierten Daten	Anleitung zur Auswertung der Daten, Vorschläge für die Interpretation der Daten
	4.2. Analyse der sowohl von der Umwelt vorgegebenen oder der selbst gesetzten Strukturen des Teams als auch der faktisch vorzufindenden Strukturen	Alternative Beitrage zur Lösung der Arbeitsaufgaben in den Sequenzen 4.2, 4.3, 4.4 1. Durchführung einer erneuten Datensammlung und Datenauswertung unter präzisierten Fragstellungen. Erneutes Durchlaufen der Phasen 2, 3 und 4.1 mit den spezifischen Beiträgen der G und des Leiters	
	4.3. Analyse der vom Team angestrebten Strukturen 4.4. Erarbeitung einer funktionalen und realitätsangemessenen Selbstbeschreibung der Strukturen des Teams	2. Inszenierung der problematischen Formen der Selbstregulation in der Supervision selbst	Anleitung zur Analyse der Inszenierung. Deutung der Wiederholung/ der Strukturgleichheiten. Nutzen der Inszenierung für das Verstehen des Problems des Teams.
		3. Erlernen von Verfahren der Selbstregulation und Selbstanalyse von Gruppenprozessen	Anbieten dieser Verfahren und Anleitung zu ihrer Durchführung und Auswertung geben. Input von Fachwissen über Gruppenprozesse und Organisationen
		Ratifizieren des Übergangs zur nächsten Phase des Ablaufs	
5. Überprüfen der Problemlösung	Verständigung über die Relevanz der Problemlösung für den professionellen Alltag und über Möglichkeiten zur Durchsetzung und Stabilisierung der Lösung	Simulation von Anwendungen der Problemlösung im professionellen Alltag, Rollenspiele, Einigung auf Kontrollmechanismen, Selbstverpflichtung auf das Mittragen der Problemlösung/ der Etablierung neuer Strukturen. Überprüfung der Rahmenbedingungen für die Durchsetzbarkeit der Problemlösung. Einschätzen der Erfolgsaussichten	Anleitung zur Simulation der Problemlösung, Anleitung zur Erfolgskontrolle und zur Stabilisierung der neuen Systemstrukturen gegenüber bestehenden
			Initiieren des Übergangs zu Phase 6/ alternativ des Durchlaufens aller Phasen des Modells
		Ratifizierung der Bearbeitung oder des erneuten Durchlaufens aller Phasen	

Tabelle 5.9 Fortsetzung

Phase	Kooperative Probleme	Beiträge der Gruppe	Beiträge des Leiters
6. Programmwechsel oder -wahl	Verständigung über den Programmwechsel/ die Wahl dieses Programms	Ratifizierung der Beendigung des Programms und des -wechsels/ der -wahl	Überprüfen der Ratifizierung
7. Abschlussphase	Auflösung der Sitzung	Verabschieden und Verlassen der Sitzung	Beenden der Sitzung, Verabschieden

len und Funktionen im Team zuwenden kann. Die Ratifizierung dieses Programmwechsels wird ebenfalls eingefordert und geprüft. Der Leiter tut dies in seiner Funktion als Repräsentant des Systems, er achtet darauf, dass die Programmwahl bzw. der -wechsel von allen Gruppenmitgliedern getragen wird und dass die Entscheidung unmissverständlich ist.

2. Phase: Datensammlung

Die kooperative Aufgabe besteht darin, einen kollektiven Wissensraum zu schaffen, eine Datenbasis, auf die sich alle Gruppenmitglieder beziehen können. Dabei wird wie in Phase 1 »Datensammlung« der Vorphase vorgegangen. Das Thema der Datensammlung ist durch die vereinbarten Arbeitsthemen vorgegeben. Hat die Gruppe Probleme mit Entscheidungsprozessen im Team, dann wäre zunächst eine Selbsteinschätzung der Gruppe zu diesem Thema zu erheben, etwa unter der Fragestellung: »Wie geht die Gruppe mit getroffenen Entscheidungen um?« Alle Teammitglieder beantworten die Frage zunächst schriftlich für sich allein, um eine von der Gruppenmeinung möglichst unbeeinflusste Einschätzung zu bekommen. Ist die Datensammlung abgeschlossen, geht man zur Phase des Datenfeedbacks über.

3. Phase: Datenfeedback

Das Vorgehen bei der »Veröffentlichung« der Voten der Teammitglieder ist das Gleiche wie in Phase 2 der Vorphase der Problemdiagnose (► Kap. 5.1). Ohne Bewertung und Diskussion durch die Gruppe werden die Beiträge der Gruppenmitglieder auf einer Metaplanwand gesammelt. Falls die Gruppenmitglieder nicht in der Lage sind, ihr Votum auf den Punkt zu bringen, kann der Supervisor beim Formulieren helfen, bis man eine Fassung gefunden hat, der das Teammitglied zustimmt. Auch hier müssen die Beiträge aller Teammitglieder gesammelt werden, weil ansonsten die Selbstbeschreibung des Teams nicht vollständig ist. Diese Datensammlung wird dokumentiert und dem Team und dem Supervisor als Protokoll zur Verfügung gestellt.

4. Phase: Problembearbeitung

Diese 4. Phase lässt sich in 4 Sequenzen untergliedern:

1. Rekonstruktion der Selbstbeschreibung des Teams (zum Begriff der Selbstbeschreibung ► Kap. 2.1):
   Hier geht es darum, die erhobenen Daten noch einmal dahingehend zu untersuchen, was sie über das zum Arbeitsthema erhobene Problem der Gruppe aussagen. Hierbei wird besonderes Augenmerk auf die Selbsteinschätzung gelegt. Rekonstruktion der Selbstbeschreibung meint nicht die Erhebung objektiver und faktischer Tatsachen, sondern die Erhebung bei der den Mitgliedern repräsentierten Wirklichkeit des Teams mit seinen ideologischen und realitätsadäquaten Anteilen. Dieser Unterscheidung liegt die aus der Wissenssoziologie stammende Auffassung zugrunde, dass man nicht die Wirklichkeit an sich, sondern nur »Konstruktionen« derselben untersuchen kann (vgl. dazu Berger & Luckmann, 1966). Diese »Konstruktion der Wirklichkeit« des Teams kann mehr oder weniger mit selbst gesteckten oder vorgegebenen Normen und Zielen übereinstimmen.

2. Die »Analyse der
   - von der Umwelt vorgegebenen oder selbst gesetzten Strukturen des Teams und
   - faktisch vorzufindenden Strukturen«

   schließt hier unmittelbar an (Sequenz 4.2). Beim ersten Teil der Analyse handelt es sich um eine rationale und beschreibende Zusammenfassung aller kodifizierten und nichtkodifizierten, aber »ungeschriebenen« Regeln und Gesetze. Vermutlich muss man hierzu eine erneute Datensammlung durchführen. Dem Supervisor kommt hier sein Wissen über organisatorische Abläufe und gesetzliche Regelungen zugute, das ihm hilft, die Vollständigkeit der Datensammlung beurteilen zu können. Die Kenntnis der vorgegebenen Rahmenbedingungen ist Voraussetzung für die weitere Analyse. Davon zu unterscheiden sind Rahmenbedingungen, die sich das Team einmal selbst gesetzt oder die sich im Laufe der Zeit »hinter dem Rücken der Beteiligten« durchgesetzt haben, dem Team aber vielleicht als unveränderbare Realität erscheinen, die sich unabhängig von ihren Motiven und Intentionen eigendynamisch entwickelt haben.

5

Praxisbezug

Die Analyse der »faktisch vorzufindenden Strukturen« wird hier gesondert durchgeführt, weil die Einschätzung des Teams von den vorzufindenden Realitäten meist durch ideologische Momente beeinflusst wird, die den Blick für andere offensichtliche Probleme trüben. So kann sich die Auffassung eines Teams, eine optimale Arbeitsteilung zu praktizieren, bei genauerem Hinsehen als Fehleinschätzung herausstellen, da die Arbeitsbereiche völlig dysfunktional aufgeteilt oder überhaupt nicht voneinander zu unterscheiden sind. Anders herum kann die Selbstbeschreibung, »dass hier alles völlig chaotisch sei«, den Blick dafür verdecken, dass sich hinter dieser »chaotischen Fassade« eine am klassischen Verwaltungsmodell orientierte Aufgaben- und Kompetenzverteilung versteckt. Aufgrund ideologischer Bedenken darf es eine solche hierarchisch strukturierte Arbeitsteilung aber nicht geben, obwohl sie »im Geheimen« recht gut funktioniert.

3. Analyse der vom Team angestrebten Strukturen (Sequenz 4.3):
   Hier wird nicht mehr der, wenn auch verzerrt wahrgenommene, Ist-Zustand des Teams untersucht, sondern die Utopie des Teams. Dazu wird wieder eine Datensammlung durchgeführt werden müssen, die vom Team gemeinsam ausgewertet wird. Ist das Thema der Umgang mit der Leitung im Team, kann man die Frage an die Teammitglieder stellen: »Was erwarte ich vom Leiter, damit ich gut und produktiv arbeiten kann? « und an den Leiter: »Was erwarte ich von den Teammitgliedern, damit ich gut und produktiv arbeiten kann? « Die gesammelten Daten werden zurückgekoppelt und ausgewertet. Dies hat einmal die Funktion, einen Austausch unter den Gruppenmitgliedern über gewünschte Veränderungen oder die Beibehaltung alter Strukturen zu initiieren, der an die Stelle von Vermutungen, Vorurteilen und Gerüchten tritt. Zum anderen hat die Datensammlung die Funktion, bisher nicht bekannte unkonventionelle, aber auch realisierbare Vorstellungen zu sammeln. Manche Teams arbeiten hier besser mit kreativen Verfahren, weil die Visionen noch nicht in die sprachlich begriffliche Form gebracht werden können.
4. Erarbeitung einer funktionalen Selbstbeschreibung der Strukturen des Teams (Sequenz 4.4):
   In der 4. Sequenz, die eine Art Ergebnissicherung aller vorhergehenden Arbeitsergebnisse in den einzelnen Sequenzen darstellt, werden die verschiedenen Analyseergebnisse miteinander verglichen. Die angestrebten Bedingungen werden mit den vorgegebenen Rahmenbedingungen, der faktisch vorzufindenden Praxis und den ideologischen Vorstellungen über die Realität der Teamarbeit verglichen. Anhand dieser Gegenüberstellung werden Realisierungsmöglichkeiten gewünschter Veränderungen geprüft und bewertet. Die Durchsetzbarkeit gegenüber der vorgesetzten Organisation, aber auch gegenüber den eige-

nen ideologischen Vorstellungen und dem faktischen Verhalten werden analysiert. Ein mögliches Ergebnis dieser Prüfung kann aber auch eine realistische Selbsteinschätzung und die Entwicklung einer für alle erträglichen Einstellung zu Nichtveränderbarem sein.

Im Folgenden wird erläutert, mit welchen Beiträgen der Gruppenmitglieder und des Supervisors die kollektiven Arbeitsaufgaben zu lösen sind.

Interventionen des Supervisors: Zum einen kann immer wieder der **Prozess des Datensammelns, des Datenfeedbacks und der Datenauswertung** durchlaufen werden, wenn zu einem Thema Selbstbeschreibungen des Teams nötig sind. Zum anderen ist die **Inszenierung des zu bearbeitenden Problems in der Supervision** und deren Interpretation ein Typus von Beiträgen (zum idealen Ablauf von Inszenierungen ▶ Kap. 5.2, Abschn. »Ablauf der Inszenierung des Falls«). Diese Inszenierung beruht auf der Spiegelung sozialer Strukturen des Teams in der Supervision, des 2. Typus von Spiegelung (▶ Kap. 5.2, Abschn. »Ablauf der Inszenierung des Falls« sowie Rappe-Giesecke, 1988b, 1989). So wie sich bei der Fallarbeit der Fall in der Gruppe spiegelt und man aus der Deutung der Spiegelung Nutzen für das Verstehen des Falls ziehen kann, so kann sich hier dasjenige Problem des Teams, über das man gerade spricht, z. B. die Unfähigkeit, Entscheidungsprozesse optimal zu organisieren und alle an der Entscheidung zu beteiligen, in der Supervision wiederholen.

Praxisbezug

Die Gruppe ist nicht in der Lage zu entscheiden, ob man zu diesem Thema eine erneute Datensammlung durchführen sollte. Es ist nicht klar, ob alle Gruppenmitglieder dagegen sind, man weiß auch nicht, auf welcher Grundlage die Meinungen für oder gegen eine Datensammlung getroffen werden, und es breitet sich eine unzufriedene Stimmung aus, in der dann nur noch gewartet wird, bis jemand sagt, was jetzt passieren soll. Hier ist es die Aufgabe des Supervisors, die Inszenierung an einem bestimmten Punkt zu stoppen, sie zu thematisieren, z. B. mit der Frage: »Was ist denn gerade hier abgelaufen?«, und die Gruppe dazu zu bewegen, selbstreflexive Standpunkte einzunehmen. Ist akzeptiert worden, dass es sich bei der vorangegangenen Interaktion um eine Inszenierung des Problems handelte, über das man sich nicht sprachlich begrifflich verständigen konnte, dann kann man die Inszenierung als gemeinsamen Wissensraum der Gruppe benutzen, um daran gemeinsam die Strukturen des abgelaufenen Prozesses zu analysieren und die Erlebnisse und Gefühle der Einzelnen, die sie in ihren Positionen hatten, sammeln. Daraus kann man die Besonderheiten der Gruppe beim Umgang mit Entscheidungen z. B. rekonstruieren und die Folgeprobleme verdeutlichen. Man kann prognostizieren, dass eine Entscheidung, die so zustande gekommen ist wie die oben beschriebene, nicht von der Gruppe getragen wird und bei nächster Gelegenheit unterlaufen werden wird. Derjenige, der schließlich die Entscheidung stellvertretend für die Gruppe getroffen hat, wird vermutlich auch zum Schuldigen werden, wenn es sich herausstellt, dass die Entscheidung nicht zu praktizieren ist, weil viele Voraussetzungen gar nicht bedacht wurden. Wenn die Selbstreflexionsfähigkeit der Gruppe relativ hoch ist, dann kann der Leiter zum Abschluss dieser Inszenierung des Problems noch eine Deutung zu den gruppendynamischen Hintergründen des inszenierten Problems geben und dabei auf das Erleben einzelner Teammitglieder bei der Inszenierung in der Supervision zurückgreifen und verweisen. Im beschriebenen Fall wäre auf die Abhängigkeit der Gruppe von einem Leiter, der dann doch nicht akzeptiert wird, hinzuweisen, also auf eine ambivalente Haltung, die vermutlich daraus resultiert, dass sich die Teammitglieder untereinander nicht als kompetente, gleichberechtigte und individuierte Partner erleben können.

Der 3. Typus von Beiträgen ist das Anbieten von **Verfahren der Selbstanalyse und Selbstregulation von Teams und Gruppen**. Dazu gehören z. B. die SWOT-Analyse (Eck, 1993), die Analyse nach dem 6-Boxen-Modell von Weisboard (Weisboard, 1994), die Rollenanalyse und unzählige andere Verfahren aus der Organisationsentwicklung, dem Psychodrama und anderer Konzepte. Hier sei auf die zahlreichen Veröffentlichungen von Tools und »Methoden« für BeraterInnen hingewiesen. Beispielhaft möchte ich 2 Verfahren, die häufig angewandt werden, hier darstellen:

Ein wesentliches Verfahren zur Selbstregulation von Team- und Gruppenprozessen ist die **Rollenanalyse**, die nicht nur für die Aushandlung der Rolle des Leiters, sondern auch für die Aushandlung der Rolle und Position jedes Teammitglieds genutzt werden kann.

Die »Rollenanalyse« ist zwar ein in der Organisationsentwicklung für andere Zwecke entwickeltes aufwendiges Verfahren, das man aber in Kurzform, wie es etwa bei French und Bell (1982, S. 148 ff) beschrieben wird, auch in der Supervision anwenden kann, um die Selbsttypisierung der Rollen und ihrer Aufgaben zu klären. Ich notiere die verschiedenen Phasen des Rollenaushandelns, wie sie die Autoren benannt haben, und füge noch Elemente des Rollenaushandelns, wie sie von Harrison (1977) beschrieben werden, hinzu. Geht man über die Analyse der Rollen, wie sie sich momentan gestalten, hinaus, sollte man klären, ob es im Handlungsspielraum des Teams liegt, Veränderungen am Rollenprofil der einzelnen Mitglieder vorzunehmen, denn man verlässt dann die Ebene der reinen Selbstbeschreibung.

Praxisbezug

Rollenanalyse (nach French & Bell, 1982):

- Analyse der Brennpunktrolle.

  »Die Rolle, ihr Platz in der Organisation, der Grund für ihre Existenz und ihre Bedeutung für die gesamtorganisatorischen Ziele werden gleichzeitig mit den besonderen Aufgaben der Stelle untersucht. Die besonderen Aufgaben und Verhalten werden auf eine Tafel geschrieben und von der ganzen Gruppe diskutiert. Verhaltensweisen werden hinzugefügt und gestrichen, bis die Gruppe und der Rolleninhaber mit der vollständigen Definition der Rolle zufrieden sind« (French & Bell, 1982, S. 148 f).

  Die Gruppenmitglieder und der Rolleninhaber können auch für sich allein die Frage beantworten, welche besonderen Aufgaben diese Rolle hat, und man sammelt dann im nächsten Schritt die Voten aller Teammitglieder. Danach findet dann die Aushandlung statt, und an deren Ende steht eine Liste von besonderen Aufgaben, die diese Rolle erfüllen soll.

- Erwartungen des Rolleninhabers anderen gegenüber.

  »Beim 2. Schritt werden die Erwartungen der Fokusrolle untersucht, d. h. die Erwartungen anderen gegenüber. Der Inhaber schreibt auf, was er von anderen Rollen erwartet, die seine eigene Leistung am meisten beeinflussen. Seine Erwartungen werden dann diskutiert, geändert, ergänzt und von der Gruppe akzeptiert« (French & Bell, 1982, S. 148 f).

  Man kann die Frage »Was erwarte ich von den anderen, damit ich gut und produktiv arbeiten kann?« weiter ausdifferenzieren. Harrison (1977, S. 124) schlägt vor zu fragen, »was der andere mehr und besser tun könnte«, »was er weniger oder nicht mehr tun sollte« und »was unverändert bleiben sollte«. Auch diese Erwartungen werden für alle sichtbar aufgelistet und dann ausgehandelt. »Welche Erwartungen kann ich erfüllen, welche nicht?«, sind hierbei die leitenden Fragestellungen.

- Was erwarten die anderen von der Brennpunktrolle?

  »Beim 3. Schritt findet man heraus, was die anderen von der Fokusrolle erwarten, d. h. die Mitglieder der Gruppe beschreiben, was sie vom Inhaber der Fokusrolle verlangen und erwarten. Diese Erwartungen der anderen werden dann diskutiert, geändert und von der Gruppe und dem Rolleninhaber akzeptiert« (French & Bell, 1982, S. 149).

  Man kann die Sammlung der Erwartungen an die Brennpunktrolle parallel zur Sammlung der Erwartungen des Rolleninhabers an die Gruppenmitglieder laufen lassen. Auch hat es sich als vorteilhaft herausgestellt, beide Listen von Erwartungen gleichzeitig präsent zu haben, wenn man in die Aushandlung geht. Es gibt dann die Möglichkeit, Querverweise zu machen, Verbindungen zu ziehen. Auch bei dieser Sammlung von Erwartungen kann man nach den von Harrison vorgeschlagenen Fragen weiter differenzieren: »Was sollte der Rolleninhaber mehr und besser tun können?«,

»Was sollte er weniger oder nicht mehr tun?« und »Was sollte er unverändert so tun?«

- Der Rolleninhaber schreibt das Rollenprofil auf.

  »Es besteht erstens aus einer Reihe von Tätigkeiten, die sich aus unverzichtbaren und sonstigen Elementen der Rolle ergeben, zweitens aus der Verpflichtung der Rolle gegenüber jeder anderen Rolle innerhalb des jeweiligen Kontextes und drittens aus den Erwartungen an diese Rolle von Seiten anderer Rollen«.[14]

  Man kann dieses Rollenprofil und die Verpflichtungen, die sich für die anderen Teammitglieder daraus ergeben – Was wird von ihnen erwartet damit der Rolleninhaber gut und produktiv arbeiten kann? –, als einen Vertrag ansehen, der beide Parteien verpflichtet. Nach einer Weile könnte das Team dann überprüfen, ob sich dieser Vertrag einhalten ließ und wo er zu verändern ist.
- Man kann prinzipiell mit jedem Teammitglied eine Rollenanalyse durchführen, das ist allerdings sehr zeitaufwendig. Man braucht für eine Rollenanalyse ca. 3–4 Sitzungen. Oft ist es bei Teams angebracht, die Rolle des Leiters auszuhandeln, die ja meist recht problematisch ist. Der Sinn der Rollenanalyse liegt jedenfalls darin, einen Verständigungsprozess über die Tätigkeiten jedes Einzelnen und damit über die Arbeitsteilung der Gruppe in Gang zu setzen, die Verpflichtung, bestimmte Tätigkeiten auszuüben, zu erhöhen und Unzufriedenheit im Team durch ein auf Konsens beruhendes Rollenprofil zu beseitigen. Wenn die Gruppe dieses Verfahren eingehend kennengelernt hat, wird sie es bei Bedarf später selbständig durchführen können.

Die Analyse der **Verteilung von aufgabenbezogenen und gruppenbezogenen Positionen** im Team kann zur Selbstanalyse genutzt werden. Welche Gruppenmitglieder übernehmen eher Aufgabenrollen, achten auf den Arbeits- und Diskussionsprozess und strukturieren ihn, und welche Gruppenmitglieder übernehmen eher Aufbau- und Erhaltungsrollen, beachten das affektive Klima und die Arbeitsfähigkeit der Gruppe? »Wie ist die Verteilung dieser beiden Positionen in der Gruppe, gibt es ein Gleichgewicht zwischen beiden Positionen, oder wird vielleicht die Arbeitsfähigkeit der Gruppe zu wenig beachtet?« sind Leitfragen bei der Analyse des Gruppengeschehens. Neilessen und Edding haben aufbauend auf Brocher (zit. nach

Mögliche Fragen zur Selbsteinschätzung von Gruppen. (Nach Nellessen & Edding)

1. Aufgabenrollen sind wichtig, um die Arbeit zu erledigen	
»Fakten bitte!«	Informationen suchen = Ergänzende Informationen oder Tatsachen erbitten und erfragen, genauere Beschreibung von Vorschlägen erbitten
»Was halten Sie davon?«	Meinung erkunden = Einstellungen zu Vorschlägen und Ideen erfragen
»Wussten Sie das schon?«	Information geben = Beisteuern möglichst »harter«, d. h. nachprüfbarer Fakten; Bericht über eigene Erfahrungen, die engen Bezug zum Arbeitsinhalt der Gruppe haben
»Also, ich meine ...«	Meinungen geben = Äußern seiner Meinung, Einstellung oder Überzeugung zur Tauglichkeit der Vorschläge, die gemacht wurden
»Nun wollen wir das mal durchspielen«	Ausarbeiten = Die Realisierbarkeit und die Konsequenzen von Vorschlägen durchspielen, unter Einbeziehung aller Informationen, besonders auch der Fakten und Überlegungen, die von anderen stammen
»Ich entdecke Ähnlichkeiten!«	Koordinieren und zusammenfassen = Beziehungen zwischen verschiedenen Ideen und Vorschlägen aufzeigen; Ideen oder Vorschläge zusammenbringen; versuchen, die Aktivität verschiedener Untergruppen oder Mitglieder miteinander zu vereinigen

14 Dayal & Thomas (1968) Operation KPE: Developing a new Organization. J Appl Behav Sci, 4, 473–505 (zit. nach French & Bell, 1982, S. 149).

5

Fortsetzung	
»Wie wär's, wenn wir ...«	Lösungen vorschlagen = Neue Ideen vorbringen, neue Definition eines gegebenen Problems versuchen; das Problem neu in Angriff nehmen: das Material neu organisieren
2. Aufbau- und Erhaltungsrollen sind wichtig, um die Gruppe arbeitsfähig zu machen und zu erhalten	
»Was ist los?«	Diagnostizieren = Bestimmen, wo die Schwierigkeiten liegen und welche die notwendigen nächsten Schritte sind; Analysieren der Haupthindernisse, die sich dem weiteren Vorgehen entgegenstellen. Daher können die Hindernisse auf der Sach- oder auf der Gefühls- und Beziehungsebene liegen
»Stimmungsbild, bitte!«	Übereinstimmung prüfen = Versuchsweise die Gruppenmeinung erfragen, um herauszufinden, ob die Gruppe sich einer Übereinstimmung nähert oder ob die Standpunkte noch weit auseinander liegen. Versuchsballon loslassen, um die Gruppenmeinung zu erfassen
»Interessanter Vorschlag!«	Unterstützen = Unterstützen und Aufgreifen der Meinungen und Ideen anderer. Nachfragen und Auffordern, einen Gedankengang, den jemand begonnen hat, weiter zu entwickeln. Die Aufmerksamkeit der Gruppe auf Ideen anderer lenken. Sich den Ideen anderer anschließen
»Streitet euch nicht!«	Vermitteln = Versuchen, die unterschiedlichen Standpunkte miteinander zu versöhnen, Kompromisslösungen vorschlagen
»Sind wir wirklich so weit auseinander?«	Spannungen regulieren = Durch Erfragen der Unterschiede Spannungen aufzuheben versuchen; gemeinsamen Nenner finden

Fortsetzung	
»Wie wollen wir vorgehen?«	Arbeitsfähigkeit der Gruppe herstellen = Auffordern, über optimale Vorgehensweise bei der Arbeit nachzudenken; Vorschläge zum Verfahren unterbreiten; die Einhaltung der von der Gruppe aufgestellten Regeln beachten und auf Verstöße hinweisen (evtl. mit der Frage, ob die Regeln noch angemessen seien)
»Wie geht es uns?«	Arbeitsklima der Gruppe beachten = Welche Stimmung herrscht vor; können sich alle beteiligen; welche Gefühlsreaktionen auf Ideen und Vorschläge sind sichtbar?
3. Konflikt und Spannung anzeigende Verhaltensweisen	
Störungen sind Symptome	Es ist wichtig, auch solche Verhaltensweisen ernst zu nehmen, weil sie Symptome für Störungen auf der Gefühls- und Beziehungsebene sind
»Wie kann man nur so blöd sein?«	Aggressives Verhalten = Jemand versucht, seine Position zu festigen/auszubauen, indem er andere kritisiert und blamiert. Gegen die Gruppe oder gegen Einzelne werden feindselige Äußerungen gemacht. Der Wert und das Ansehen anderer Gruppenmitglieder werden herabgesetzt. Jemand versucht ständig zu dominieren
»Bis hierher und nicht weiter!«	Blockieren = Die Weiterentwicklung der Arbeit erschweren durch Ausweichen auf Randprobleme der Gruppenarbeit; Einbringen persönlicher Erfahrungen, die nichts mit dem vorliegenden Problem zu tun haben; hartnäckige Argumentation zu einem einzigen Punkt; Zurückweisen von Ideen aufgrund gefühlsmäßiger Vorurteile
»Woll'n mal sehen, wer hier das Sagen hat!«	Rivalisieren = Mit anderen um die besten Ideen streiten; kein gutes Haar an den Beiträgen anderer lassen; ständig reden, die Hauptrolle spielen, die Führung an sich reißen

Fortsetzung	
»Habt mich doch lieb!«	Suche nach Sympathie = Versuch, das Mitleid, die Sympathie oder auch nur das Interesse der Gruppenmitglieder für die eigenen Probleme und Missgeschicke zu gewinnen; die eigenen Ideen schlecht machen, um Widerspruch zu hören; die eigene Situation als schwierig und verwirrend darstellen, um Anteilnahme zu provozieren
»Ach, wie seid ihr alle komisch!«	Clownerie = Jux veranstalten, Witze reißen, ironische Bemerkungen machen; die anderen versuchen zu arbeiten und werden dabei dauernd durch den Clown unterbrochen. Oft Symptom für nicht ausgetragene Spannungen
»Hat ja doch alles keinen Sinn!«	Sich zurückziehen = Überwiegend gleichgültig und passiv, nur körperlich anwesend, Unsinn machen, vom Thema abweichen, träumen. Dieses resignative Verhalten ist oft die Folge davon, dass die Betreffenden (jahrelang) von Seiten der Führung nicht an Aufgaben- und Problemlösungen beteiligt wurden, sondern dazu verurteilt waren, stumm dabeizusitzen

Doppler & Nellessen, o. J., S. 71 f, 1. Version bei Brocher, 1967, Neuauflage 1999, S. 148 f) eine Liste von Tätigkeiten der Aufgabenrollen und eine 2. Liste mit den Aktivitäten der Erhaltungsrollen angefertigt, die sich zur Selbsteinschätzung für Gruppen eignen. In der 3. Liste führen sie Konflikt und Spannung anzeigende Verhaltensweisen auf. Man kann diese Liste verwenden, wenn es im Team Konflikte gibt und man herausbekommen möchte, wie die Gruppe mit Konflikten üblicherweise umgeht. Führt man eine Selbsteinschätzung mit Hilfe dieser Listen durch, hat man erst die Datenbasis, auf deren Grundlage man diskutieren kann, aber noch kein Ergebnis. Auch hier gilt es, ideologische und realitätsangemessene Selbsteinschätzungen in der Aushandlung zu prüfen und zu einer gemeinsamen Selbstbeschreibung der Gruppe zu kommen. Die ► Übersicht (S. 157–159) zeigt diese 3 Listen.

Von der Beschreibung der in der Bearbeitungsphase verwendeten Verfahren kehre ich nun zur Darstellung des weiteren Ablaufs der Institutionsanalyse zurück. Am Ende dieser Phase hat die Gruppe noch die Aufgabe, die Bearbeitung zu ratifizieren und damit den Übergang zur nächsten Phase zu schaffen. Wird der Abschluss der Problembearbeitung nicht ratifiziert, muss man die entsprechenden Probleme noch einmal ansehen.

5. Phase: Überprüfung der Problemlösung

Diese Phase hat die Funktion, die Ergebnisse der Bearbeitung des Gruppenproblems auf ihre Anwendbarkeit im professionellen Alltag und auf ihre Durchsetzbarkeit hin zu überprüfen. Dies kann durch die Simulation von alltäglichen Situationen beispielsweise im Rollenspiel geschehen, indem man mit Hilfe der erarbeiteten Selbstbeschreibung die Probleme anders bewertet und angeht und die Folgen dieser Änderungen durchspielt. Die Gruppe kann sich auch darauf einigen, zu einem späteren Zeitpunkt, wenn genügend Erfahrungen mit diesen Veränderungen in der Praxis gemacht worden sind, diese Phase noch einmal zu wiederholen. In beiden Fällen kann es sich zeigen, dass es nötig ist, noch einmal eine Datenerhebung zu den institutionellen Bedingungen, die auf diese neue Selbstbeschreibung einwirken, zu machen. Die Gruppe wird sich auch darüber verständigen müssen, mit welchen Mitteln sie die neue Selbstbeschreibung gegenüber ihrer alten Selbstbeschreibung stabilisieren kann, die sich immer wieder interferieren wird, wie sie also die neuen Strukturen der selbstreferenziellen Dimension ihres Systems verstärken kann. Hält man die Überprüfung der Problemlösung für ausreichend, kann man zum Abschluss dieses Programms übergehen.

6. Phase: Programmwechsel

Die Gruppe einigt sich mit dem Leiter, dass die Arbeit in diesem Programm abgeschlossen ist und dass man nun wieder zur Fallarbeit wechseln kann. Diese Ratifizierung des Wechsels muss von der ganzen Gruppe vollzogen und vom Leiter überprüft werden. Alternativ kann sich die Gruppe darauf einigen, zur Bearbeitung eines anderen institutionellen Problems diesen Programmablauf erneut zu durchlaufen.

7. Phase: Abschlussphase

Der Leiter beendet die letzte Sitzung dieses Programms, und die Gruppe schafft gemeinsam den Übergang von der Supervision zum professionellen Alltag.

So weit zur Erläuterung der Phasen des Ablaufs und der jeweiligen Beiträge der Gruppe und des Leiters. Die Normalform des Ablaufs der Institutionsanalyse wurde in ◘ Tab. 5.9 zusammengefasst, die wie alle vorherigen Tabellen über die kooperative Struktur des Ablaufs aufgebaut ist. Eine Differenzierung zwischen verschiedenen Positionen der Gruppe gibt es hier nicht. Es wird immer wieder exponierte Positionen geben, aber nicht so deutliche Differenzierungen wie z. B. zwischen Falleinbringer und Gruppenmitglied in der Fallarbeit. Eine Klärung wird hier die genauere Rekonstruktion der interaktiven Probleme bringen, die noch nicht vorliegt.

5.4.2 Umgang mit Abweichungen von der Normalform der Institutionsanalyse

Es ist sicher deutlich geworden, dass es sich bei der Institutionsanalyse im Vergleich zu den beiden anderen Programmen um eine rationale Form der Selbstanalyse handelt, denn die Gruppenmitglieder sollen vorwiegend bewertende und beschreibende Perspektiven auf die Prozesse im Team einnehmen. Es geht hier nicht um die Psychodynamik der Beziehungen im Team und die Einnahme einer erlebenden Perspektive. Dass es unmöglich ist, immer diese rationale Sichtweise zu behalten, ist erwartbar. Häufig werden sich Widerstände dagegen entwickeln, sich selbst als Rollenträger und die Beziehungen untereinander als institutionell geprägte zu sehen. Das Personalisieren und Psychologisieren der Konflikte im Team ist eine häufig zu beobachtende Form der Komplexitätsreduktion, die Teams entwickeln. Auch die unbewusst bleibende Strukturierung der Beziehungen durch Übertragungs- und Gegenübertragungsbeziehungen, durch Kollusionen und Clinchs und durch die Etablierung familienähnlicher Strukturen wirken einer rationalen Analyse der Rollen und Aufgaben entgegen. Edding meint dazu folgendes:

»... so ist es auch wichtig, dass bei der Untersuchung der Teambeziehungen nicht ein quasifamiliäres Zusammenleben als geheimes Modell gesetzt wird, sondern dass zum einen die Beziehungen in ihrer vielfältigen Geprägtheit durch Arbeitsteilung, Berufsrollen und institutionelle Einflüsse verstanden werden und dass sie zum anderen stets untersucht werden in ihrer Bedeutung für die Erfüllung der Aufgabe. In der Teamsupervision besteht oft die zentrale Aufgabe darin, überhaupt erst einmal eine gemeinsame Aufgabenorientierung zu entwickeln: Statt der Persönlichkeit einzelner Mitglieder stelle ich die Aufgabe und die Rolle in den Vordergrund ...« (Edding, 1985, S. 14).

Dass diese informelle Regulation von Teambeziehungen, die hinter der offiziellen Typisierung durch Rolle, Status und Aufgaben liegt, nicht nur den professionellen Alltag bestimmt, sondern auch in die Supervision interferieren wird, ist mehr als wahrscheinlich. Dann hat man es mit einer Spiegelung dieser sozialen Beziehungen in der Supervision zu tun, mit der Spiegelung des 2. Typus.

Diese Spiegelung wird sich in Abweichungen von der Normalform der Institutionsanalyse zeigen. Lässt sie sich leicht aufdecken und wird sie vom Team bemerkt, kann man sie im Rahmen dieses Programms reflektieren. Erweist sich jedoch diese Form der Komplexitätsreduktion als zu starr, und kommt es immer wieder zu derartigen Interferenzen, dann wird man zum Programm Selbstthematisierung umschalten müssen. Das Team wird dort nicht als ein Subsystem einer Organisation betrachtet, sondern als eine Gruppe mit ihren unbewussten und dynamischen Vorgängen und Strukturen. Man führt also zunächst eine Komplexitätsreduktion ein, die eine höhere Stufe als diejenige des Teams darstellt. Man betrachtet das Team als eine Gruppe, nicht aber als Anhäufung von dyadischen Beziehungen oder als eine Familie oder gar als Ansammlung von Individuen, von denen einige starke persönliche Probleme haben. Ist der psychodynamische und gruppendynamische Aspekt eines Konflikts geklärt, kann man zur Institutionsanalyse zurückschalten und die Komplexität der Betrachtung wieder dadurch erhöhen, dass man nun auch den institutionellen Aspekt des Konflikts rekonstruiert und in Zusammenhang setzt mit dem psychodynamischen Aspekt.

Was sich außerdem in der Supervision spiegeln kann und auch dort nutzbar gemacht werden kann, sind dysfunktionale Formen von Selbstanalyse und Selbstregulation der Gruppe. Auch in der Supervision wird sich zeigen, wie die Gruppe Entscheidungen trifft, wie sie mit Vereinbarungen umgeht, wie sie Informationen sammelt und ob sie die Ressourcen der ganzen Gruppe nutzt. Weiterhin wird deutlich werden, wie sie mit Führung umgeht und welche Rollenverteilung es gibt. Dass diese Prozesse in einem anderen System stattfinden, hat einen gewissen Verfremdungseffekt und hilft so den Beteiligten, ihre Organisation von Gruppenprozessen als auffällig und informativ zu empfinden und darüber zu diskutieren. Der Supervisor hat die Aufgabe, Inszenierungen solcher dysfunktionaler Formen von Selbstregulation aufzuzeigen und sie zum Behandeln des Arbeitsthemas nutzbar zu machen.

Zusammenfassend lässt sich anmerken, dass Abweichungen von der Normalform in diesem Programm – wie in den anderen auch – durch Hinweise auf die anstehenden Arbeitsaufgaben zunächst zu korrigieren versucht werden. Man kann diese Regulation von Abweichungen dann noch ein- oder 2-mal wiederholen, falls sich immer wieder Abweichungen entwickeln. Lassen sich die Abweichungen nicht regulieren, kann man versuchen, sie als Symptom für eine Inszenierung des besprochenen Problems zu verstehen und, falls dies möglich ist, den Ablauf der **Inszenierung** mit seinen verschiedenen Phasen zu initiieren. Ist es nicht möglich, Strukturgleichheiten zwischen dem interaktiven Geschehen in der Supervision und dem behandelten Teamproblem zu finden, dann hat der Supervisor in diesem Programm eine weitere Möglichkeit: Er kann Verfahren anbieten, um Abweichungen, die sich weder durch Korrektur noch durch das Einsetzen des Inszenierungsmodells regulieren lassen, von der Gruppe selbst analysieren zu lassen. Der Supervisor kann eine Übung anbieten, in der die betreffende Schwierigkeit der Gruppe durchgespielt werden kann. Auch kann man mit Hilfe von Fragestellungen oder Fragebögen eine Selbsteinschätzung der Gruppe zu diesem Problem erheben und auswerten. Die letzte Möglichkeit, wenn alle diese Selbstregulationsversuche nicht greifen, ist ein Wechsel zum Programm Selbstthematisierung.

Die Selbstregulation des Systems

In den 3 vorangegangenen Kapiteln wurden Phänomene beschrieben, die direkt beobachtbar waren: Aus der Analyse von Transkriptionen von Supervisionssitzungen kann man ableiten, welche Rollen für dieses System typisch sind und welche ihre wesentlichen Aktivitäten sind. Darüber hinaus kann man erfahren, wie sich die Beziehungen zwischen diesen Rollen gestalten (Komplexitätsdimension). Die relevante Umwelt des Systems und die Grenzen des eigenen Systems kann man aus den Beiträgen der Gruppenmitglieder zur Selbstidentifizierung und zur Zuschreibung von Ereignissen zu Umweltsystemen rekonstruieren (Differenzierungsdimension). Den Ablauf der 3 Programme erhält man, wenn man die Interaktion sequenziert und nach den wesentlichen kooperativen Aufgaben, den interaktiven Beziehungen und nach den Themen fragt, die in den einzelnen Phasen vom System gelöst, hergestellt und fokussiert werden (dynamische Dimension).

Hier werden die Selbststeuerung des Systems und das Selbstbild untersucht, das das System von sich hat, seine Identität. Die leitende Fragestellung ist, wie sich das System für sich selbst und für seine Umwelt repräsentiert. Man kann davon ausgehen, dass das Selbstbild, oder man könnte auch sagen, das Modell, das das System von sich hat, als eine Art Programm alle Vorgänge im System steuert (► Kap. 2.2, S. 51–53, Die Selbstregulation des Systems).

Dieses Modell oder Selbstbild muss deshalb mindestens so komplex sein wie das System selbst, weil es sonst nicht seinen Bestand erhalten könnte. Auch muss das Modell allgemeiner formuliert sein als die Prozesse oder Ereignisse im System, weil es sonst nicht auf alle empirisch vorzufindenden Fälle anzuwenden ist und weil mit einer starken Spezifizierung zu viel festgelegt würde, sodass im Einzelfall kein Spielraum mehr zur Verfügung stünde.

Unter kybernetischer Perspektive erscheint die Supervision als ein informationsverarbeitendes System, das eine zirkulär rückgekoppelte Struktur aufweist. In Anlehnung an Giesecke (1988) werden hier 4 Formen der Selbststeuerung des Systems unterschieden:

- Normalformerwartungen bei den einzelnen Mitgliedern des Systems.
  Normalformerwartungen sind Selbststeuerungsprogramme von Elementen (Rollen) von Systemen. Sie werden als »soziale Selbstrepräsentation des Systems« beschrieben. Man fragt, wie die Strukturen des Systems bei den einzelnen Elementen repräsentiert sind, und erhält als Antwort: durch Normalformerwartungen.
- Die 2. Form der Selbststeuerung ist die Selbstregulation von Prozessen im System.
  Hier handelt es sich nicht mehr um Steuerungsmechanismen von einzelnen Elementen des Systems, sondern um grundlegende Selbststeuerungsmechanismen des gesamten Systems. Das System steuert seine Prozesse, indem es Teilsysteme ausbildet, die einen bestimmten Beitrag zur Erreichung der Ziele des Systems liefern sollen. Diese Teilsysteme kann man unter kybernetischer Perspektive als »Schaltkreise« betrachten. Man untersucht, wie das System die Schaltkreise aneinander reiht, wie es den Ausstieg aus einem und den Einstieg in den nächsten Schaltkreis regelt und an welchen Stellen dieser Kreise »Schaltstellen« vorgesehen sind, die einen Einstieg in einen neuen Kreis ermöglichen.
- Die Steuerung der Informationsverarbeitung im System ist die 3. Form der Selbstregulation, die hier untersucht wird.
  Wesentliche Steuerungsmechanismen sind die »Selbstidentifizierung«, die »Zuschreibung von Informationen zum eigenen System« und die »Zuschreibung von Informationen zu Umweltsystemen«. Jedes System verfügt über bestimmte Zuschreibungsregeln, nach denen es die Informationen zunächst danach differenziert, ob sie Informationen über das eigene System und dessen Strukturen sind oder über angrenzende Umweltsysteme.

Praxisbezug

Ein Beispiel für eine Zuschreibung von Informationen zu angrenzenden Umweltsystemen ist die folgende: »Dies gehört nicht hierher, das ist ein ganz persönliches Problem von dir.« Diese Information wird vom System nicht weiterverarbeitet, sondern seiner überkomplexen Umwelt zugeschrieben. Würde das System diese Information über ein Umweltsystem weiterverarbeiten, dann würde die Zuschreibung etwa so aussehen: »Das ist ja nun eine ganz persönliche Einschätzung, was bedeutet sie denn für das Handeln von Herrn X in diesem Fall?«

Damit erhält es seine Identität und zieht die Grenzen zu den es umgebenden Umweltsystemen. Sind die Informationen im 1. Schritt identifiziert worden, dann werden sie entweder weiterverarbeitet, wenn es sich um »informative Informationen« handelt, oder sie werden vernachlässigt, wenn es sich um redundante Informationen, um Informationen über die Strukturen des eigenen Systems handelt. Auch für die Weiterverarbeitung von informativen Informationen hat jedes System Regeln und Maximen ausgearbeitet.

- Ist der Bestand des Systems gefährdet, kann es seine ansonsten latent bleibenden Strukturen, seine Identität, thematisieren. Es bilden sich besondere, vom übrigen Ablauf abgegrenzte Teilsysteme aus, die der Selbstreflexion seiner Strukturen dienen.
  Durch diese Thematisierung werden die latenten Strukturen manifest und auch in ihrem Bestand gesichert. So lässt sich die Selbstregulation eines Systems erfassen.

Wie nun die Identität eines bestimmten Systems aussieht, erfährt man, wenn man untersucht, mit welchen »Inhalten« ein System diese selbstregulativen Mechanismen füllt:

- Welches sind die Normalformerwartungen der Elemente dieses Systems?
- Welche miteinander vernetzten Teilsysteme bildet es aus und wie organisiert es ihre Verknüpfung?
- Welche Zuschreibungsregeln hat es ausgebildet, um Informationen zu identifizieren, und welche Maximen für die Weiterverarbeitung von Informationen existieren?
- Wie organisiert das System die Thematisierung seiner eigenen latenten Strukturen, die Selbstreflexion?

Die Beantwortung aller dieser Fragen führt zur Rekonstruktion des Selbstmodells, der Identität des Systems.

Hilfreich ist hierbei die Untersuchung von Passagen, in denen das System Selbstreflexion betreibt und eben diese oben genannten Fragen für sich zu beantworten sucht, weil die Selbststeuerung in einem Punkt versagt hat. Selbstreflexion hat ja die Funktion, die Identität des Systems zu sichern, indem sie Teile seiner Identität thematisiert.

Die bei einer solchen Analyse ermittelte Identität eines Systems und die erschlossenen Formen seiner Selbststeuerung können nur Hypothesen sein. Diese Hypothesen können aber nicht wie alle bisherigen Hypothesen über die Strukturen der 3 anderen Dimensionen am Datenmaterial überprüft werden, sondern nur durch die Praxis der Supervision. Als verifiziert können sie gelten, wenn die Repräsentanten dieses Systems, die SupervisorInnen, sie als Selbstbeschreibung übernehmen, sie als Versprachlichung und als Systematisierung ihres ohnehin schon vorhandenen, aber latenten Wissens über das System verstehen. Benutzen weniger erfahrene SupervisorInnen diese Selbstbeschreibung, um ihre Supervision zu organisieren und um sich in den Prozessen dieses Systems zurechtzufinden, dann wird diese Beschreibung zur »externen Strukturverstärkung« – im Gegensatz zur »internen Strukturverstärkung«, die durch Reflexion über die latenten Strukturen des Systems zustande kommt (vgl. dazu auch Giesecke, 1988, S. 41).

Diese Perspektive auf die Regulation der Prozesse in der Supervision wird üblicherweise kaum eingenommen. Man findet in der Literatur meist Beschreibungen der Regulation der Prozesse durch ein Element des Systems, den Supervisor. Dass er als Repräsentant des Systems die Abläufe sehr gut kennt und die Prozesse wesentlich mit steuert, wird hier nicht bezweifelt. Nur verführt diese Fixierung auf den Leiter leicht dazu, zu vergessen, dass er nur ein Element des Systems ist, das in komplizierten Wechselwirkungen mit den anderen Elementen steht. Es ist entlastend zu wissen, dass er lediglich Anleitungen geben und nicht allein die Prozesse im System steuern und kontrollieren kann. Hätte er alles in der Hand, käme er unter einen enormen Leistungsdruck und müsste sich alle Schwierigkeiten selbst zuschreiben. Diese

Einstellung hat auch zur Folge, dass die Fähigkeit der SupervisandInnen, sich selbst zu regulieren, unterschätzt wird. Hat man es sich zum Ziel der Supervision gesetzt, Hilfe zur Selbsthilfe zu geben, oder anders ausgedrückt, sie zur beständigen Selbstreflexion und Selbstveränderung zu befähigen, dann wäre es kontraindiziert, in der Supervision auf die Regulation aller Prozesse durch den Leiter zu setzen. Meiner Ansicht nach kann gerade an dieser Frage der Selbstregulation gut gesehen werden, wie sich die systemtheoretische Perspektive mit den hier postulierten Lernzielen und der Ethik dieses Supervisionskonzepts vereinbaren lässt.

In den folgenden 4 Abschnitten (▶ Kap. 6.1–6.4) werden die 4 Formen der Selbstregulation untersucht, wie sie sich in diesem Supervisionssystem darstellen. Zu Beginn jedes Abschnitts werden aus Gieseckes Arbeit (1988) die leitenden Fragestellungen zur Untersuchung der jeweiligen Selbstregulationsform zitiert oder ggf. kurz zusammengefasst werden. Dass es bei der Analyse zu Wiederholungen kommen kann, ist prinzipiell unvermeidlich, wenn man alle 4 Dimensionen eines Systems untersucht. Man betrachtet die gleichen Strukturen der dynamischen, der Komplexitäts- und der Differenzierungsdimension hier noch einmal unter einer anderen Perspektive. Wurde z. B. in der Untersuchung der Differenzierungsdimension danach gefragt, welches die relevanten Umwelten des Systems sind, fragt man hier, welche Typen von Informationen das System welchen Umwelten zuschreibt und wie es die Verarbeitung von Informationen über relevante Umweltsysteme steuert.

6.1 Gemeinsame Erwartungen aller Beteiligten

In der Theorie sozialer Systeme werden die Erwartungen, die das Handeln der Rollen bzw. der Rollenträger steuern, als soziale Selbstrepräsentation bezeichnet. Das heißt, dass die Strukturen des Systems bei dessen Elementen selbst repräsentiert sein müssen.

Definition
»Unter dem Problem der sozialen Selbstrepräsentation verstehe ich das Problem, dass die Strukturen der 3 Dimensionen (Komplexität, Differenzierung und Dynamik) … den Selektionszentren, den sozialen Rollen verfügbar sein müssen« (Giesecke, 1988, S. 38).

Die integrierte Repräsentation der Systemstrukturen bei den Rollen nenne ich Normalformerwartungen. Normalformerwartungen sind Programme, die das Verhalten und Erleben der Rollen so steuern, dass sich das System reproduzieren kann. Diese Programme sind überwiegend »latent«, aber sie lassen sich prinzipiell sozial thematisieren.

Ich unterscheide vorläufig 4 Typen von Programmen:

- Situationsdefinitionen (gemeinsame Definitionen von Rahmenbedingungen),
- Erwartungen über den Ablauf institutioneller Vorgänge (Ablauferwartungen),
- Erwartungen über Ziele und Funktionen der sozialen Systeme sowie
- Vorstellungen über den Umgang mit Krisen (Giesecke, 1988, S. 38 f).

Will man Normalformerwartungen ermitteln, so kann man sowohl Transkriptionen von Supervisionssitzungen untersuchen als auch Befragungen von SupervisorInnen und SupervisandInnen durchführen. Außerdem kann man die Analyseergebnisse der Untersuchung der 3 anderen Dimensionen des Systems als Hypothesen über die Normalformerwartungen der Elemente des Systems verwenden. Man nimmt an, »… dass die Merkmale dieser Dimensionen bei den Rollen als handlungsleitende und orientierungsrelevante Erwartungen repräsentiert sind« (Giesecke, 1988, S. 160). Analysiert man unter dieser Perspektive Transkriptionen, dann werden die interaktiven Ereignisse zu Manifestationen von Normalformerwartungen. Man bildet Hypothesen darüber, wie sich die Beteiligten verhalten müssten, wenn sie nach diesen Erwartungen handeln, und untersucht dann die nachfolgende Interaktion dahingehend, ob diese Hypothesen zutreffen. Handeln die Betreffenden nicht nach diesen Erwartungen, so müssten Korrekturen, zumindest aber Thematisierungen dieser Abweichungen folgen, wenn die unterstellten Normalformerwartungen gelten. Auch wenn Erwartungen immer wieder enttäuscht werden, ist ihre handlungsleitende Funktion nicht außer Kraft gesetzt, denn sie sind »kontrafaktisch stabilisiert«.[1] Dass diese Normalformerwartungen den Beteiligten nicht bewusst sind und dass diese oft sogar die Existenz solcher Erwartungen bestreiten, wenn man sie danach fragt, haben wir des Öfteren bei Triangulationen feststellen können.[2] Fragt man beispielsweise SupervisandInnen, nach welchen Regeln sie an einer bestimmten Stelle in einer vorangegangenen Supervisionssitzung gehandelt haben, so wird meist gesagt, dass es keine Regeln für diese Situation gebe, es komme auf verschiedene Umstände an, und jede Situation sei anders. Analysiert man die betreffende Stelle dann mit der Normalformanalyse und weist nach, dass die Betreffenden nach den und den Normalformerwartungen gehandelt haben, dann setzt meist Erstaunen und Ungläubigkeit ein. Auf dieses Wissen über die zuvor latenten Strukturen wird dann, so berichteten uns die Leiter, in den nächsten Supervisionssitzungen scherzhaft referiert.

Die Repräsentanten des Systems, in diesem Fall die SupervisorInnen, haben demgegenüber meist sehr ausgearbeitete und differenzierte Erwartungen über die Abläufe in diesem System. Diese Erwartungen sind aber auch latent und können selbst bei Befragen oft nicht sprachlich-begrifflich präsentiert werden.

Legt man den SupervisorInnen allerdings die rekonstruierten Normalformmodelle vor, so können sie oft bestätigen, dass sie sich an diesem Muster orientieren. Manche Leiter bestreiten aber auch, dass diese Normalformerwartungen eine Relevanz für sie bei der Leitung haben, und betonen die Bedeutung der Übertragungs- und Gegenübertragungsprozesse für ihre Arbeit. Normalformerwartungen entwickeln sich durch die Teilnahme an Supervisionsgruppen. Sie werden nicht gelehrt, sondern in der praktischen Ausbildung indirekt gelernt. So ist es z. B. die Aufgabe des Leiters, der SupervisorInnen ausbildet, Normalformverletzungen durch einen Hinweis auf die Normalform des Ablaufs zu korrigieren. Diese Korrekturen tragen zur Etablierung der Normalform in der Gruppe und zur Stabilisierung der Erwartungen bei den Teilnehmern bei.

Auch die SupervisandInnen lernen die Normalformerwartungen nicht durch Instruktionen, die ihnen der Supervisor gibt. Sie werden im Laufe der ersten Sitzungen damit vertraut, weil der Leiter die Normalform des Ablaufs immer wieder herstellt und Abweichungen korrigiert. Einzelne Normalformerwartungen, so z. B. über die Rahmenbedingungen der Arbeit, werden sich bei den SupervisandInnen schon vor Beginn der Supervision etabliert haben, weil sie zum allgemeinen Wissen über Supervision gehören.

Die Analyse ist abgeschlossen, wenn man eine Liste von Normalformerwartungen hat, von der man annimmt, dass sie die Mindestvoraussetzungen dafür sind, dass die Rollen sich in den sozialen Systemen programmgemäß verhalten können (Giesecke, 1988, S. 160).

Im Folgenden werden die Analyseergebnisse dargestellt. Zunächst werden die Normalformerwartungen über die Rahmenbedingungen der Supervision, dann diejenigen über die Ziele und Funktionen der Supervision, diejenigen über den Ablauf der Supervisionsarbeit und schließlich diejenigen über den Umgang mit Krisen dargestellt. Die nun folgenden Normalformerwartungen sind solche, die von Leiter und Gruppenmitgliedern geteilt werden. Darüber hinaus hat der Leiter noch

1 Zum Begriff der »kontrafaktischen Stabilisierung« vgl. Luhmann (1969 und 1975d, S. 62 ff). Der Begriff bedeutet, dass es Erwartungen gibt, die nicht beständig umgestoßen und außer Kraft gesetzt werden, wenn sie enttäuscht werden. So existieren beispielsweise die Verkehrsregeln auch dann weiter, wenn jeden Tag Hunderte von Verkehrsteilnehmern dagegen verstoßen.

2 Wir haben Triangulationssitzungen mit mehrere Supervisionsgruppen im Rahmen des DFG-Projekts zur Normalform der Fallarbeit durchgeführt. Den SupervisandInnen und dem Leiter wurden Transkriptionen vergangener Supervisionssitzungen vorgelegt, und man befragte sie dazu (vgl. Giesecke, 1979; Bielke, 1979; Giesecke & Rappe-Giesecke, 1994, Abschn. 3.5). Es handelt sich hierbei um ein in den Sozialwissenschaften gebräuchliches Verfahren zur Rekonstruktion von Wissensbeständen der Beteiligten.

differenziertere Erwartungen, nach denen er mehr oder weniger bewusst handelt. Ich erläutere diese Erwartungen hier nicht, sondern weise darauf hin, dass man die Darstellung der 3 vorhergehenden Kapitel auch so lesen kann, dass sie die Normalformerwartungen des erfahrenen Supervisors bilden.

6.1.1 Normalformerwartungen über die Rahmenbedingungen der Gruppen- und Teamsupervision

Supervision ist ein System, das der Reflexion professioneller Beziehungen zu Klienten, Kollegen, Vorgesetzten, Untergebenen und relevanten Umweltsystemen dient. Es grenzt sich auf der einen Seite gegen therapeutische Institutionen wie Therapie- und Selbsterfahrungsgruppen ab und auf der anderen Seite gegenüber Systemen, in denen Lehrende ihr Wissen in Form von Instruktionen an Lernende weitergeben.

Typisierung der SupervisandInnen

Wie wird nun der Professionelle typisiert, der als Supervisand an einer solchen Gruppe teilnimmt? Bei der Reflexion über seine Beziehungen zu Klienten wird er nicht als Personalsystem in seiner gesamten Komplexität und biografischen Gewordenheit betrachtet, sondern es werden nur diejenigen Anteile seines Personalsystems einbezogen, die störend auf die Interaktion mit seinem Klienten eingewirkt haben. Auch bei der Aufarbeitung von Gruppenkonflikten im Programm Selbstthematisierung wird der Einzelne nicht als überkomplexes Personalsystem gesehen, sondern es wird sein – u. a. durch seine Biografie geprägter – Anteil untersucht, den er am Gruppengeschehen hat. Probleme in der Supervisionsgruppe werden bis auf ganz wenige Ausnahmen als Problem der ganzen Gruppe behandelt und nicht als Problem von einzelnen Gruppenmitgliedern. Eine Ausnahme bildet die Möglichkeit, dass ein Gruppenmitglied psychisch schwer gestört ist und die Belastungen der Selbstreflexion und der Gruppendynamik nicht erträgt. Dies muss dann als individuelles Problem und nicht als Gruppenproblem typisiert werden, und es muss erwogen werden, ob das Mitglied in der Gruppe bleiben kann.

Die Beziehung zwischen Supervisor und SupervisandInnen

> **Gelernt wird in der Gruppe – mit gewissen Ausnahmen im Rahmen der Institutionsanalyse – nicht durch das Vermitteln und Aufnehmen von Fachwissen, sondern durch das gemeinsame Bearbeiten und Verstehen von problematischen Situationen aus dem beruflichen Alltag der Gruppenmitglieder. Dabei spielt das Verstehen des eigenen Erlebens in diesen problematischen Situationen eine große Rolle.**

Die Gruppenmitglieder lernen ihr eigenes Erleben systematisch mit in das berufliche Handeln einzubeziehen. Der Supervisor »lehrt«, indem er praktisch vorführt, wie man eine Situation analysieren und verstehen kann. Er vermittelt Verfahren der Selbstanalyse von Professional-Klient-Beziehungen (Analyse der Übertragungs- und Gegenübertragungsbeziehungen) und von Gruppenprozessen (► Kap. 5.4), gibt aber keine Problemlösungen vor. Er ist »Fachmann« für Psychodynamik und Gruppendynamik und als solcher in der Lage, unbewusste Vorgänge im Fall und in der Gruppe zu verstehen und zu deuten. Die Verantwortung für ihr berufliches Handeln und für das, was sie aus der Supervision in ihre Praxis übernehmen, tragen aber allein die SupervisandInnen. Er ist nicht der Fachmann für ihre Profession wie etwa der Praxisanleiter in der Sozialarbeit oder der Kontrollsupervisor in der Psychoanalytikerausbildung. Mit der Zeit werden die Gruppenmitglieder einiges von diesem psychodynamischen und gruppendynamischen Wissen des Leiters über ihre eigene emotionale Beteiligung am Gruppenprozess und deren Reflexion erwerben.

Normalformerwartung über das Setting der Supervision

Die letzte Normalformerwartung über das Setting der Supervision (► Kap. 7), die hier aufgeführt wird, ist die folgende: Supervision ist ein eigenständiges soziales System, das sich nach außen gegen den beruflichen Alltag seiner Mitglieder abgrenzt. Die in der Supervision besprochenen Dinge werden üblicherweise geheim gehalten, wenn man nicht bei der Supervision von Teams bestimmte Ausnahmen von vornherein vereinbart. Damit verbunden ist die Erwartung, dass alle SupervisandInnen unabhängig von ihrem beruflichen Status und ihrer Professionszugehörigkeit in der Supervision prinzipiell gleich sind. Die SupervisandInnen typisieren sich hier in erster Linie durch die Aufgaben, die sie in diesem System haben, und nicht durch Merkmale, die für Umweltsysteme relevant sind. Eine prinzipielle Ungleichheit hingegen besteht zwischen ihnen und dem Leiter, die nur an ganz bestimmten Stellen kurzfristig aufgehoben und im Laufe des Prozesses durch die Erfahrungen der Teilnehmer geringer wird.

6.1.2 Normalformerwartungen über Ziele und Funktionen der Gruppen- und Teamsupervision

Man kann 2 Ziele der Gruppen- und Teamsupervision unterscheiden: Die Verbesserung der professionellen Kompetenz der SupervisandInnen im Umgang mit ihren Klienten und die Verbesserung der Kooperation von Teams und damit verbunden die Effektivierung ihrer Arbeit.

Verbesserung der professionellen Kompetenz

Die Verbesserung der professionellen Kompetenz im Umgang mit Klienten wird durch eine begrenzte Selbsterfahrung des Supervisanden/der Supervisandinnen erreicht. Der Supervisand lernt, zu welchen Übertragungs-/Gegenübertragungsbeziehungen er neigt, wenn von Klienten entsprechende unbewusste Angebote gemacht werden. Der Supervisand lernt, mit welchem Typus von Klienten er welche Schwierigkeiten hat und wie sich diese auf die Effektivität seiner Bemühungen auswirken. Er lernt seine sog. blinden Flecken kennen. Dass er die Ergebnisse dieser Selbsterfahrung auch außerhalb der professionellen Arbeit anwenden kann, ist ihm unbenommen. Vermittelt über die Fallbearbeitungen lernen die SupervisandInnen im Laufe des Gruppenprozesses auch grundsätzlich etwas über die Psychodynamik von menschlichen Beziehungen und über das Wirken unbewusster Beziehungsmuster.

Die Supervision hat also eine Funktion sowohl für die Professional-Klient-Beziehungen und für den Professional als auch für das gesamte Team. Durch einen gelungenen Prozess steigert sich die Effektivität der Klientenbetreuung insgesamt. Vermittelt darüber hat die Supervision dann auch eine Funktion für die übergeordneten Organisationen, denen die Professionellen oder das Team angehören.

Verbesserung der Kooperativität im Team

Die Verbesserung der Kooperativität im Team ist das 2. Ziel der Supervision, das im Rahmen der beiden Programme Institutionsanalyse und Selbstthematisierung erreicht werden soll. Die Erhöhung der Arbeitszufriedenheit der Teammitglieder und die Verbesserung des Arbeitsklimas ist die eine Seite dieser Bemühungen, die andere Seite ist die der Effektivierung der Arbeit des Teams. Die leitende Fragestellung bei dem zuerst genannten ist, welche gruppendynamischen und institutionsspezifischen Probleme eine Kooperation behindern, die 2. Frage ist, welche latenten Programme die Arbeit steuern und steuern sollten, sodass das Team seine Arbeitsaufgaben optimal erfüllen kann. Die Supervision hat also auch in diesem Bereich eine Funktion für das Team als dem Subsystem einer Organisation und vermittelt darüber auch für die Organisation, die von der Arbeit des Teams profitieren wird.

6.1.3 Normalformerwartungen über den Ablauf der Arbeit

Über den Ablauf des gesamten Supervisionsprozesses bilden sich folgende Erwartungen heraus: Vor Beginn der »eigentlichen Supervisionsarbeit« werden besondere Treffen stattfinden, in denen geklärt wird, ob die Gruppe mit einem bestimmten Supervisor arbeiten will. Ist diese Entscheidung gefallen, verständigt man sich gemeinsam darüber, in welchem Rahmen man welche Probleme bearbeiten will. Diese Einigung wird in Form eines Vertrages festgehalten. Die »eigentliche Supervisionsarbeit« findet dann in einzelnen Sitzungen statt, die zeitlich begrenzt sind. Es wird eine bestimmte Anzahl von Sitzungen festgelegt, oder es wird ein Zeitraum bestimmt, den die Supervision einnehmen soll. Es steht vor Beginn der Arbeit also schon fest, mit welchen Programmen man arbeiten wird: mit der Kombination aus Fallarbeit und Gruppendynamik, mit der aus Institutionsanalyse und Selbstthematisierung oder mit allen 3 Programmen. Eventuell einigt man sich noch darauf, besonders markierte Auswertungssitzungen abzuhalten.

Über den Ablauf der Sitzungen im jeweiligen Programm bilden sich dann die jeweils typischen Erwartungen heraus. Es ist anzunehmen, dass die Mindestvoraussetzung, die eine Orientierung der SupervisandInnen ermöglicht, Erwartungen über die einzelnen Phasen des Ablaufs einer Sitzung und die kooperativen Probleme sind, die in diesen Phasen gelöst werden. Weder müssen die Beiträge, die die einzelnen Rollen zur Lösung dieser Aufgaben bringen, noch die interaktiven und kommunikativen Probleme als Normalformerwartungen vollständig repräsentiert sein, damit sich das System reproduzieren kann. Bearbeitet man eine bestimmte Arbeitsaufgabe, dann muss man zwangsläufig bestimmte Standpunkte einnehmen und damit auch bestimmte Beziehungen zu den anderen Teilnehmern konstellieren (interaktive Probleme), und man muss auch auf bestimmte Themen referieren (kommunikative Probleme). Eine weitere Begründung dafür, dass lediglich die kooperativen Probleme der einzelnen Phasen als Normalformerwartungen bei den Teilnehmern repräsentiert sein müssen, ist die empirische Tatsache, dass der Supervisor bei der Korrektur von Abweichungen von der Normalform immer auf diese kooperativen Probleme hinweist und nicht auf die Beziehungen, die zu konstellieren sind, oder auf die Themen, auf die man referieren soll.[3] Diese Hinweise werden sich bei den SupervisandInnen in Form von Normalformerwartungen niederschlagen und im Laufe der Zeit zur kontrafaktischen Stabilisierung dieser Erwartungen beitragen und so die Selbststeuerung sicherstellen.

Bei den Normalformerwartungen über den Ablauf der Fallarbeit können 5 Phasen des Ablaufs unterschieden werden: die Vorphase, die Aushandlungsphase, die der Falleinbringung und die der Fallbearbeitung sowie die Abschlussphase. Die kooperativen Probleme, die in den einzelnen Phasen zu lösen sind, zeigt die folgende Übersicht:[4]

Normalformerwartungen über den Ablauf der Fallarbeit

Vorphase
- Konstitution der Gruppe
- Klärung der (voraussichtlichen) Zusammensetzung der anstehenden Gruppensitzung
- Klärung von organisatorischen Fragen des zukünftigen Gruppenprozesses und Einigung über die Wahl des Programms bzw. den Wechsel des Programms
- Beenden der Vorphase und Einigung über den Beginn der Arbeit in diesem Programm

Aushandlungsphase
- Einigung auf ein Arbeitsthema und einen Fallvortragenden oder Erzähler
- Sondieren der Vertrauensbasis in der Gruppe für das Fallangebot

Falleinbringungsphase
- Herstellen eines kollektiven Phantasmas über einen Ausschnitt aus der Biografie eines Teilnehmers

Fallbearbeitungsphase
- Rekonstruktion der Ereigniskette, der Typisierungen der Figuren der Erzählung und ihrer Beziehungen untereinander
- Rekonstruktion des (problematischen) Erlebens des Erzählers und der relevanten Figuren der Erzählung

▼

3 Vgl. dazu meine Untersuchungen an Leiterinterventionen, die der Korrektur von Abweichungen dienen (Rappe-Giesecke, 1983b, insbesondere Spalte III der Tabelle auf S. 76 f und die Analyse der Transkriptionsausschnitte, S. 79–87 sowie Giesecke & Rappe-Giesecke, 1994, Abschn. 6.1).

4 Da Normalformerwartungen die Strukturen des Systems sind, die bei den Elementen des Systems repräsentiert sind, kann ich hier aus den rekonstruierten Normalformabläufen die einzelnen Positionen übernehmen (◘ Tab. 5.3).

- Einigung auf eine allgemeine Typisierung des (veränderten) Problems des Erzählers
- Versuch, die Bedeutung des (problematischen) Erlebnisses des Erzählers zum einen für diesen selbst und zum anderen für das professionelle Handeln der Teilnehmer zu klären
- Selbstreflexion des Sitzungsablaufs. Versuch, die Bedeutung der Sitzung für den historischen Gruppenprozess zu klären

Abschlussphase
- Beendigung der Fallarbeit
- Einigung auf die Weitergabe in diesem Programm oder auf einen Programmwechsel
- Auflösung der Gruppensitzung

Die Erwartungen über den Ablauf der Sitzungen, die nach dem Programm Selbstthematisierung verlaufen, lassen sich in 9 Phasen einteilen: Programmwechsel, Aushandlung, Materialproduktion, Problembearbeitung, Problemtypisierung, Verständigung über die Bedeutung des Problems, Selbstreflexion des Sitzungsablaufs, Programmwechsel und die Abschlussphase. Die kooperativen Probleme, die bei den Beteiligten sich als Normalformerwartungen über den Ablauf in diesem Programm herausbilden sollten, sind in der folgenden Übersicht dargestellt (◘ Tab. 5.7):

Normalformerwartungen über den Ablauf der Selbstthematisierung

Programmwechsel
- Einigung über die Notwendigkeit eines Programmwechsels zur Selbstthematisierung

Aushandlungsphase
- Einigung auf ein Arbeitsthema, eine vorläufige Formulierung des Problems der Gruppe, auf einen oder mehrere Repräsentanten des Problems und einen oder mehrere Beiträge zu diesem Thema
- Sondieren der Vertrauensbasis in der Gruppe für die Behandlung dieses Problems

▼

Materialproduktion
- Herstellen eines kollektiven Phantasmas über eine oder mehrere Sichtweisen der Gruppensituation

Problembearbeitung
- Rekonstruktion des Erlebens der kritischen Gruppensituation durch alle Gruppenmitglieder und ihrer Bewertungen einschließlich des Leiters

Typisierung des Problems
- Einigung auf eine Typisierung des (durch die Bearbeitung veränderten) Problems der Gruppe

Verständigung über die Bedeutung des Problems
- Für die Beziehungen in der Gruppe
- Für den krisenhaften Ablauf der Fallarbeit oder die Krisen bei der institutionsanalytischen Arbeit

Selbstreflexion des Ablaufs
- Verständigung über die Bedeutung dieser Sitzung und des Programmwechsels für den historischen Gruppenprozess

Programmwechsel
- Verständigung über den Abschluss dieses Programms und den Wechsel zur Fallarbeit bzw. Institutionsanalyse bzw. erneute Wahl dieses Programms für die nächste Sitzung

Abschlussphase
- Auflösung der Gruppensitzung

Bei den Normalformerwartungen über den Ablauf der Sitzungen im Programm Institutionsanalyse lassen sich 7 Phasen unterscheiden: Programmwechsel oder Programmwahl, Datensammlung, Datenfeedback, Problembearbeitung, Überprüfen der Problemlösung, Programmwechsel und die Abschlussphase. Folgende kooperative Probleme werden in diesen 7 Phasen zu lösen sein (s. Übersicht und ◘ Tab. 5.9):

Normalformerwartungen über den Ablauf der Institutionsanalyse

Einigung über den Wechsel zu diesem Programm/über die Wahl dieses Programms

Datensammlung

- Produktion von für das gewählte Arbeitsthema relevanten Selbstbeschreibungen des Teams

Datenfeedback

- Herstellen eines kollektiven Wissensraums über die Selbsteinschätzung der Gruppe zum ausgewählten Thema

Problembearbeitung

- Rekonstruktion der Selbstbeschreibung des Teams
- Analyse der sowohl von der Umwelt vorgegebenen oder der selbst gesetzten Strukturen des Teams als auch der faktisch vorzufindenden Strukturen
- Analyse der vom Team angestrebten Strukturen ihres Systems
- Erarbeitung einer funktionalen Selbstbeschreibung der Strukturen des Systems

Überprüfung der Problemlösung

- Verständigung über die Relevanz der Problemlösung für den professionellen Alltag und über Möglichkeiten zur Durchsetzung und Stabilisierung der Lösung

Programmwechsel

- Verständigung über den Programmwechsel

Abschlussphase

- Auflösung der Sitzung

6.1.4 Normalformerwartungen über den Umgang mit Krisen

Supervisionsgruppen haben mehrere Möglichkeiten, mit Krisen im System umzugehen, entsprechend komplex sind die Normalformerwartungen.

> **Abweichungen von der Normalform des Ablaufs sind keine Krisen, sie kommen immer wieder vor und werden durch die Rückführung auf die Arbeit nach der Normalform korrigiert.**

Meist hat der Leiter die Aufgabe, Abweichungen zu regulieren; wenn die Gruppe mit der Zeit die Strukturen des Systems gut kennt, kann sie es selbst auch tun. Abweichungen werden reguliert, indem man auf die in dieser Phase anstehende kooperative Aufgabe hinweist.

Krisen werden in Supervisionsgruppen nicht etwa als vermeidbare Fehler aufgefasst, sondern als Lernhilfen. Die Bearbeitung von Krisen hat wesentlichen Anteil am Erkenntnisfortschritt der Gruppe. Die Gründe für Krisen werden in emotionalen und unbewussten Vorgängen gesucht, die entweder den Professional-Klient-Beziehungen, den Beziehungen im Team außerhalb der Supervision oder dem unbewussten Gruppenprozess der Supervisionsgruppe selbst zuzuschreiben sind.

> **Die Bearbeitung von Krisen ist eine Systemleistung. Sie können nicht allein vom Leiter normalisiert werden wie die einfachen Abweichungen, sondern die ganze Gruppe ist an der Krisenbearbeitung beteiligt. Das System bildet dazu besondere Teilsysteme aus.**

Eines ist die Arbeit mit Inszenierungen, bei der man folgendermaßen vorgeht:

Praxisbezug

Die Supervisionsgruppe wird als Spiegel betrachtet, in dem sich Probleme aus anderen angrenzenden Systemen zeigen, seien es Professional-Klient-Beziehungen oder Probleme im Team. Die Gruppe thematisiert sich selbst, insofern sich in ihren Strukturen die Strukturen des anderen Systems spiegeln. So werden Krisen der Fallarbeit dadurch bearbeitet, dass man die sich in der Supervisionsgruppe abspielenden Vorgänge als Reflex der Vorgänge in der betreffenden Professional-Klient-Beziehung versteht (vgl. Inszenierungsmodell). In diesem Fall ist kein Programmwechsel nötig, man bleibt im Programm Fallarbeit und bearbeitet die Spiegelung des Falls, oder man bleibt im Programm Institutionsanalyse und rekonstruiert die Spiegelung von Teamproblemen. Zum Programm Selbstthematisierung, das in dieses Modell als 2. Krisenbearbeitungsschema eingebaut ist, kann man in den folgenden Fällen wechseln: Hat man es in der Fallarbeit mit einem Problem zu tun, was nicht aus dem Fall, sondern aus dem unbewussten Gruppenprozess kommt, dann kann man im Rahmen der Selbstthematisierung die Probleme der Gruppenmitglieder untereinander oder mit dem Leiter direkt thematisieren. Von der Institutionsanalyse zur Selbstthematisierung sollte man wechseln, wenn bei der Arbeit im ersten Programm Probleme deutlich werden, die in der Gruppendynamik des Teams ihre Ursache haben.

Diese emotionalen Probleme können dann im Rahmen der Selbstthematisierung direkt angegangen werden. Hat die Gruppe diese Teilsysteme zur Krisenbearbeitung durchlaufen, kann sie zu dem Punkt des Ablaufs zurückkehren, an dem die Krise aufgetreten ist, die jeweilige Arbeitsaufgabe lösen, die sie aufgrund der Krise nicht bearbeiten konnte, und dann im Ablauf der Sitzung fortfahren.

6.2 Grundlegende Steuerungsmechanismen des Systems

Die Perspektive richtet sich nun nicht mehr darauf, wie sich die Elemente des Systems selbst steuern, sondern nach welchen Programmen das System seine Prozesse selbst steuert.

Definition

Man betrachtet das soziale System unter kybernetischer Perspektive als »selbstregulatives, flexibel rückgekoppeltes System«. Die Teilsysteme, die das System ausbildet, um seine Prozesse zu sequenzieren, werden als »Schaltkreise« betrachtet, als zirkuläre Prozesse also (Giesecke, 1988, S. 162).

Es wird untersucht, welche Schaltkreise das System ausbildet, unter welchen Bedingungen von einem Schaltkreis zum anderen umgeschaltet werden kann und an welchen Stellen des Kreises man aus diesem aussteigen und einen neuen Kreis eröffnen kann. Wie weit man als Forscher die Prozesse zerlegt und wie groß die Untersuchungseinheiten gewählt werden, kann nur vom Untersuchungsinteresse bestimmt werden. Theoretisch ist es möglich, jeden Schaltkreis in immer kleinere Kreise zu zerlegen. Man muss also die relevanten Einheiten festlegen.

Man beschreibt zunächst, wie die Selbststeuerung aussieht, wenn man das ideale Setting dieses Supervisionsmodells, den Standardfall, zugrunde legt. Danach kann man untersuchen, wie sich die Prozesssteuerung verändert, wenn sich die Ausgangsbedingungen verändern. Jede empirisch vorzufindende Supervision wird in bestimmter Weise von diesem konstruierten Idealfall abweichen. Die Frage ist dann, welche Folgen diese Veränderungen des Settings für die Prozesse und ihre Steuerung haben.

Jede Veränderung eines Strukturelements dieses Systems hat Auswirkungen auf andere Strukturelemente, und diese hat wiederum Folgen für die Strukturen usw. ….

Die Frage lautet dann, welche Folgen haben diese veränderten Faktoren für die einzelnen Dimensionen des Systems? Es kann beispielsweise sein, dass eine Änderung der Funktionen (Differenzierungsdimension) zu Veränderungen in der Ablaufstruktur führt, dass Veränderungen des Settings sowohl zu Umstrukturierungen des Ablaufs als auch zu anderen funktionalen Beziehungen führen.

Einzelne dieser Zusammenhänge werden sich in Form von Maximen oder Algorithmen darstellen lassen: »Wenn« im Setting eines bestimmten Exemplars – abweichend vom Standardfall – eine Differenzierung zwischen den Rollen a und b nicht vorgenommen wird, »dann« werden im Ablauf folgende zusätzliche Sequenzen eingeschaltet/folgende Sequenzen ausgespart/umstrukturiert o. Ä. (Giesecke, 1988, S. 162 f).[5]

Aus den Abweichungen eines Exemplars vom idealen Setting kann der Supervisor bei einiger Erfahrung Prognosen über die Veränderung der anderen Strukturen des Systems und über Verän-

5 Ein Beispiel für die Veränderungen in den anderen Dimensionen, die durch Veränderungen z. B. in der Komplexitätsdimension ausgelöst werden, wurde im 1. Exkurs in ► Kap. 5.2 beschrieben. Bei der Fallarbeit mit Teams findet eine weitere Differenzierung der Rolle des Gruppenmitglieds in die des Fallvortragenden und die der Fallbetroffenen statt. Diese zieht Veränderungen in der dynamischen Dimension, also im Ablauf der Aushandlungs-, Falleinbringungs- und Fallbearbeitungsphase nach sich (► Kap. 5.2).

derungen seiner Selbstregulation ziehen (das ideale Setting von Team- und Gruppensupervision unterscheidet sich stark, ▶ Kap. 7).

Im Folgenden wird die Selbststeuerung des Supervisionssystems dargestellt. Als Untersuchungseinheit wurden die 3 Programme gewählt. Sie werden jeweils als Schaltkreis beschrieben, der bestimmte Anschlussstellen aufweist, an denen unter bestimmten Bedingungen zu einem anderen Schaltkreis umgeschaltet werden kann.[6] Daneben wurde eine weitere Untersuchungseinheit gewählt: Die großen Schaltkreise, die Programme, wurden in kleinere zerlegt, die identisch mit den Phasen der Ablaufschemen der dynamischen Dimension sind. Auch hier werden die Vernetzungsmöglichkeiten der Schaltkreise beschrieben, an denen sie miteinander verkoppelt werden können.[7]

Der »Schaltkreis« Institutionsanalyse

Fällt der Beginn der Arbeit in diesem Programm mit dem Beginn einer Sitzung zusammen, ist es notwendig, in der Vorphase die Gruppe zu konstituieren und die Supervision von dem sie umgebenden professionellen Alltag abzugrenzen.

In der 1. Phase des Ablaufs »Programmwahl oder -wechsel« wird der Anschluss an die vorangegangene Sitzung geschaffen. Entweder befindet man sich am Beginn des Gruppenprozesses und ratifiziert noch einmal die in der Vorphase der Problemdiagnose und im Kontrakt getroffene Entscheidung, mit Institutionsanalyse zu beginnen, oder man befindet sich schon mitten im Gruppenprozess und schließt an Sitzungen des gleichen Programms an oder muss den Programmwechsel von der Fallarbeit oder der Selbstthematisierung zur Institutionsanalyse organisieren. Diese 1. Phase kann man als Schaltstelle zwischen den Programmen und als Schaltstelle zwischen den einzelnen Elementen des gleichen Programms, den Sitzungen, bezeichnen.

Die andere Schaltstelle befindet sich am Ende des Ablaufs, die Phase 6 »Programmwechsel«. Hier kann zum Programm Fallarbeit umgeschaltet werden, nicht aber zum Programm Selbstthematisierung. Hat man die vorangegangenen Phasen erfolgreich abgearbeitet, ist am Ende des Ablaufs das Umschalten zur Selbstthematisierung nicht mehr erforderlich. An dieser Schaltstelle kann auch – wie bei der ersten – zu einer weiteren Sitzung nach diesem Programm umgeschaltet werden.

Zum Programm Selbstthematisierung kann innerhalb des Ablaufs beim Übergang zwischen den einzelnen Phasen umgeschaltet werden. Die Bedingung hierfür ist, dass sich Abweichungen vom normalen Ablauf dieses Programms zeigen, die nicht einfach korrigiert werden können und auf gruppendynamische Konflikte hindeuten. Diese Probleme werden dann nicht mehr innerhalb dieses Programms, sondern im hierfür bestimmten Programm Selbstthematisierung bearbeitet.

Fällt das Ende des Programms mit dem Ende einer Sitzung zusammen, so findet eine Abschlussphase statt, in der die Supervision als System aufgelöst wird und in der man den Übergang zum professionellen Alltag schafft. Diese Abschlussphase kann an jede abgeschlossene Phase des Ablaufs angehängt werden, wenn das Programm nicht in einer Sitzung abgeschlossen werden kann. Damit ist bereits die interne Regulation innerhalb dieses großen Schaltkreises gemeint.

Wie werden nun die kleineren Schaltkreise, die Phasen des Ablaufs miteinander verkoppelt? Die folgende Übersicht stellt die Schaltkreise und die Umschaltmöglichkeiten oder Entscheidungsalternativen für das System dar. Auf die Besonderheit dieses Programms, dass nämlich die Phasen Datensammlung und Datenanalyse immer wieder durchlaufen werden können, wurde bereits hingewiesen. Hier wird gezeigt, an welchen Stellen man diese »Schleifen« anschließen kann.

---

6 Man könnte auch die Phasen des Ablaufs des Beratungsprozesses als Schaltkreise auswählen. Ansatzweise habe ich bei ihrer Darstellung die Verkoppelungsmöglichkeiten und die Bedingungen für ein Umschalten zwischen diesen Kreisen beschrieben, so z. B. zwischen den Elementen Erstkontakt, Kontrakt und Sitzung.

7 Die Schaltstellen in der Fallarbeit, wie sie sich im Rahmen des klassischen Balint-Gruppen-Settings darstellt, wurden bereits an anderer Stelle beschrieben (vgl. Giesecke & Rappe, 1982, S. 221 f und Rappe-Giesecke, 1983b, S. 80–87).

Schaltkreise und Entscheidungsalternativen im Programm Institutionsanalyse

Phase 1: Programmwahl oder -wechsel

a) Umschalten vom Programm Selbstthematisierung oder Fallarbeit auf Institutionsanalyse
b) Umschalten zwischen 2 Sitzungen des gleichen Programms
c) Zurückschalten auf Programm Selbstthematisierung beim Auftauchen gruppendynamischer Probleme an dieser Stelle
d) Zurückschalten auf Programm Falleinbringung, wenn die Bearbeitung von Fällen allen relevanter erscheint als die von organisatorisch-strukturellen Problemen
e) Trifft a oder b zu, dann umschalten auf Phase 2 dieses Programms

Phase 2: Datensammlung

a) Umschalten zum Programm Selbstthematisierung, wenn sich gruppendynamische Konflikte zeigen
b) Umschalten auf Phase 3 dieses Programms
c) Zurückschalten auf Phase 1 und Aushandlung des Wechsels zur Fallarbeit nicht mehr möglich

Phase 3: Datenfeedback

a) Umschalten zum Programm Selbstthematisierung bei gruppendynamischen Konflikten oder zur Bearbeitung psychodynamischer Aspekte von organisatorisch-strukturellen Konflikten
b) Zurückschalten auf Phase 2 dieses Programms und Durchlaufen der Phasen 2 und 3 mit der Möglichkeit, zwischen diesen Phasen auf das Programm Selbstthematisierung umzuschalten
c) Nach Durchlaufen der Möglichkeiten a oder b oder bei unproblematischem Verlauf sofort umschalten zur Phase 4 dieses Programms

Phase 4: Problembearbeitung

a) Umschalten auf das Programm Selbstthematisierung bei gruppendynamischen Konflikten oder zur Bearbeitung psychodynamischer Aspekte von organisatorisch-strukturellen Konflikten
b) Zurückschalten auf die Phase 2 dieses Programms. Erneutes Durchlaufen der Phasen 2, 3 und 4 mit der Möglichkeit, an den Schaltstellen zwischen diesen Phasen auf das Programm Selbstthematisierung umzuschalten
c) Umschalten auf das Teilsystem dieser Phase: Reflexion von Inszenierungen des institutionellen Problems in der Supervisionsgruppe selbst
d) Nach Durchlaufen der Möglichkeiten a, b oder c oder bei unproblematischem Ablauf sofort umschalten zur Phase 5 dieses Programms

Phase 5: Überprüfen der Problemlösung

a) Umschalten auf das Programm Selbstthematisierung, s. Phase 4a
b) Zurückschalten auf Phase 2 dieses Programms und Durchlaufen der Phasen 2–5 mit allen dort angegebenen Umschalt- und Zurückschaltungsmöglichkeiten
c) Nach Durchlaufen der Möglichkeiten a und b oder bei unproblematischem Verlauf sofort umschalten zu Phase 6 dieses Programms

Phase 6: Programmwechsel oder -wahl

a) Umschalten auf das Programm Fallarbeit, wenn die Arbeit in diesem Programm den Beteiligten abgeschlossen erscheint
b) Umschalten auf weitere Sitzungen, die nach diesem Programm verlaufen, wenn die institutionsanalytische Arbeit an einem anderen Problem fortgesetzt werden soll

Der »Schaltkreis« Fallbearbeitung

In der Vorphase dieses Programms wird auch hier der Anschluss an die anderen Programme oder Schaltkreise organisiert. Befindet man sich am Anfang des Gruppenprozesses, so wird hier die Wahl dieses Programms, die man zuvor in der Vorphase der Problemdiagnose und im Kontrakt vereinbart hat, bestätigt. Ist man mitten im historischen Gruppenprozess, so kann an dieser Stelle der Wechsel vom Programm Selbstthematisierung oder Institutionsanalyse reguliert werden. Oder man schafft den Anschluss an ein anderes Element dieses Programms. Die Vorphase ist auch hier die Schaltstelle zwischen den Programmen oder zwischen den einzelnen Sitzungen des gleichen Programms.

Es ist in dieser Vorphase auch noch möglich, dass man auf eines der beiden anderen Programme umschaltet, wenn keine Einigung auf dieses Programm zustande kommt. Möglicherweise zeigen sich schon an dieser Stelle gruppendynamische Schwierigkeiten, die eine Konzentration auf die Fallarbeit als nicht wahrscheinlich erscheinen lassen. Oder es zeigt sich, dass zuvor bearbeitete gruppendynamische Probleme doch nicht hinreichend gelöst worden sind. Es kann auch vorkommen, dass es aktuelle institutionelle Probleme im Team gibt, die nicht vorhersehbar waren und die ebenfalls die Beschäftigung mit Fällen als wenig effektiv erscheinen lassen. In allen diesen Fällen kann sich die Gruppe mit dem Supervisor einigen, nicht mit der vorgesehenen Fallarbeit zu beginnen, sondern zu einem anderen Programm umzuschalten (zu den Modalitäten des Programmwechsels s. weiter unten in diesem Abschnitt).

Die Abschlussphase dieses Programms hat ebenfalls die Funktion einer Schaltstelle zwischen den Programmen oder zwischen den einzelnen Sitzungen in einem Programm. Allerdings ist der Wechsel zum Programm Selbstthematisierung auch hier eher unwahrscheinlich, denn ein Abschluss der Fallarbeit setzt voraus, dass sich die gruppendynamische Situation nicht störend auf die Arbeit ausgewirkt hat. Gewechselt werden kann nach diesem Programm zur Institutionsanalyse.

Zum Programm Selbstthematisierung kann innerhalb des Ablaufs des Programms an 3 Stellen umgeschaltet werden. Es ist die in ◘ Tab. 5.4 beschriebene Sequenz 1.3 »Programmwahl oder wechsel«, und es ist die Schaltstelle zwischen der Vorphase und der Aushandlungsphase: Hat sich die Gruppe auf die Arbeit in diesem Programm geeinigt und schafft es aus irgendwelchen Gründen nicht, die Vorphase zu beenden und einen Falleinbringer auszuhandeln, dann kann man zum Programm Selbstthematisierung umschalten, um die dahinter liegenden gruppendynamischen Probleme zu bearbeiten. Die 3. Stelle im Ablauf ist die Schaltstelle zwischen der Fallaushandlung und der Falleinbringung. Typische Probleme sind, dass der ausgehandelte Falleinbringer seinen Fall zurückzieht oder dass mehrere konkurrierende Fallangebote bestehen, zwischen denen sich die Gruppe nicht entscheiden kann.

Eine Form der internen Regulierung besteht darin, zum Teilsystem »Inszenierung des Falls« in den Sequenzen 4.1 oder 4.2 der Fallbearbeitung umzuschalten, wenn sich Krisen bei der Bearbeitung des Falls zeigen. Die Krisen, die zu diesem Zeitpunkt auftauchen, wenn ein Fall eingebracht worden ist, werden nicht mehr durch Programmwechsel, sondern durch die Ingangsetzung dieses Teilsystems zur Krisenbearbeitung bearbeitet. Wie die Steuerung der Prozesse innerhalb des »großen Schaltkreises« Fallarbeit aussieht, zeigt die folgende Übersicht:

Schaltkreise und Entscheidungsalternativen im Programm Fallarbeit

Phase 1: Vorphase

a) Umschalten vom Programm Selbstthematisierung oder Institutionsanalyse auf Fallarbeit
b) Umschalten zwischen 2 Sitzungen des gleichen Programms
c) Zurückschalten auf das Programm Selbstthematisierung beim Auftauchen gruppendynamischer Probleme
d) Zurückschalten auf das Programm Institutionsanalyse, wenn sich starke Konflikte institutioneller Art zeigen
e) Trifft die Alternative a oder b zu, dann umschalten auf Phase 2 dieses Programms

Phase 2: Aushandlung

a) Zurückschalten auf die Sequenzen der Vorphase:
auf die Sequenz 1.2 (◘ Tab. 5.4), wenn Zuspätkommer eintreffen
auf die Sequenz 1.4, wenn die Ratifizierung des Wechsels nicht ausreichend erscheint (umschalten auf Sequenz 1.3 ist nicht mehr möglich – man kann hier nicht mehr zum Programm Institutionsanalyse wechseln)

▼

b) Umschalten auf das Programm Selbstthematisierung, wenn sich gruppendynamische Schwierigkeiten zeigen, die eine Auswahl des Falleinbringers verhindern
c) Umschalten zur Phase 3 dieses Programms

Phase 3: Falleinbringung
a) Zurückschalten auf die Sequenz 2.1, wenn der Falleinbringer z. B. sein Fallangebot zurückzieht
b) Zurückschalten auf Sequenz 2.2, wenn die Falleinbringung von der Normalform abweicht oder die Ratifizierung des Falls durch die Gruppe problematisch erscheint (Zurückschalten auf die Phase 1 nicht mehr möglich)
c) Umschalten zum Programm Selbstthematisierung, wenn sich starke gruppendynamische Probleme zeigen, die durch das erneute Durchlaufen der Alternativen a und b nicht geklärt werden können
d) Nach Durchlaufen der Alternativen a, b und c oder nach unproblematischem Verlauf: umschalten zu Phase 4 dieses Programms

Phase 4: Fallbearbeitung
a) Zurückschalten auf Phase 2, wenn sich der Fall als nicht bearbeitbar erweist, und erneutes Durchlaufen der Phasen 2 und 3
b) Zurückschalten auf Phase 3, wenn die Falleinbringung so unvollständig ist, dass der Erzähler noch einiges Material nachliefern muss
c) Umschalten auf das Teilsystem »Inszenierung des Falls«, wenn sich Krisen zeigen, die durch die Korrektur von Abweichungen nicht gelöst werden können. Meist kommt es zu Abweichungen in den Sequenzen 4.1 oder 4.2
d) Nach Durchlaufen der Alternativen a, b oder c oder bei Ablauf nach der Normalform sofort umschalten auf Phase 5 dieses Programms

Phase 5: Abschlussphase
a) Zurückschalten auf die Sequenz 4.5, wenn die Reflexion der Bearbeitung des Falls der Gruppe abgebrochen und nicht abgeschlossen erscheint
b) (Zurückschalten auf frühere Sequenzen oder Phasen ist nicht mehr möglich)
c) Umschalten auf eine weitere Sitzung nach dem Programm Fallarbeit
d) Umschalten auf das Programm Institutionsanalyse

Der »Schaltkreis« Selbstthematisierung

Fällt der Beginn der Arbeit in diesem Programm mit dem Sitzungsbeginn zusammen, so hat die Vorphase die Funktion, das System Gruppensupervision zu konstituieren und es von der Umwelt abzuheben. Das ist bei diesem Programm aber nicht notwendigerweise der Fall. Wie bei der Beschreibung der Selbstregulation in den beiden vorangegangenen Programmen deutlich wurde, kann innerhalb einer Sitzung von der Institutionsanalyse oder der Fallarbeit zur Selbstthematisierung umgeschaltet werden.

Die Phase Programmwechsel ist immer eine Schaltstelle zwischen 2 Programmen, ihr gehen notwendigerweise immer krisenhafte Situationen in einem anderen Programm voraus. Innerhalb des Ablaufs dieses Programms kann nicht zu anderen Programmen umgeschaltet werden, wie dies bei den beiden anderen der Fall ist. Die nächste Schaltstelle, die einen Wechsel der Programme vorsieht, ist die Phase 8 »Programmwechsel«. Hier wird zu dem zuvor verlassenen Programm zurückgeschaltet.

Eine Möglichkeit der internen Regulation von Krisen, die dieses Programm wie auch die beiden anderen hat, ist das Umschalten zu dem Teilsystem der »Inszenierung des Problems« in der Supervisionsgruppe und dessen Reflexion. Dieses Teilsystem folgt mit gewissen Modifikationen dem beschriebenen Ablauf der Inszenierung des Falls.

Im Einzelnen werden die Möglichkeiten der Selbstregulation innerhalb des »großen Schaltkreises« Selbstthematisierung in der folgenden Übersicht dargestellt:

Schaltkreise und Entscheidungsalternativen im Programm Selbstthematisierung

Phase 1: Programmwechsel (die Phasen beziehen sich auf ◘ Tab. 5.8)

a) Umschalten vom Programm Institutionsanalyse oder Fallarbeit auf Selbstthematisierung (Zurückschalten auf diese beiden Programme nicht möglich)
b) Wenn a durchgeführt, dann erfolgt das Umschalten auf Phase 2 dieses Programms

Phase 2: Aushandlungsphase

a) Zurückschalten auf Phase 1, Alternative b, wenn die Ratifizierung der Gruppe nicht ausreichend erscheint – erneute Einforderung von Ratifizierungen des Programmwechsels
b) Nach a oder bei Normalform des Ablaufs umschalten zur Phase 3 dieses Programms

Phase 3: Materialproduktion

a) Zurückschalten auf Phase 2 bei Krisen – entweder müssen Ratifizierungen der Beiträge und des Materialproduzenten nachgeholt werden, oder man muss die Aushandlung erneut durchlaufen und einen anderen Beitrag aushandeln, wenn es nicht zu einer Materialproduktion nach der Normalform kommt
(Zurückschalten auf die Phase 1 nicht mehr möglich)
b) Nach Durchlaufen von Alternative a oder bei normalem Ablauf sofort umschalten zur Phase 4 des Programms

Phase 4: Problembearbeitung

a) Zurückschalten auf die Phase 2, wenn sich das Material als zu unvollständig und nicht bearbeitbar erweist – erneutes Durchlaufen von Phase 2 und 3
b) Zurückschalten auf Phase 3, wenn der Erzähler noch einiges Material nachliefern muss, der Beitrag aber bearbeitbar erscheint
c) Umschalten zum Teilsystem »Inszenierung des Problems«, wenn sich bei der Bearbeitung des Beitrags Krisen zeigen, die nicht einfach korrigiert werden können
d) Nach Durchlaufen von a, b oder c oder nach unproblematischem Ablauf umschalten zur Phase 5 dieses Programms

Phase 5: Typisierung des Problems

a) Zurückschalten auf Phase 4, wenn es sich zeigt, dass das Problem noch nicht so weit rekonstruiert wurde, dass man es typisieren kann
(Zurückschalten auf die vorhergehenden Phasen nicht mehr möglich)
b) Nach Durchlaufen von Alternative a oder nach normalem Ablauf: umschalten zur Phase 6

Phase 6: Verständigung über die Bedeutung des Problems

a) Zurückschalten auf Phase 5, wenn die Problemformulierung als nicht genau oder zutreffend genug erscheint
b) Zurückschalten auf Phase 4, wenn man feststellt, dass aufgrund des durch die Bearbeitung veränderten Themas oder Problems Teile der Bearbeitungsphase fehlen, weil man auf eine andere Perspektive fixiert war
(Zurückschalten auf Phase 3 oder 2 nicht mehr möglich)
c) Nach Durchlaufen der Alternativen a und b oder nach normalem Umlauf: umschalten zur Phase 7

Phase 7: Selbstreflexion des Ablaufs

a) Zurückschalten auf Phase 6, wenn man die Bedeutung dieser Sitzung noch nicht auf den Begriff bringen kann
(Auf die früheren Phasen zurückzuschalten ist nicht mehr möglich)
b) Nach Durchlaufen der Alternative a oder nach normalem Ablauf dieser Phase: umschalten auf Phase 8

▼

Phase 8: Programmwechsel

a) Zurückschalten auf Phase 7, wenn es sich zeigt, dass die Reflexion noch nicht abgeschlossen, sondern abgebrochen erscheint (Zurückschalten auf frühere Phasen nicht mehr möglich)
b) Nach Durchlaufen von Alternative a oder nach normalem Ablauf dieser Phase: umschalten zum zuvor verlassenen Programm

Bei der Analyse von empirisch vorzufindenden Gruppensitzungen, die nach diesem Programm verlaufen, kann man häufig feststellen, dass die Gruppenmitglieder dazu neigen, ganze Phasen zu überspringen. So wird häufig sofort mit der Bearbeitung des Problems begonnen, bevor man einen Repräsentanten des Problems oder Materialproduzenten ausgewählt hat und bevor Material produziert wurde (vgl. dazu die Fallstudie in Rappe-Giesecke, 1986, S. 32 ff). Das liegt zum einen an der Nichtvertrautheit mit dieser Art, Gruppenprobleme zu bearbeiten, zum anderen aber auch an der emotionalen Brisanz, die diese Themen für die Gruppen haben. Der Leiter muss hier als Repräsentant des Systems auftreten und die Selbststeuerung des Systems sichern, weil die Teilnehmer aufgrund ihrer affektiven Belastung zu dieser Leistung häufig nicht in der Lage sind.

Zur Steuerung des Programmwechsels

Im Folgenden wird anschließend an diese Überlegungen zur Selbststeuerung des Systems die Handhabung des Programmwechsels in diesem Modell weiter ausgeführt. Bisher wurde lediglich beschrieben, welche Möglichkeiten das System hat, zwischen den einzelnen Programmen zu wechseln und an welchen Stellen Wechsel zu welchen Programmen möglich sind. Ob und wann das System diese Alternativen nutzen sollte, ist eine Frage, für die sich sicher keine allgemein gültigen Maximen formulieren lassen. Man kann sagen, dass der Programmwechsel funktional für die Erreichung der Ziele der Supervision und des jeweiligen Programms sein sollte (► Kap. 4.2). Hier hat der Supervisor als Repräsentant des Systems die Aufgabe, die Funktionalität des Wechsels zu prüfen und zu beurteilen, ihn entweder vorzuschlagen, ihn zu befürworten oder bei der Aushandlung dieses Problems dagegen zu argumentieren. Er kann natürlich nicht bestimmen, was zu tun ist, kann aber der Gruppe die Entscheidungsalternativen zeigen und seine Auffassung darlegen. Welche Form der Selbststeuerung die Gruppe schließlich wählt, ist eine Entscheidung des gesamten Systems.

Dass nicht immer ein Programmwechsel nötig ist, wenn Probleme auftauchen, und ein Programmwechsel auch möglich ist, möchte ich mit der Idee der **Emergenz** belegen, die bereits in ► Kap. 1 eingeführt wurde.

Ein Thema oder Problem, das die Gruppe beschäftigt, wird sich zunächst auf einer ganz bestimmten Ebene, genauer gesagt in einem Subsystem, manifestieren. Bei genauerer Betrachtungsweise lässt sich feststellen, dass es auch auf anderen Ebenen emergiert.

Praxisbezug

Zunächst fällt auf, dass sich zwischen 2 Gruppenmitgliedern eine äußerst angespannte Situation entwickelt hat, die sich in gegenseitigem Missverstehen und Beschuldigungen äußert. Dieses Problem emergiert aber bei genauerem Hinsehen auch auf anderen Ebenen als nur auf der dieser dyadischen Beziehung, so z. B. auf der Ebene von Personalsystemen: Ein 3. Gruppenmitglied fühlt sich von diesem Streit »betroffen« und möchte darüber reden, welche emotionalen Schwierigkeiten es mit diesem Typ von Situationen überhaupt hat. Die Supervisionsgruppe steht außerdem an einem Punkt der Entwicklung ihres unbewussten Gruppenprozesses, dem das gleiche Problem zugrunde liegt wie dieser dyadischen Beziehung. Das Problem emergiert auch auf der Ebene des Beratungssystems. So werden z. B. im Kontrakt vereinbarte Regeln nicht eingehalten, das Setting der Supervision wird verletzt. Es gibt keine Einigkeit mehr darüber, dass man diese Regeln vereinbart hat, und es tauchen jede Menge Missverständnisse über die eigentlich unmissverständlichen Regelungen des Kontrakts auf.

Man kann annehmen, dass das Problem auch in dem Umweltsystem Team emergiert, wenn die Teammitglieder über Probleme in den Teamsitzungen berichten, die den Settingproblemen in der Supervision strukturell ähnlich zu sein scheinen. Das Thema emergiert also, so kann man bei einiger Übung feststellen, auf allen Ebenen. Wo es seinen Ursprung hat, ist m. E. an dieser Stelle eine Frage von sekundärer Bedeutung. Irgendwo ist das Problem aufgetaucht und hat sich, da alle die beschriebenen Systeme miteinander vernetzt sind, überall niedergeschlagen. Diese wechselseitige Abhängigkeit der Personalsysteme, des Sozialsystems Supervision, der Gruppe als einfachem Sozialsystem und auch der Professional-Klient-Beziehung, die bei der Aufzählung noch nicht erwähnt wurde, des Umweltsystems Team und des einfachen Sozialsystems, das diese dyadische Beziehung zwischen den beiden Gruppenmitgliedern darstellt, kann man sich nun bei der Analyse zunutze machen.

Maxime: Breitet sich das Problem »ansteckungsartig« in diesen vernetzten Systemen aus, wird sich die Lösung des Problems ebenso verbreiten. Auf welcher Ebene man nun mit der Problembearbeitung beginnt, ob auf der, wo sich das Problem am auffälligsten manifestiert hat, oder auf der Ebene, auf der man sich ohnehin gerade befindet, z. B. bei der Analyse von Teamproblemen, ist eine Frage, für die es keine einfache Regel als Antwort geben kann. Deutlich geworden ist aber sicherlich, dass man nicht jedes gruppendynamische Problem durch Programmwechsel zur Selbstthematisierung lösen muss.

Man kann es auch, wie es in der klassischen Balint-Gruppenarbeit praktiziert wird, »am Fall abhandeln«. Dort ist es allerdings die einzige Lösungsmöglichkeit, eine Thematisierung der gruppendynamischen Situation steht dort nicht als Alternative zur Verfügung.

Was auch der Gruppe geschehen mag, schlussendlich wird »regelgerechtes« Vorgehen des Leiters vorausgesetzt, das Geschehen, die Problematik zwischen Arzt und Patient reflektieren bzw. deren Komponenten ans Licht bringen. Allerdings ist aber dabei gar nicht so selten in Rechnung zu stellen, dass die Gruppendynamik womöglich von gruppeneigenen Faktoren bestimmt wird oder von der Beziehung zwischen Gruppe und Gruppenleiter, wobei man v. a. auf die benannten Bion'schen Kategorien achten muss. Aber auch dann lässt sich zumeist demonstrieren, dass z. B. das Verhältnis Leiter-Gruppe doch wiederum mit dem referierten »Fall« zu tun hat (Loch & Luban-Plozza, 1980, S. 67).

Was jedoch bei all dieser Vielfalt von alternativen Möglichkeiten beruhigend wirken kann, ist die Einsicht, dass eine optimale Bearbeitung des Problems auf einer Ebene auch Auswirkungen auf die anderen Ebenen haben wird.

Offen geblieben ist noch die Frage, was dasjenige ist, das offenbar in allen diesen Fällen, die ganz verschieden erscheinen, strukturell identisch ist. Dasjenige, was emergiert, muss auf einem anderen logischen Niveau als seine Erscheinungsformen liegen und allgemeiner sein. Meiner Ansicht nach sind es Beziehungsmuster, die sich auf den verschiedenen Ebenen unterschiedlich manifestieren. Wie viele es gibt und welche es sind, kann ich nicht sagen. Zu ihnen gehören sicher die aus der psychoanalytischen Theorie der frühkindlichen Entwicklung abgeleiteten Beziehungsmuster oraler, analer und ödipaler Natur und die aus den Kategorien Bions abgeleiteten Beziehungsmuster von sozialen Gruppen. Hier ist man bei dem schwierigen und ungelösten Problem angelangt, wie unterschiedliche Typen von Systemen, z. B. Personalsysteme, organisierte Sozialsysteme und einfache Sozialsysteme und psychische Systeme, aneinander anschließen können.[8] Dies ist nicht nur ein theoretisches Problem, sondern auch ein praktisches für SupervisorInnen, wenn sie die Verbindung zwischen Supervisionsgruppe und dem Team als Subsystem einer Organisation herstellen wollen, z. B. durch die Annahme von Spiegelungen des organisierten Sozialsystems im psychischen System Gruppe.

8 Diese Fragen werden in der Systemtheorie im Rahmen der Interferenztheorien abgehandelt (Luhmann, 1981b). Weiter ist die Kommunikationswissenschaft gekommen, die im Rahmen einer Ökotheorie die Beziehung zwischen artverschiedenen Systemen untersucht (vgl. dazu u. a. Giesecke, 2002).

6.3 Die Steuerung der Informationsverarbeitung im System

»In dieser Phase (der Analyse des Systems) wird das Sozialsystem von einem informationstheoretischen Standpunkt als informationsverarbeitendes, bestandsgefährdetes System betrachtet. Die einzelnen Selektionen (interaktiven Ereignisse) erscheinen als Informationen. Diese Informationen werden entweder als »redundant« oder als »informativ« behandelt. Redundante Informationen werden dem System zugeschrieben. Sie gefährden den Bestand des Systems nicht und sind für die weitere Analyse nicht mehr wichtig. Informative Informationen sind solche, die vom System als Differenz behandelt werden. .... Informative Informationen werden entweder anderen Systemen zugeschrieben, oder das System muss sich selbst differenzieren und ein Teilsystem ausbilden, dessen Funktion die Verarbeitung dieser auffälligen Informationen ist« (Giesecke, 1988, S. 162).

Dieses Zitat soll noch etwas erläutert werden:

> **Man betrachtet das System als permanent in seinem Bestand gefährdet, es muss beständig Energie investieren, um seine Grenzen und seine Identität zu sichern. Es tut dies u. a., indem es Unterscheidungen trifft, was an interaktiven Ereignissen ihm selbst zuzurechnen ist und was seiner Umwelt zugerechnet werden muss. Es identifiziert sich beständig selbst.**

Würde es das nicht tun, so wäre jede Abweichung eine Gefährdung seines Bestandes. Hat es ein interaktives Ereignis als Abweichung von seinen Strukturen identifiziert, so kann es Maßnahmen zur Korrektur dieser Abweichungen einleiten. Die Selbstidentifizierung ist also eine Kodierung von interaktiven Ereignissen, die nach dem Muster arbeitet: Handelt es sich um eine redundante Information oder um eine informative Information, die dieses Ereignis liefert?

Definition

Als redundante Informationen werden solche kodiert, die Informationen über die eigenen Systemstrukturen beinhalten. Man schreibt solche Ereignisse dem eigenen System zu.

Einige Beispiele dazu: Interaktive Ereignisse werden dahingehend betrachtet, ob sie der Normalform des Ablaufs entsprechen: Sind es Beiträge zur Lösung der kooperativen Aufgabe, entsprechen die Beziehungen zwischen den Interaktionspartnern den für diese Phase des Ablaufs typischen Asymmetrien, und wird auf Themen referiert, die für diese Phase als Referenzräume angegeben sind? Dann werden diese interaktiven Ereignisse, wenn sie die Normalform bestätigen, als redundante Informationen klassifiziert. Nicht nur Strukturen der dynamischen Dimension werden auf diese Weise identifiziert, sondern auch die der Differenzierungs- und der Komplexitätsdimension. So kodiert das System z. B. auch, ob Elemente des Systems vom Standpunkt ihrer Rolle oder von einem systemfremden Standpunkt aus interagieren. Redundante Informationen werden vom System unter dieser informationstheoretischen Perspektive nicht weiter beachtet, unter anderen Perspektiven wie der Regulation der Prozesse oder der Aufgabenerfüllung wird weiterhin auf sie referiert.

Definition

Alle Ereignisse, die nicht als redundante Informationen kodiert werden können, werden vom System als informative Informationen behandelt und in folgender Weise weiter bearbeitet: Das System versucht, diese Ereignisse seinen Umweltsystemen zuzuschreiben, was voraussetzt, dass es die betreffenden Umweltsysteme, deren Strukturen sich in dem interaktiven Ereignis niederschlagen, identifizieren kann.

Das System unterscheidet hierbei 2 Typen von Umweltsystemen, diejenigen, zu denen es funktionale Beziehungen unterhält (die in ▶ Kap. 4.1 aufgeführt sind), und diejenigen, die nicht zu seiner relevanten Umwelt gehören und zu denen es keine funktionalen Beziehungen unterhält. Ist ein interaktives Ereignis dem letzten Typus zuzurechnen, dann manifestiert das System diese Zuschreibung etwa in der Form: »Das gehört nicht hierher, das ist ein Problem, das dort behandelt werden sollte« und zieht damit die Grenze zu diesem Umweltsystem. Ist jedoch ein Umweltsystem des 1. Typs identifiziert worden, so kann auf 2 Weisen mit den informativen Informationen verfahren werden:

- Entweder können sie weiterverarbeitet werden, wenn es sich um Umweltsysteme handelt, deren Interferenz in das betreffende Programm, in dem die Abweichung stattfindet, funktional ist. Funktional wäre z. B. die Interferenz von Professional-Klient-Beziehungen im Programm Fallarbeit, aber nicht im Programm Institutionsanalyse.
- Oder die informative Information wird zwar als funktional für das Gesamtsystem, nicht aber für dieses Programm beurteilt und zur Weiterverarbeitung auf das betreffende Programm verwiesen und damit aufgeschoben.

Zusammengefasst lassen sich 2 Typen von Umweltsystemen unterscheiden, solche, zu denen das System funktionale, und solche, zu denen das System keine funktionalen Beziehungen unterhält. Beide Umweltsysteme sind zwar nicht Teil des Systems, aber die Bearbeitung von informativen Informationen, die aus der Interferenz von Umweltsystemen herrühren, zu denen das System funktionale Beziehungen unterhält, gehören zur Identität des Systems dazu.

Die Begründung hierfür ist, dass jedes System aus der unendlichen Vielzahl von Umwelten Umweltsysteme selektieren muss, die für es selbst relevant sind, und den Anschluss an diese Systeme in der dynamischen Dimension in Prozesse umarbeiten muss. Die betreffenden Systemstrukturen, mit denen dies geschieht, gehören zur Identität des Systems dazu.

Im Folgenden wird beschrieben, wie das System in den einzelnen Programmen mit informativen Informationen umgeht, die als Strukturen von Umweltsystemen identifiziert werden konnten, zu denen es funktionale Beziehungen unterhält. Die Umweltsysteme, zu denen es funktionale Beziehungen unterhält, wurden bei der Analyse der Differenzierungsdimension aufgeführt. Diese Aufzählung wird hier bis auf 2 Ausnahmen übernommen: »Die Kontrollsupervision des Supervisors« und das »Ausbildungssystem, dem SupervisandInnen angehören«. Die Begründung hierfür ist, dass es sich zwar um Systeme handelt, zu denen die Supervision funktionale Beziehungen unterhält und die auch in die Supervision interferieren können, dass aber nicht als Aufgabe der Supervision, sondern als Aufgabe dieser Umweltsysteme angesehen wird, diese Interferenzen zu bearbeiten. Es wird also zunächst ein Umweltsystem benannt, das interferieren kann, und dann wird beschrieben, in welcher Weise mit informativen Informationen über dieses Umweltsystem umgegangen wird.

Weiterverarbeitung von informativen Informationen im Programm Fallarbeit

Personalsystem des Falleinbringers.

Die Gruppe wägt ab, ob die Informationen über das Personalsystem des Erzählers für die Klärung der Professional-Klient-Beziehung ist und ob sie etwas zum Verstehen der Psychodynamik dieser Beziehung beiträgt. Ist dies der Fall, dann können die Informationen in diesem Sinne zur Lösung der Arbeitsaufgaben in den Sequenzen 4.2 und 4.3 des Ablaufs der Fallbearbeitung genutzt werden.

Handelt es sich jedoch um Informationen über die Person des Falleinbringers, die weit über diejenigen zum Verhältnis von professioneller Rolle und den eigenen psychischen Besonderheiten beim Ausüben dieser Rolle hinausgehen, werden diese Informationen nicht weiterverarbeitet (so z. B. über die Biografie des Teilnehmers). Das System grenzt sich dann von diesem überkomplexen Umweltsystem ab.

Professional-Klient-Beziehung.

Informationen über dieses Umweltsystem werden durch die Ausbildung eines besonderen Teilsystems weiterverarbeitet. Man betrachtet auffällige Ereignisse, die diesem System zugeschrieben werden können, als Inszenierung des Falls und bearbeitet diese Informationen, die nicht sprachlich-begrifflich präsentiert werden können, im Rahmen des Ablaufs der Inszenierung des Falls in der Gruppe. Die systemfremden Strukturen, die sich in der Supervisionsgruppe unbemerkt etabliert haben, werden zum Verstehen der Strukturen dieses Umweltsystems genutzt und begrifflich gefasst.

Unbewusster Gruppenprozess.

Lassen sich die Selbsttypisierungen der Gruppenmitglieder, die vorherrschende Typisierung der Beziehungen in der Gruppe und die emotionale Stimmung in der Gruppe als Wiederholung der Typisierungen und Gefühle der Professional-Klient-Beziehung, also als Spiegelung des Falls in der Gruppe verstehen und deuten, können diese informativen Informationen auch wieder im Rahmen der Inszenierung des Falls zum Verstehen desselben genutzt werden. Dann tritt der unbewusste Gruppenprozess in den »Dienst der Fallarbeit«.

Lässt sich jedoch kein Zusammenhang zwischen dem Fall und dem Gruppenthema herstellen, dann kann das System einen Programmwechsel zur Selbstthematisierung erwägen, um in jenem Rahmen die informativen Informationen über seine eigenen psychischen Prozesse direkt zu thematisieren. Es kann sich jedoch auch entscheiden, diese Informationen »auf Eis zu legen« und sie zu einem späteren Zeitpunkt zu behandeln, wenn die Zeit dafür »reif« ist. Dies setzt allerdings voraus, dass man diese Informationen diesem Umweltsystem zugeschrieben hat und diese Zuschreibung von der Gruppe geteilt wird.

Personalsysteme der Gruppenmitglieder und des Supervisors.

Insoweit sich Äußerungen der Gruppenmitglieder über Gefühle, psychische Verarbeitungsformen und Wahrnehmungen als Spiegelung der Gefühle und der psychischen Vorgänge der im Fall dargestellten Personen typisieren lassen, werden diese Informationen im Rahmen der Inszenierung des Falls oder im Rahmen der Sequenz 4.2 als Problemidentifikationen weiterverarbeitet.

Handelt es sich nicht um Wiederholungen dieser Art, kann man die Entäußerungen psychischer Vorgänge evtl. in Phase 4.4 als alternative Reaktionsmöglichkeiten auf den Klienten typisieren und im Kontrast dazu die Besonderheiten der Reaktion des Erzählers herausarbeiten. Kann man die Interferenzen der Personalsysteme nicht in diesen beiden Weisen weiter nutzen, werden sie als Umwelt des Systems typisiert und im Rahmen der Fallarbeit nicht weiter berücksichtigt. Möglicherweise kann im Rahmen der Selbstthematisierung später darauf zurückgegriffen werden, wenn sie sich im Nachhinein als Manifestationen von Gruppenproblemen deuten lassen.

Das Team als Sozialsystem.

Interferenzen, die diesem System zugeschrieben werden, können im Rahmen der Fallarbeit nicht weiterverarbeitet werden. Entweder typisiert sie das System als Umwelt, oder es einigt sich darauf, diese Informationen im Rahmen der Institutionsanalyse zu berücksichtigen, wenn sie ihm als relevant genug erscheinen.

Die Organisation, der das Team als Subsystem angehört.

Informationen über dieses System werden zunächst darauf abgeklopft, ob sie etwas über die Rahmenbedingungen aussagen, die die Organisation den Professional-Klient-Beziehungen setzt, und die möglicherweise störend in jenes System interferieren. Trifft das zu, wird aber lediglich die Art der Interferenz strukturell-organisatorischer Bedingungen benannt und für den betreffenden Fall in Rechnung gestellt. Eine genauere Analyse der Bedingungen, unter denen in dieser Organisation mit Klienten gearbeitet wird, kann dann im Rahmen der Institutionsanalyse geleistet werden.

Die Profession des Falleinbringers.

Die Gruppe wägt ab, ob die Informationen über die Selbsttypisierung des Falleinbringers durch seine professionelle Rolle in irgendeiner Weise relevant für das Verstehen der Professional-Klient-Beziehung sind. Möglicherweise interferiert hier die professionelle Rolle in diese Beziehung genauso wie in die Supervision, und es kommen z. B. in der professionellen Sozialisation erworbene Deformationen der Wahrnehmungs- und Erlebnisweisen zum Ausdruck, die eine effektive Arbeit mit dem Klienten behindern. Diese Aspekte können in Sequenz 4.4b (■ Tab. 5.4) der Fallbearbeitung abgehandelt werden.

Hat die Gruppe aber den Eindruck, dass die Thematisierung der Profession eher etwas mit den

Beziehungen der Repräsentanten der verschiedenen Professionen in der Gruppe oder im Team zu tun hat, dann wird diese Information hier als Umwelt typisiert und auf das Programm Institutionsanalyse verwiesen.

Weiterverarbeitung von informativen Informationen im Programm Institutionsanalyse

Personalsysteme der Gruppenmitglieder und des Supervisors.

Informationen dieser Art werden nur dann im Rahmen dieses Programms weiterverarbeitet, wenn strukturell identische Interferenzen im Sozialsystem Team auch zu beobachten sind. Man untersucht dann, wie Kommunikations- und Entscheidungsprozesse von den persönlichen Eigenarten der Mitglieder beeinflusst werden und welchen Einfluss sie auf die Rollen und Position des Betreffenden im Team haben.

Das Personalsystem in seiner ganzen Komplexität ist für dieses Programm Umwelt. Das Personalsystem des Leiters kann auch nur insofern berücksichtigt werden, als es Strukturen der Macht- und Autoritätsverhältnisse im Team reflektiert, wenn er in die Rolle des Leiters oder Vorgesetzten des Teams gebracht wird.

Interferieren die Personalsysteme von mehreren Gruppenmitgliedern und auch vom Leiter, so handelt es sich oft genug um ein Gruppenproblem, das im Rahmen der Selbstthematisierung weiterverarbeitet werden kann.

Professional-Klient-Beziehungen.

Sofern die Informationen über die Beziehungen etwas über die Funktionalität oder Dysfunktionalität der Organisation des Arbeitsablaufs, der Arbeitsteilung und der Entscheidungsprozesse des Teams aussagen, kann die interferierende Professional-Klient-Beziehung als Symptom für diese Probleme und als Material für dessen Bearbeitung benutzt werden. Die Funktion dieser Bearbeitung kann es dann aber nicht sein, diese Beziehung besser zu verstehen.

Wird die Psychodynamik dieser Beziehung thematisiert und nicht die organisatorisch-strukturelle Ebene, dann wird diese Information als zur Umwelt gehörend interpretiert, und es wird auf die Möglichkeit der Bearbeitung dieser Beziehung im Rahmen der Fallarbeit hingewiesen.

Unbewusster Gruppenprozess.

Informationen über die den Beteiligten unbewussten Beziehungsmuster und Affekte können im Rahmen dieses Programms nicht bearbeitet werden, sondern werden als Umwelt typisiert. Das System kann diese Informationen weiterverarbeiten, wenn es auf das Programm Selbstthematisierung umschaltet.

Das Team als Sozialsystem.

Interferenzen von Rollen, Positionen, Beziehungen und von Kooperations- und Entscheidungsprozessen dieses Umweltsystems in die Supervision können im Rahmen der Inszenierung des Problems bearbeitet werden. Die in der Supervision inszenierten Strukturen des Teams werden im Rahmen dieses Teilsystems sprachlich-begrifflich gefasst und zum Verstehen der Probleme des Teams genutzt.

Eine Sonderform dieser Interferenz liegt vor, wenn die inszenierten Strukturen ihrerseits schon Spiegelungen anderer Systeme im Sozialsystem Team darstellen. So können z. B. die Sozialbeziehungen im Team – und auch dessen Arbeitsorganisation – geprägt sein von den Sozialbeziehungen, die für das Klientensystem, das dieses Team betreut, typisch sind. Bekannt sind hier Wiederholungen vom Suchtverhalten suchtkranker Klienten durch ein Team (▶ Kap. 4.1, Abschn. »Professional-Klient-Systeme«). Diese doppelte Spiegelung kann nicht in diesem Rahmen behandelt werden, da sie starke psychodynamische Aspekte aufweist, sondern im Rahmen der Selbstthematisierung.

Die Organisation, der das Team als Subsystem angehört.

Interferenzen dieser Art können als Informationen über die System-Umwelt-Beziehungen des Teams behandelt werden. Lassen sich die Informationen nicht in dieser Weise nutzen, müssen sie der Organisation als Umwelt zugeschrieben werden, denn die Organisation selbst ist nicht Gegenstand der Supervisionsarbeit.

Die Profession der SupervisandInnen.
Informationen über die Profession der Teilnehmer können weiterverarbeitet werden, indem man die Funktionalität oder Dysfunktionalität von professionstypischen Maximen und Verhaltensweisen für die Organisation der Arbeit, die Beziehungen zu Klienten und für die Kooperation im Team untersucht.

Interferieren hier Beziehungen zwischen Angehörigen verschiedener Professionen im Team, die durch Ressentiments, Vorurteile und emotionale Blockaden bestimmt sind und die weniger aus der Teamarbeit als aus gesellschaftlich vorherrschenden Typisierungen herrühren, werden diese Informationen als zur Umwelt gehörig typisiert werden müssen und evtl. aufgrund ihres psychodynamischen Anteils im Programm Selbstthematisierung bearbeitet werden können, wenn sie für das Team relevant sind.

Die Weiterverarbeitung von informativen Informationen im Programm Selbstthematisierung

Personalsysteme von Gruppenmitgliedern und Supervisor.

Informationen über Personalsysteme werden nur insoweit bearbeitet, als sie die Position des betreffenden Mitglieds innerhalb der unbewussten Funktionsverteilung in der Gruppe betreffen. Man kann sich darüber verständigen, welchen Anteil die persönlichen Besonderheiten daran haben, dass dieses Gruppenmitglied sich diese Funktion und Position auswählt und nicht eine andere. Die Bearbeitung hat aber in erster Linie eine Funktion für das Verstehen der Gruppendynamik und nicht für das Verstehen dieses Personalsystems. Das Personalsystem in seiner Komplexität wird auch hier als Umwelt betrachtet, etwa im Gegensatz zur Therapie, wo dies der Gegenstand der Arbeit ist.

Professional-Klient-Beziehungen.

Informationen über diese Beziehungen werden weiterverarbeitet, wenn, wie weiter oben unter »Das Team als Sozialsystem« beschrieben wurde, die Struktur des Teams die Struktur des Klientensystems spiegelt. Man rekonstruiert hier zunächst die Psychodynamik, die dieser Typus von Klienten mit Professionellen konstelliert, und untersucht dann, wie sich diese Struktur auf die Beziehungen im Team, auf die Professional-Klient-Beziehungen allgemein, auf die Arbeitsorganisation und das Selbstverständnis des Teams bereits ausgewirkt hat.

Informationen über die Psychodynamik von einzelnen, besonders problematischen Professional-Klient-Beziehungen können im Rahmen der Fallarbeit weiterverarbeitet werden.

Werden organisatorisch-strukturelle Rahmenbedingungen thematisiert, so werden diese hier als Umwelt behandelt und auf das Programm Institutionsanalyse verwiesen.

Unbewusster Gruppenprozess.

Es werden nur diejenigen Informationen über den unbewussten Gruppenprozess weiterverarbeitet, die sich auf Störungen der Fallarbeit oder der Institutionsanalyse durch die Psychodynamik der Gruppe beziehen. Der unbewusste Gruppenprozess in seiner ganzen Komplexität wird als Umwelt typisiert und kann auch im Rahmen dieses Programms nicht bearbeitet werden, wie es etwa in Therapie- und Selbsterfahrungsgruppen möglich ist.

Das Team als Sozialsystem.

Soweit es sich um Informationen über die psychodynamischen Beziehungen im Team, wenn man es als Gruppe betrachtet, handelt, können diese im Rahmen der Selbstthematisierung bearbeitet werden. Die Voraussetzung ist die eben benannte Komplexitätsreduktion: Das Team wird nicht als Institution, sondern als Gruppe mit ihren psychodynamischen und unbewussten Prozessen betrachtet.

Funktionale und organisatorisch-strukturelle Aspekte der Beziehungen im Team werden hier als Umwelt typisiert, und man delegiert ihre Bearbeitung an die Institutionsanalyse.

Die Organisation, der das Team als Subsystem angehört.

Hier gilt das Gleiche wie für Informationen über das Team. Werden psychodynamische Aspekte dieser System-Umwelt-Beziehung des Teams deutlich, können sie im Rahmen der Selbstthematisierung bearbeitet werden. Weder können funktional-organisatorische Aspekte dieser System-Umwelt-Beziehung hier betrachtet werden, das wäre im Rahmen der Institutionsanalyse möglich, noch kann die Organisation an sich in der Supervision überhaupt analysiert werden. Nur die Selbstbeschreibung der Beziehung, die das Team zu dieser übergeordneten Instanz hat, kann Gegenstand der Arbeit sein.

Profession der SupervisandInnen.
Innerhalb der Selbstthematisierung können nur Informationen weiterverarbeitet werden, die das Erleben des eigenen professionellen Verhaltens und des professionellen Verhaltens von Mitgliedern anderer Professionen thematisieren. Funktionale oder dysfunktionale Aspekte von professionellen Maximen und Verhaltensweisen können nur im Rahmen der Institutionsanalyse bearbeitet werden und auch dann nur unter der Bedingung, dass diese Frage relevant für die Kooperation im Team ist.

6.4 Selbstreflexion

Die Selbstreflexion ist »keine permanente Notwendigkeit, sondern eine permanente Möglichkeit«, die organisierte Sozialsysteme haben (vgl. Giesecke, 1988, S. 41). Man kann hier auch keine Ablaufstrukturen finden, sondern nur Selektionen, soziale Ereignisse, die für die Selbstreflexion kennzeichnend sind. Es sind dies: »Thematisierung«, »Reflexionen« oder die »reflexiven Mechanismen«, wie Luhmann (1974b) sie nennt (vgl. auch Giesecke, 1988, S. 41 ff).

Selbstreflexion hat die Funktion, Strukturen des Systems zu verstärken. Strukturverstärkung wird notwendig, wenn der Bestand des Systems durch Krisen oder Interferenzen von Umweltsystemen, die sich nicht in der im vorigen Kapitel beschriebenen Weise normalisieren lassen, gefährdet ist. Thematisiert und reflektiert werden die normalerweise latent bleibenden Strukturen des eigenen Systems.

Allerdings werden nicht die Merkmale der 3 Dimensionen direkt thematisiert (dynamische Dimension, Komplexitätsdimension und Differenzierungsdimension), sondern die in der selbstreferenziellen Dimension beschriebenen Programme, die das System steuern. Man reflektiert entweder über die Programme, die das Verhalten der Rollen steuern, also die Normalformerwartungen, oder die grundlegenden Steuerungsmechanismen des Systems oder auch die Informationsverarbeitungsprogramme. Die Gruppe verständigt sich also darüber, nach welchen Erwartungen die einzelnen Mitglieder in einer bestimmten Situation gehandelt haben, wie man die Prozesse gesteuert hat und welche Informationen man nach welchen Regeln weiterverarbeitet hat.

Um diese latenten Strukturen thematisieren zu können, muss man aus dem programmgemäßen Ablauf aussteigen und ein Teilsystem etablieren, das der Selbstreflexion dient. Von diesem Teilsystem aus betrachtet sich die Gruppe selbst.

Die krisenhafte Situation wird dahingehend untersucht, welche Erwartungen bei den Teilnehmern enttäuscht wurden, nach welchen Maximen die Gruppe ihre interaktiven Prozesse reguliert hat und welche Probleme es gab, Informationen dem eigenen System oder den es umgebenden Umweltsystemen zuzuschreiben. Dann rekonstruiert man, wie die idealen Erwartungen in dieser Situation ausgesehen hätten, wie die idealen Prozesssteuerungen und die Informationsverarbeitung normalerweise abgelaufen wären. Man kontrastiert also das faktische Verhalten und die von der Gruppe geschaffenen Strukturen mit dem programmgemäßen Verhalten und den idealen Strukturen des Systems. Aus dieser Differenz kann man Schlüsse auf die Natur des die Krise auslösenden Problems ziehen und auch Schlüsse auf die Identitätsveränderungen des Systems, die aus den Strukturveränderungen resultieren.

Das System hat jetzt 2 Möglichkeiten: Entweder es benutzt die Versprachlichung von Teilen seiner Programme zur Strukturverstärkung, was zur Folge hat, dass die vormals latenten Strukturen nunmehr zum Wissensbestand Gruppe gehören, auf den sie sich beziehen kann, oder aber man einigt sich darauf, neue Strukturen an die Stelle der alten zu setzen. Dies setzt mehrerlei voraus, zum einen muss man antizipieren, welche Veränderungen die anderen Strukturen, die aufgrund der Vernetzung der Teilsysteme auch von der Veränderung einzelner Strukturen betroffen sein werden, durchmachen werden, zum anderen wird man sich überlegen, wie sich die Identität des Systems verändern würde: Wird man ein neues System schaffen, oder wird es sich nur um Modifikationen handeln, die im Rahmen des alten Systems möglich sind, ohne seine Identität eindeutig zu verändern? Dies würde auf jeden Fall die Etablierung weiterer Teilsysteme erfordern, die sich mit der Systemveränderung befassen.

Die Selbstreflexion ist also eine permanente Möglichkeit, die das System hat, um mit bestandsgefährdenden Krisen umzugehen. Selbstreflexion ist aber in diesem Supervisionssystem auch an bestimmten Stellen des Ablaufs der Programme vorgesehen.

So z. B. hat die Sequenz 4.5 der Fallarbeit die Funktion, sich über Abweichungen und Krisen im Sitzungsablauf zu verständigen und damit verbunden auch die Differenz zwischen den »normalen Strukturen« des Ablaufs und den Abweichungen zu benennen. Auch die Phase 3 der Inszenierung des Falls dient in dieser Weise der Strukturverstärkung, wenn man sich darüber verständigt, in welchen Abweichungen sich die Wiederholung der Professional-Klient-Beziehung in der Gruppe gezeigt hat. Die Phase 7 des Ablaufs der Selbstthematisierung hat dieselbe Funktion.

Die Selbstreflexion hat in diesem System auch eine Funktion für die Erreichung der Ziele des Systems. Anhand des Umgangs mit Krisen und mit der Reflexion der eigenen Strukturen können die Gruppenmitglieder lernen, wie man mit Krisen in den Beziehungen zu Klienten oder im Team umgehen kann, indem man z. B. von der Möglichkeit der Selbstreflexion Gebrauch macht. Diese Form der Selbstregulation wird zur Erhöhung der professionellen Kompetenz der Mitglieder beitragen.

Das Erlernen von Selbstreflexion unterscheidet die Supervision von anderen Systemen wie Schulen und Gerichten und verbindet sich mit den ebenfalls auf Selbstreflexion angelegten Systemen wie Therapie- und Selbsterfahrungsgruppen.

Abschließend soll ein Beispiel für eine derartige Selbstreflexion aus der 4. Sitzung einer Balint-Gruppe mit SupervisorInnen, die von Eicke geleitet wurde, veranschaulichen.[9] Die Transkriptionszeichen bedeuten folgendes: Schrägstriche / markieren Sinneinheiten, ein Punkt in Klammern (.) das Absetzen der Stimme, 2 Punkte in Klammern (..) eine kurze Pause, ein Apostroph in Klammern (') das Heben der Stimme, ein k in Klammern (k) eine syntaktische Korrektur, & einen auffällig schnellen Anschluss, + bis hierhin wird in einer vorher charakterisierten Weise intoniert.

Praxisbezug

Herr Gallas hatte in der Aushandlungsphase einen Fall angekündigt, in dem es um die Supervision einer Sozialarbeiterin gehen sollte, die Holländerin ist. Er ließ der Gruppe keine Möglichkeit dazu, sich über seinen Fall zu verständigen, sondern begann gleich mit einer von der Normalform abweichenden Falldarstellung: Er schilderte keine Begebenheit aus der Supervision, sondern stellte allgemeine Überlegungen über die Art der holländischen Sozialarbeit an. In dem Moment, wo der Leiter eine Aushandlung seines Falls und eine Erzählung für den Fall nachfordert, dass die Gruppe mit dieser Falleinbringung einverstanden ist, zieht Herr Gallas sein Fallangebot zurück.

Zitiert wird seine Begründung aus der Transkription dieser Sitzung: »Mir war eben (.) von Anfang an nicht ganz klar/was mit der Balint-Gruppe … äh verknüpft werden kann/wie weit der Rahmen ist in dem man Dinge einbringt/man kann ja recht unverbindliche Dinge einbringen/gewissermaßen hergeholte Situationen/die man dann mit (.) einiger Distanz diskutiert und relativ unberührt auch wieder nach Hause geht/aber (.) hin und wieder kommen Dinge die einen berühren (.) und die man hier einbringt und da (.) bringt man sich ja selbst mit ein und auch ein Stück (.) des anderen/der zu einem in Supervision kommt/der … wird (k) und da gibt's vielleicht eine Grenze ja (.) dessen/was man dann hier auftischt/ob man lediglich berufliche Vonzüge

▼

9 Die Transkription dieser Sitzung ist komplett in Giesecke und Rappe-Giesecke (1997) veröffentlicht. Zur ausführlichen Darstellung der Transkriptionszeichen vgl. ebenda S. 794 ff.

(k) Vollzüge dann hier diskutiert oder (.) wie ich's anzureißen versuchte/das war (k) sollte Signalwirkung haben/ob nun dieses Problem der Nationalidentität … (Er wird durch Nachfragen von 2 Gruppenmitgliedern unterbrochen) ob man so was hier rein nimmt oder nicht« (Zeile 243–263).

Nachdem die Gruppe dieses Problem eher als ein persönliches Problem dieses Gruppenmitgliedes behandelt – es wird nach seinem Vertrauen in die Gruppe und nach einer latenten Rivalität zwischen den Gruppenmitgliedern gefragt –, beharrt Herr Gallas noch einmal auf dem strukturellen Anteil seines Problems.

»Ich hatte in einer der ersten Sitzungen mal Herrn (.) Eicke gefragt/was es eigentlich mit der Balint-Gruppe auf sich hat/ob er mir (.) (k) oder er nicht mal (.) erläutern könnte wie (.) wie äh Herr Balint äh sich die ganze Sache (leise lachend) vorstellt +/was dahintersteht ja (') und äh (..) da (.) erfuhr ich also nicht sehr viel/sondern (.) erhielt gewissermaßen den Rat/doch das Erleben (.) mit einzubeziehen und aus der Erfahrung zu lernen/des hat mir also (k) hab ich (.) **verstanden**/nur gibt's dann ne Unsicherheit und diese Unsicherheit (.) die ist tatsächlich aufgetreten jetzt im Falle von Waltraud/… und das hängt damit zusammen, dass ich (.) mir unsicher war äh … wie weit der Rahmen dessen ist/was (.) eingebracht werden kann und was nicht« (Zeile 341–357).

Der Leiter sagt daraufhin, dass seines Erachtens alles eingebracht werden kann, was dem Lernprozess der Gruppe dient und der Supervision förderlich ist. Wenn private Dinge anstehen, könnte man diese z. B. am Fall abhandeln, das sei eine Frage des methodischen Vorgehens. Die Gruppe diskutiert, ob man private Dinge in der Supervision abhandeln sollte. Daran wird deutlich, dass die Teilnehmer der Gruppe, die alle als SupervisorInnen arbeiten, unterschiedliche Supervisionskonzepte haben, und dass einige, wie z. B. Herr Gallas, das Konzept des Leiters, die, wie sie scherzhaft genannt wird, »ominöse Balint-Gruppenarbeit« nicht kennen. Herr Gallas thematisiert nach dieser Diskussion noch einmal die Identität dieses Systems und fragt nach der Abgrenzung dieser Supervisionsform zu anderen Supervisionskonzepten:

»Nein/äh ich war von Anfang an unbefriedigt darüber/dass ich im Grunde nicht erfahren habe/was für (k) wie das Endziel aussieht/ [Auslassung] und diese Unsicherheit ist bis jetzt geblieben und damit die Unsicherheit/was kann ich einbringen/wie weit kann ich gehen/warum nennen wir uns dann nicht auch Supervisionsgruppe oder so/diese (lauter) Unterscheidung hat mich unsicher gemacht/was soll dann der Name/wenn wir (.) hier auch nur Supervision betreiben …« (Zeile 808–820).

Mit dieser letzten Frage thematisiert Herr Gallas die Identität dieses Systems, denn den Namen, den sich ein System gibt, kann man als Kondensierung seiner Selbstbeschreibung verstehen. Es wird deutlich, dass diese Selbstbeschreibung des Systems noch nicht von allen Gruppenmitgliedern geteilt wird. Zentrale Aspekte wie das Ziel der Arbeit, der Arbeitsgegenstand und die Abgrenzung zu anderen Umweltsystemen, zu anderen Supervisionskonzepten, sind noch nicht klar. Insofern kann man dieses zurückgezogene Fallangebot, das sicher auch noch unter der Perspektive der gruppendynamischen Konstellation und der Persönlichkeit des Herrn Gallas zu betrachten ist, auch als einen Beitrag zur Selbstreflexion der Systemstrukturen betrachten: Welche Themen können hier behandelt werden, was ist das Ziel dieses Systems, und wie unterscheidet sich unser Vorgehen von den anderen, den Gruppenmitgliedern bekannten Supervisionskonzepten? Außerdem entwickelt die Gruppe bei dieser Diskussion eine Form der Selbstregulation: Wie kann man hier Fragen bearbeiten, die das Setting der Balint-Gruppe selbst betreffen und nicht nur den einzelnen Fall?[10]

10 Welche Schwierigkeiten diese Art von Selbsttypisierung des Systems für den Ablauf der Gruppenprozesse mit sich bringt, haben wir anhand eines Beispiels in Giesecke und Rappe-Giesecke (1997, Abschn. 4.4 und 7.2) untersucht.

Das ideale Setting von Gruppen- und Teamsupervision

Setting ist ein Begriff aus der Sprache der Berater, der die Konstruktion der Rahmenbedingungen für den Supervisionsprozess bezeichnet. In der kommunikationswissenschaftlichen Terminologie meint er »… diejenigen situativen Bedingungen, die für die Arbeit in der Institution Supervision konstitutiv sind« (Giesecke & Rappe-Giesecke, 1997, S. 334). Zu Beginn des Supervisionsprozesses müssen die Beteiligten eine gemeinsame Situationsdefinition herausbilden, die die 4 Dimensionen des Systems Supervision in hinreichendem Maße festlegt.

Bevor die Arbeit in den Programmen beginnen kann, muss klar sein:

1. Wer nimmt an der Supervision teil und wer hat welche Aufgaben?
   = Komplexitätsdimension
2. Was ist die Funktion der Supervision? Wie grenzt sie sich von der relevanten Umwelt ab und wie gestaltet sie den Anschluss an diese Umwelt?
   = Differenzierungsdimension
3. Wie soll die Supervision ablaufen, mit welchen Programmen wollen wir arbeiten?
   = Dynamische Dimension
4. Wie unterscheidet sich unsere Supervisionsarbeit von anderen Arbeitsformen, was macht das Spezifische aus?
   = Selbstreferenzielle Dimension

Die Beschreibung des Settings einer Supervision umfasst also immer die Beschreibung seiner 4 Dimensionen (■ Tab. 7.1).

Im 1. Kapitel (► Kap. 1.3, ► Abschn. »Supervision schafft ein neues System – Das Beratungssystem«) wurde die Konstruktion des Settings als die Schaffung eines eigenständigen Systems beschrieben, das sich mit den es umgebenden Systemen vernetzt und sich davon abgrenzt. Dieser Abschnitt ist in unserem 4-dimensionalen Organisationsmodell als Differenzierungsdimension des Settings zu verstehen. In ► Kap. 5.1 (»Die Phasen des Supervisionsprozesses«) wurde die dynamische Dimension der Konstruktion des Settings beschrieben.

Die Komplexität der Supervisionsarbeit mit den möglichen Programmkombinationen findet sich in ► Kap. 3.4 (»Varianten des Modells«), die Mitgliedschaftsregeln in den folgenden Übersichten bzw. Checklisten zum idealen Setting. Die selbstreferenzielle Dimension der Settings ist in der Beschreibung der verschiedenen Typen der Supervision in ► Kap. 1 enthalten.

Die gemeinsame Situationsdefinition entsteht in den ersten Phasen des Supervisionsprozesses (Sondierung, Kontrakt, erste Sitzungen)

- **durch explizite Abmachungen im Kontrakt,**
- **durch die Aushandlung des Ziels und der Erwartungen an die Supervision,**
- **durch die Einsozialisierung der SupervisandInnen in die Normalformerwartungen über den Ablauf der Arbeit und in die Steuerungsprogramme der Supervision sowie**
- **durch Deklarationen des Supervisors zum Umgang mit Krisen, Störungen etc.[1]**

Der Supervisor ist in den ersten Phasen des Beratungsprozesses dafür verantwortlich, einen optimalen Rahmen für die Arbeit zu schaffen, das Setting zu konstruieren. Zu seinem Expertenwissen gehört, welche Elemente die Gestaltung dieses Rahmens aufweisen muss, wie ein ideales Setting aussieht und welches Setting zu welchem Beratungsziel passt. In den späteren Phasen, wenn das Setting etabliert ist, hat er die Rolle des »Wächters des Settings«.

Im Beratungsalltag lassen sich erfahrungsgemäß nicht immer die idealen Rahmenbedingungen schaffen; ökonomische, personelle und strukturelle Realitäten der Organisation, aus der die SupervisandInnen kommen, stehen dem entgegen. Der Supervisor hat dann die Aufgabe abzuschätzen, wie stark die Abweichungen den Erfolg der Supervision gefährden können. Das Motto ist: »Die Weichen werden am Anfang gestellt! Ist man auf dem falschen Gleis, fährt man in eine andere Richtung und kann nicht so schnell die Spur wechseln«.

1 Diese Aufgaben haben wir detailliert für die Gruppensupervision beschrieben (vgl. Giesecke & Rappe-Giesecke, 1997, ► Abschn. 4.3: »Setting, Normalformerwartung und Arbeitsbündnis«).

Tabelle 7.1 Das Setting aus kommunikationswissenschaftlicher Sicht

Dimensionen	Das Setting aus kommunikationswissenschaftlicher Sicht	Das Setting im alltagsweltlichen Verständnis
Komplexitätsdimension = **interne Differenzierung**	Mögliche Rollen und ihre Aufgaben; die Beziehungen zwischen den Rollen	Wer nimmt an der Supervision teil? Welche Aufgaben haben SV und SD; Auswahl des SV
Differenzierungsdimension = **System-Umwelt-Beziehung**	Funktion für Umweltsysteme; Anschluss und Abgrenzung an/von Umwelt; Funktionen für SD	Ziel der Supervision; Vereinbarung über Rückkopplung mit Leitung und Schweigepflicht; Ort/Zeit/Rhythmus/Honorar
Dynamische Dimension = **Programme**	Welches Programm oder welche Programmkombination soll in der Supervision zur Anwendung kommen?	Entscheidung für Fallsupervision oder kooperationsbezogene Supervision
Selbstreferenzielle Dimension = **Identität**	Identität und Selbstverständnis des Supervisionssystems; Programme zur Selbstregulation der dynamischen, der Differenzierungs- und Komplexitätsdimension	Deklaration zur Identität von Supervision und zur Abgrenzung von anderen Reflexionsformen; Deklaration zum Umgang mit Krisen, Fehlern, Störungen und Abweichungen; Deklaration zur Gestaltung der System-Umwelt-Beziehungen und zu den Rollen

SV SupervisorInnen, *SD* SupervisandInnen.

Der Supervisor arbeitet bei der Konstruktion des Settings genau wie bei den Programmen mit der Differenz von Normalform und Abweichung. Man muss das Ideal kennen, damit man die Abweichungen erkennen kann. Es gehört einige Erfahrung und prognostische Kompetenz dazu, abschätzen zu können, welche Probleme man sich für den Supervisionsprozess »einhandelt«, wenn man bestimmte Abweichungen vom idealen Setting zulässt. Die Regel ist, je mehr Abweichungen vom idealen Setting vorhanden sind, desto stärker muss mit dem Programm Selbstthematisierung gearbeitet werden, wenn sich die Folgen dieser Abweichungen zeigen.

Praxisbezug

Nehmen nicht alle Teammitglieder an der Teamsupervision teil, z. B. mit der Begründung, dass Supervision nicht zu ihren Dienstaufgaben gehört, so wird sich das Team im Laufe der Supervision mit dieser Asymmetrie beschäftigen, mit Freiwilligkeit und Zwang, Abgrenzung oder Ausgrenzung – wenn es sich um eine Fallsupervision handelt, vermutlich zunächst verdeckt anhand der Fallthemen. Man wird diese Themen irgendwann direkt im Programm Selbstthematisierung angehen müssen und klären, welche persönlichen, gruppendynamischen, organisatorischen oder kliententypischen Probleme diese Konstruktion des Settings widerspiegelt. Die andere Variante ist, sich auf ein solches Konstrukt nicht einzulassen und auf der Einhaltung der idealen Bedingungen zu bestehen – alle die eigenverantwortlich mit Klienten arbeiten nehmen teil – und den Auftrag abzulehnen. Diese Intervention ist dann sinnvoll, wenn man den Eindruck hat, dass man mit der Akzeptanz der vom Team gesetzten Bedingungen in den strukturellen Fallen des Systems gefangen ist, die innerhalb des Settings nicht bearbeitbar sind.[2]

SupervisorInnen brauchen Wissen um die idealen Settings, um optimale Rahmenbedingungen für den Supervisionsprozess zu schaffen. Ich habe aufgrund meiner Erfahrungen die idealen Settings von

2 Eine solche Intervention und ihre Wirkung habe ich in Rappe-Giesecke (1996) beschrieben.

Gruppensupervision, fallbezogener Teamsupervision (Programme Fallarbeit und Selbstthematisierung) und kooperationsbezogener Teamsupervision (Programme Institutionsanalyse und Selbstthematisierung) in den folgenden Übersichten in Form von Checklisten beschrieben. Die Komplexitätsdimension, die Differenzierungsdimension und die dynamische Dimension werden skizziert, mögliche Ziele (Differenzierungsdimension) und Themen (selbstreferenzielle Dimension) aufgezeigt und am Schluss die notwendigen Vereinbarungen zu den zeitlichen Rahmenbedingungen benannt.

Wie sich das Setting ändern muss, wenn das gleiche Programm mit anderen Teilnehmern, also Angehörigen des Subsystems einer Organisation durchgeführt werden soll, zeigt der Unterschied zwischen Fallsupervision mit Gruppen und mit Teams. Im Rahmen meiner Überlegungen zur Modifikation der Balint-Gruppenarbeit in meinem Konzept wurden die Veränderungen bereits in Form einer Tabelle gegenübergestellt (◘ Tab. 2.1 in ► Kap. 2.2).

Das ideale Setting von Gruppensupervision

Interne Differenzierung

- Der Supervisor wählt Teilnehmer aufgrund eines Erstinterviews aus, in dem die Motivation zur Supervision und die Eignung der potenziellen SupervisandInnen untersucht wird
- Supervisor und Supervisand sind nicht privat miteinander bekannt und nicht beruflich voneinander abhängig
- Die SupervisandInnen arbeiten nicht in der gleichen Organisation, gehören aber der gleichen Profession an. Sie haben einen vergleichbaren hierarchischen Status und Erfahrungsstand. Es bestehen keine privaten Kontakte untereinander
- Die SupervisandInnen arbeiten eigenverantwortlich mit Klienten, es handelt sich nicht um Ausbildungskandidaten
- Der Supervisor gehört der gleichen Profession wie die SupervisandInnen an

▼

System-Umwelt-Beziehung

- Die SupervisandInnen zahlen das Honorar selbst, dann wird absolute Verschwiegenheit vereinbart
- Der Arbeitgeber zahlt: Es gibt klare Regelungen über die Rückkopplung (z. B. folgende Formulierung im Kontrakt: »Verschwiegenheit im Persönlichen, Offenheit im Strukturellen«). Die SupervisandInnen sind in diesem Fall allerdings auch zu Verschwiegenheit verpflichtet

Verwendete Programme

- Fallarbeit
- Selbstthematisierung

Themen der Supervision

- Programme professionellen Handelns und Identität der Profession
- Professional-Klient-Beziehungen

Ziel der Supervision

- Klientenbezug herstellen oder fördern
- Selbstwahrnehmung verbessern durch Selbsterfahrung
- Beziehungsdiagnostik lernen
- Programme der Profession zum Umgang mit Klienten reflektieren und ggf. optimieren
- Selbstverständnis und Identität der Profession bewusst machen und ggf. weiterentwickeln
- Gruppenerfahrung machen: Der Umgang mit Aufgabenbezogenheit und unbewusster Dynamik von Gruppenprozessen

Rahmenbedingungen

- 20 Sitzungen im 14-tägigen Rhythmus à 1,5 Zeitstunden (Dauer ca. 2 Jahre) oder 10 Sitzungen à 2-mal 1,5 Stunden (ca. 1 Jahr Dauer) in der eigenen Praxis

Das ideale Setting fallbezogener Teamsupervision

Interne Differenzierung

- Gegenseitige Auswahl von Supervisor und Team

▼

- Freiwilligkeit, keine Zwangssupervision (außer vertragsmäßiger Reglung: Supervision als Dienstaufgabe)
- Alle Teammitglieder, die mit Klienten arbeiten, nehmen teil
- Teammitglieder gehören der gleichen Profession an oder betreuen arbeitsteilig die Klientel
- Der Supervisor ist vertraut mit den Professionen/der Klientel/der Kultur der Organisation

System-Umwelt-Beziehung
- Dreieckskontrakt mit Vorgesetzten des Teams und Supervisor
- Klare Absprachen mit Vorgesetzten, die Fachaufsicht haben, zu Rückkopplung und Krisensituationen
- Regelung zur Handhabung der Verpflichtung zur Verschwiegenheit mit der Fach- und Dienstaufsicht, z. B. Verschwiegenheit im Persönlichen, Offenheit im Strukturellen
- Klare Absprachen über den Umgang mit strukturell-institutionellen Problemen, die nicht im Rahmen der Supervision bearbeitet werden können

Verwendete Programme
- Fallarbeit
- Selbstthematisierung

Themen der Supervisionsarbeit
- Professional-Klient-Beziehungen
- Die im Team vertretenen Professionen mit ihren professionellen Programmen im Umgang mit Klienten und ihrer professionellen Identität
- Die Kooperation »am Fall«
- Die Gruppendynamik zwischen den Teammitgliedern als Spiegelung der Klientendynamik

Ziele
- Erhöhung der professionellen Kompetenz im Umgang mit der Klientel: Erhöhung der Selbstwahrnehmung/Erlernen von Beziehungsdiagnostik/produktive Gestaltung der Settings für die Arbeit mit der Klientel
- Verbesserung der Kooperation untereinander: Konzeption der Arbeit, Absprachen, Arbeitsteilung

▼

- Wenn unterschiedliche Professionen vertreten sind: Herausarbeitung der Unterschiede und der Gemeinsamkeiten in den Programmen der Arbeit mit der Klientel und in der professionellen Identität
- Entwicklung der Identität des Teams
- Gruppenerfahrung: die Vereinbarkeit von Aufgabenbezogenheit und Gruppendynamik

Rahmenbedingung
- 15–20 Sitzungen von 1,5–2 Zeitstunden, die 14-tägig bis 3-wöchentlich entweder in der Organisation oder in der Praxis des Supervisors stattfinden

Was passiert, wenn das Ziel der Supervision ein anderes ist und deshalb ein anderes Programm gewählt wird mit den Rahmenbedingungen? Keine der Dimensionen des Settings bleibt gleich. Es gibt andere Mitgliedschaftsbedingungen, so müssen z. B. in dem folgenden Setting alle Teammitglieder auch Mitglied der Supervision sein, was für die Fallsupervision kontraindiziert sein kann, wenn es Teammitglieder gibt, die nicht eigenverantwortlich mit Klienten arbeiten. Die Autonomie und Vernetzung des Supervisionssystems muss anders gestaltet werden. Die Ziele und Themen sind andere, die zeitlichen Rahmenbedingungen ebenfalls.

Das ideale Setting kooperationsbezogener Teamsupervision

Interne Differenzierung
- Gegenseitige Auswahl von Supervisor und Team
- Freiwilligkeit der Supervision, keine Zwangssupervision
- Alle Teammitglieder nehmen an der Supervision teil
- Die Teamleitung nimmt an der Supervision ständig teil
- Vertreter anderer Leitungsebenen und andere Mitglieder der Organisation können ggf. zu den Teamsitzungen eingeladen werden

▼

System-Umwelt-Beziehung
- Dreieckskontrakt zwischen Vorgesetzten des Gesamtteams, Team und Supervisor
- Die Organisation zahlt das Honorar
- Supervision wird durch im Kontrakt geregelte Beziehungen zu den Führungskräften in der Organisation vernetzt
- Verschwiegenheit wird nach folgender Maxime geregelt: Verschwiegenheit im Persönlichen, Offenheit im Strukturellen

Verwendete Programme
- Institutionsanalyse
- Selbstthematisierung

Themen der Supervisionsarbeit
- Die Identität und die Steuerungsprogramme des Team
- Seine interne Differenzierung
- Seine Gruppendynamik
- Das Verhältnis des Teams zur es umgebenden Organisation
- Die Beziehungen des Teams zu seiner Klientel

Ziele der Supervision
- Entwicklung der Identität des Teams
- Entwicklung der Aufgabenbezogenheit des Teams
- Verstärkung des Klientenbezugs/Kundenorientierung des Teams
- Anleitung zur produktiven Nutzung der Gruppendynamik
- Anleitung zur Entwicklung einer selbstreflexiven Kultur und die Schaffung der dafür erforderlichen Settings
- Erhöhung der Fähigkeit zur Problemlösung und Krisenbewältigung durch das Erfassen der Komplexität der Vorgänge im Team und die Analyse der Emergenzniveaus von Problemen

Rahmenbedingungen
- Dauer des Supervisionsprozesses zwischen 5 und 20 Sitzungen im 14-tägigen oder monatlichen Abstand oder Kompakttermine (halbe Tage) in der Organisation oder in der eigenen Praxis

Worauf gründet sich dieses Buch?

Die in diesem Buch dargestellte Konzeption von Supervision gründet auf 3 unterschiedlichen Erfahrungsformen:

- Auf der wissenschaftlichen und distanzierten Analyse und Beschreibung von Supervisionen,
- auf der praktischen Erfahrung als Supervisorin und dem Feedback der Klienten sowie
- auf den Erfahrungen als Dozentin und Leiterin von Supervisionsausbildungen.

8.1 Die wissenschaftliche Basis des Supervisionsmodells

Das Normalformmodell des Ablaufs der Arbeit in Gruppen- und Teamsupervision ist das Ergebnis langjähriger empirischer Forschungen an Supervisionsgruppen und Balint-Gruppen. Begonnen hat meine Beschäftigung mit diesen Gruppen in dem von der Deutschen Forschungsgemeinschaft (DFG) geförderten Projekt zur »Erforschung interaktioneller Vorgänge in ausbildungs- und berufsbegleitenden Supervisions- und Balint-Gruppen« an der Gesamthochschule Kassel. Das Projekt fand im Zeitraum von 1976–1981 statt und wurde von Prof. Dr. Dieter Eicke und Prof. Dr. Adrian Gaertner geleitet. Dieses Projekt begleitete den 1975 neu eingerichteten Studiengang Diplom-Supervision und sollte einen Beitrag zur Entwicklung des dort zu lehrenden Supervisionskonzepts leisten. Mit der Unterstützung der Deutschen Forschungsgemeinschaft begann ich mit den Vorarbeiten für eine Dissertation über Supervisionsgruppen. Nach Beendigung des Projekts wurde meine Dissertation mit einem Promotionsstipendium des Evangelischen Studienwerkes Villigst gefördert. Der Fachbereich Sozialwesen der Gesamthochschule Kassel hat 1989 die 1. Fassung der vorliegenden Arbeit unter dem Titel »Gruppensupervision als Katalysator der Veränderung von Individuum und Institution« als Dissertation anerkannt. Begutachtet haben sie Prof. Dr. Lothar Nellessen, Prof. Dr. Eugen Mahler, Prof. Dr. Peter Kutter und Prof. Dr. Waltraut von Hackewitz.

Die Geschichte des Forschungsprojekts und die der gemeinsamen einen Zeitraum von 20 Jahren umfassenden Erforschung von Supervisionsgruppen haben mein Mann Michael Giesecke und ich (1997) unter dem Titel »Supervision als Medium kommunikativer Sozialforschung – Die Integration von Selbsterfahrung und distanzierter Betrachtung in Beratung und Wissenschaft« veröffentlicht.

Die empirische Datenbasis dieses Modells besteht aus verschiedenartigem Datenmaterial: Wir haben Balint-Gruppen, Kontrollsupervisionsgruppen, Ausbildungssupervision und kontrastiv dazu Selbsterfahrungs- und Therapiegruppen untersucht. Projektmitarbeiter haben bei diesen Leitern hospitiert, die Sitzungen wurden transkribiert und bei einigen Gruppen gab es auch Triangulationen, also Rückkopplungen der Forschungsergebnisse in die Gruppe oder an den Leiter, die wiederum aufgezeichnet und ausgewertet wurden. Die folgende Übersicht zeigt das verwendete Datenmaterial und wird zitiert aus Giesecke und Rappe-Giesecke (1997, S. 61 f).

Das Datenmaterial und seine Ergänzung

Die Untersuchungen wurden anfangs an folgendem Datenmaterial durchgeführt:

1. 13 Sitzungen einer von D. Eicke geleiteten, als »Balint-Gruppe« bezeichneten Kontrollsupervision mit insgesamt 7 Teilnehmern aus den Jahren 1976/77. Die Teilnehmer dieser Gruppe waren ausschließlich LehrsupervisorInnen, die alle zumindest zeitweise im Rahmen des Studiengangs »Supervision für soziale Berufe« an der Gesamthochschule Kassel als LehrsupervisorInnen für die dort Studierenden tätig waren. .... Alle 13 Sitzungen wurden transkribiert, davon 4 Sitzungen (die 2., 4., 8. und 11.) nach sehr genauen konversationsanalytischen Gesichtspunkten. Weitere 9 Sitzungen der anschließenden, ebenfalls von D. Eicke geleiteten »Balint-Gruppe« für LehrsupervisorInnen in veränderter personeller Zusammensetzung (Oktober 1977 bis Juli 1978). Alle Sitzungen liegen auf Kassette vor und sind in einfacher Form transkribiert.

▼

Weitere 6 Sitzungen einer anschließenden, unabgeschlossenen und ebenfalls von D. Eicke geleiteten »Balint-Gruppe« mit LehrsupervisorInnen (November 1978 bis Februar 1979). Alle 6 Sitzungen liegen auf Kassette und in einfacher Transkriptionsform vor.

2. 15 Sitzungen einer gestaltpsychologisch orientierten Kontrollsupervisionsgruppe mit Studenten des Studiengangs »Supervision«, geleitet von Herrn »Lauer« (Name kodiert). Alle Sitzungen liegen auf Kassette vor, 8 Sitzungen wurden transkribiert, 3 nach genauen konversationsanalytischen Kriterien (die 1., 8. und 15.; vgl. Preprint 4).
3. 15 Sitzungen einer institutionsanalytisch orientierten Teamsupervision von A. Gaertner mit der Ärztin und den Therapeuten einer Klinik für Suchterkrankungen (September bis Oktober 1979). Alle Sitzungen liegen auf Kassette vor, 4 Sitzungen wurden nach genauen konversationsanalytischen Kriterien transkribiert (die 9., 10., 11. und 15. Sitzung, vgl. Preprint 3 und 11). Eine »Triangulationssitzung« mit SupervisandInnen und dem Leiter der Teamsupervision, A. Gaertner, sowie den übrigen Mitarbeitern des Projekts (November 1979). In dieser Sitzung wurden die Teilnehmer der Teamsupervision mit Ausschnitten der Transkriptionen ihres eigenen Gruppenprozesses und mit unseren Interpretationen konfrontiert. Die Sitzung wurde auf Kassette aufgenommen und transkribiert.
4. Eine Einzelsupervision mit einer Studentin der Sozialarbeit über ihre Praktikumserfahrung, geleitet von A. Gaertner (Tonbandaufzeichnung und einfache Transkription).
5. 5 Sitzungen einer Supervision mit Psychologiestudenten der Universität Frankfurt, geleitet von Professor H. Argelander nach seinem eigenen Konzept (Mai 1980 bis Juli 1980). 4 Sitzungen liegen als Tonbandaufzeichnungen vor, eine davon in einer konversationsanalytischen Feintranskription (vgl. Preprint 10). Bei allen aufgenommenen Sitzungen hospitierte ein Mitglied unserer Projektgruppe (H. Beiler), außerdem fand eine ausführliche Diskussion mit dem Leiter über die Gruppe und zu seinem Konzept statt.
6. Hospitationen von Müller, Rappe-Giesecke, Giesecke in einer klassischen Balint-Gruppe (»stranger group«) mit frei praktizierenden Ärzten, geleitet von Professor W. Loch (Tübingen 1980) mit anschließendem Interview mit dem Leiter.
7. 2 Sitzungen einer tiefenpsychologisch fundierten Therapiegruppe mit Psychiatriepatienten, geleitet von Dr. U. Sachsse im Niedersächsischen Landeskrankenhaus Tiefenbrunn (Konzept: Heigl/Heigl-Evers) mit anschließendem Interview mit dem Leiter. Tonbandaufnahme und Hospitation (Giesecke, Rappe-Giesecke).
8. Eine Sitzung einer interaktionellen Gruppe mit Psychiatriepatienten, geleitet von Professor F. Heigl, Niedersächsisches Landeskrankenhaus Tiefenbrunn, mit anschließendem Interview des Leiters. Kassette und Hospitation (Giesecke, Rappe-Giesecke).

In den späteren Phasen der Projektarbeit dienten uns als Informationsquellen auch Interviews und wöchentliche Auswertungsgespräche mit dem Gruppenleiter sowie Veröffentlichungen über die Arbeit in Balint-Gruppen von Michael Balint und Dieter Eicke, die wir zur Rekonstruktion des Expertenwissens des Balint-Gruppenleiters nutzten. Zur Ergänzung und Überprüfung unserer Hypothesen standen uns weiterhin folgende Quellen zur Verfügung:

9. Eine Auswertung des unbewussten Gruppenprozesses der Balint-Gruppe durch eine externe Psychoanalytikerin, die mit Dieter Eicke und dem Co-Leiter abgesprochen war.
10. Das Protokoll einer »Auswertungssitzung«, in der die Teilnehmer der Balint-Gruppe mit den Ergebnissen der Auswertung des unbewussten Gruppenprozesses (s. Punkt 9) bekannt gemacht wurden.

In den Jahren nach 1981 haben wir die Datenbasis systematisch erweitert, um die verschiedenen Settings und deren Auswirkungen auf die Gruppenarbeit besser kennen zu lernen. Zur Verfügung standen uns u. a.:

11. 2 Transkriptionen einer Balint-Gruppe (Leitung PD Dr. Dr. U. Rosin) mit den Ärzten eines psychiatrischen Krankenhauses.
12. Eine Transkription einer »Balint-Gruppe« mit niedergelassenen und am Krankenhaus angestellten Ärzten und Ärztinnen unter der Leitung von PD Dr. Dr. U. Rosin. (Mehrfache Hospitation)
    3 Interviews mit dem Leiter, ebenfalls transkribiert.
    Eine Feintranskription der Triangulationssitzung, in der wir die »Balint-Gruppe« mit den Tonaufzeichnungen, Transkripten und unseren Auswertungen vertraut machten.
13. Eine Feintranskription einer Balint-Gruppe mit Ärzten, die im Rahmen der Lindauer Psychotherapiewochen von PD Dr. Dr. U. Rosin angeboten wurde.
14. Eine Feintranskription einer Junior-Balint-Gruppe, die im Rahmen der Medizinerausbildung an der Universität Heidelberg von Prof. B. Luban-Plozza durchgeführt wurde.
15. 3 Transkriptionen von verschiedenen Gruppen nach der Methode der »prismatischen Balint-Gruppenarbeit« von Prof. A. Drees.
16. Eine Feintranskription einer Selbsterfahrungsgruppe mit Psychotherapeuten, geleitet von PD Dr. Dr. U. Rosin im Rahmen der Lindauer Psychotherapiewochen.
17. Eine Hospitation in einer Therapiegruppe mit Psychiatriepatienten in der Rheinischen Landesklinik Düsseldorf mit anschließendem Auswertungsgespräch mit den Leitern Frau Dr. Bauer-Morlock und PD Dr. Dr. U. Rosin.
18. Eine Transkription einer Selbsterfahrungsgruppe mit Studenten an der Gesamthochschule Kassel, geleitet von Prof. Dr. Ohlmeier.

Seit 1983 wurde unsere Datenbasis durch meine Supervisionstätigkeit ergänzt. Die von mir geleiteten Einzel- und Teamsupervisionen, Leitungsberatungen, Team- und Organisationsentwicklungsmaßnahmen sowie die Gruppen- und Einzel-Lehrsupervisionen führten aus dem therapeutischen Kontext heraus und wiesen stärker auf die institutionellen Aspekte der Supervision.

Zugleich führten wir beide Kommunikationstrainings und Laboratorien in angewandter Gruppendynamik mit Studenten an verschiedenen Universitäten durch.

Alle diese Gruppen ermöglichten eine kontinuierliche Überprüfung unserer Forschungsergebnisse durch die Praxis.

Zunächst standen uns nur die in der Übersicht bis Punkt 10 genannten Daten zur Verfügung.

Das Verfahren der Normalformrekonstruktion

Das Forschungsverfahren, das wir angewandt haben, um aus diesem Datenmaterial unsere Normalformmodelle zu entwickeln, ist das der Normalformrekonstruktion. Man könnte es als Verfahren des »master modelling« bezeichnen.

Hervorragende Vertreter der Supervision und der Balint-Gruppenarbeit werden ausgesucht und aus der Beobachtung ihres praktischen Handelns wird ein Modell des professionellen Handelns »State of the art« herausdestilliert. Wir haben die Erfahrung gemacht, dass man aus Supervisionsgruppen, die – wie sich im Nachhinein herausstellte – im Setting und im Ablauf starke Abweichungen von der Normalform aufwiesen, nur schwer die Normalform rekonstruieren kann. Geeigneter sind Supervisionen erfahrener Kollegen, die die professionellen Maximen kennen.

Das Verfahren der Normalformrekonstruktion haben wir ausführlich in Giesecke und Rappe-Giesecke (1997, ▶ Abschn. 3.2) beschrieben. Hier folgt eine kürzere Darstellung des Vorgehens, das der Entwicklung dieses Modells zugrunde liegt.

Definition

Die Normalformrekonstruktion ist ein kommunikationswissenschaftliches Verfahren zur Analyse organisierter Sozialsysteme, das von Giesecke entwickelt wurde. Dieses Verfahren wurde zunächst bei der Untersuchung von Balint-Gruppen erprobt (vgl. dazu u. a. Giesecke & Rappe, 1982; Giesecke & Rappe-Giesecke, 1983a). Ziel der Normalformrekonstruktion ist die Erstellung eines mehrdimensionalen Modells des betreffenden Sozialsystems, die Konstruktion eines Standardfalls.

Man kann den Forschungsablauf mit seinen verschiedenen Phasen folgendermaßen zusammenfassen:[1]

- In einer **Vorphase** wird der Gegenstand der Untersuchung festgelegt, es werden Exemplare des zu analysierenden Sozialsystems ausgesucht, und man erhebt Daten und dokumentiert sie.
- **Identifizierung des Forschungsgegenstandes**: Man knüpft an alltagsweltliches oder professionelles Wissen über das betreffende Sozialsystem – hier die Gruppen- und Teamsupervision – an, um aus der Fülle der empirisch vorzufindenden Systeme dasjenige herauszufinden, das man untersuchen will.
- **Auswahl von Exemplaren**: Man sucht sich mehrere empirisch vorzufindende Exemplare, von denen man annehmen kann, dass sie Vertreter des zu untersuchenden Sozialsystems sind. Sinnvoll ist es auch, sich von den professionellen Prototypen dieses Systems zeigen zu lassen, also Exemplare, die von ihnen als erfolgreiche und typische Vertreter des Systems bezeichnet werden. Es kann sich im Laufe der Auswertung zeigen, dass man auch Vertreter anderer Sozialsysteme in seine Datenbasis aufgenommen hat, dann muss man diese Vorphase noch einmal wiederholen.
- **Datenerhebung und Datendokumentation**: Die empirische Basis der Normalformrekonstruktion besteht aus folgenden Typen von Datenmaterial:
  - Informationen über die institutionellen Abläufe (dynamische Dimension) in mehreren Exemplaren in Form von Ton- oder Videoaufzeichnungen. Diese Aufzeichnungen werden, zumeist verschriftlicht, transkribiert (Transkriptionsverfahren werden in Giesecke, 1983c beschrieben).
  - Informationen über die Komplexitätsstruktur und die Umwelt der Institutionen/Exemplare. Diese findet man in den Transkriptionen des institutionellen Ablaufs, in Interviews mit Professionals, in Handbüchern, »Strukturpapieren« der Institutionen u. Ä.
  - (Selbstreferenzielle) Kommentare von den Beteiligten (Professionals und Klienten) zu den Strukturen der Institution/des Exemplars. Solche Kommentare über Rollen, Aufgaben, Krisen, Aktivitäten, Umwelten usw. tauchen in den Ablauftranskriptionen auf und können zusätzlich generiert werden, indem Beteiligte zu den Exemplaren befragt werden.
  - (Selbstreflexive) Bewertungen, Beschreibungen und ähnliche »zeigfeldunabhängige« sprachliche Reflexionen von beteiligten Professionals und Klienten sowie von Personen aus der Umwelt der betreffenden Institution.[2] Zu diesem Datentyp gehören auch die Bewertung der ausgewählten Exemplare im Blick auf Prototypen, die Explizierung der Auswahlkriterien sowie die Beschreibung prototypischer Abläufe, personeller Zusammensetzungen, Umwelten usw. Diese Reflexionen können auf verschiedene Weise

1 Ich fasse hier das Kapitel »Die dynamische Dimension des Forschungsablaufs« aus Giesecke (1988, S. 139–180) zusammen. Eine detailliertere Beschreibung der Methodologie und eine Illustration des Vorgehens findet sich in Giesecke und Rappe-Giesecke (1994, Kap. 3).

2 Dieser Ausdruck stammt aus der Sprachtheorie von Bühler. Er grenzt zeigfeldabhängigen und -unabhängigen Sprachgebrauch voneinander ab. Zeigfeldunabhängiger Sprachgebrauch meint, dass sich die Sprecher nicht auf ein beiden zugängliches, sie unmittelbar umgebendes »Feld« beziehen können, sondern dass sie sich mit deiktischen sprachlichen Mitteln auf ein von ihnen gemeinsam konstruiertes Phantasma beziehen (zum Begriff des Phantasmas ◘ Tab. 5.3).

> durch Befragungen, Gruppendiskussion, Triangulationen … u. Ä. gewonnen werden (Giesecke, 1988, S. 146).

Damit ist die Vorphase beendet, und man kann mit der Rekonstruktion der 4 Dimensionen des Systems beginnen. Die 4 Dimensionen werden nacheinander analysiert. Im nächsten Schritt integriert man die Beschreibungen der 4 Dimensionen zu einem Modell des untersuchten Sozialsystems, einem Standardfall.[3] Der Standardfall zeigt, wie die Strukturen der einzelnen Dimensionen optimal miteinander vermittelt werden können. Diese optimale Ausprägung wird man in keinem empirisch vorzufindenden Exemplar dieses Sozialsystems finden, alle weichen in verschiedenen Punkten mehr oder weniger weit von diesem Idealtypus ab. Das Modell ist also eine Konstruktion, die die optimalen Strukturen verschiedener Exemplare aufnimmt und ihre Abweichungen und Fehler vernachlässigt, keine empirische Wirklichkeit. Das Modell kann also nicht einfach dadurch falsifiziert werden, dass man feststellt, dass empirisch vorzufindende Exemplare von diesem Ideal abweichen, sondern nur dadurch, dass die hier postulierten Strukturen nicht als Normalformerwartungen bei den Beteiligten oder als Steuerungsmechanismen des gesamten Systems zu finden sind. Dass die Beteiligten gelegentlich gegen diese Erwartungen verstoßen, muss nicht heißen, dass sie diese Erwartungen nicht trotzdem als handlungsleitend und orientierungsrelevant anerkennen. Mit diesen Überlegungen zur Verifizierbarkeit oder Falsifizierbarkeit sind wir beim nächsten Schritt der Normalformrekonstruktion angelangt, dem Normalformtest.

Der Normalformtest

Man testet nun die rekonstruierte Normalform an weiteren Exemplaren, die nicht zum Datenpool der Normalformrekonstruktion gehörten. Weisen sie die gleichen Strukturen auf wie die schon untersuchten Exemplare? Wenn dies nicht der Fall ist, gehören sie nicht zu diesem Typus von Sozialsystem, oder es stellt sich bei genauerer Analyse der schon untersuchten heraus, dass man hier einen Fehler gemacht hat. Auf die besonderen Bedingungen der Falsifizierbarkeit oder Verifizierbarkeit wurde bereits hingewiesen. Erst wenn man feststellt, dass die Normalformerwartungen sich auf die Dauer nicht durchsetzen, hat man Aussagen des Modells nicht verifiziert, falls es sich wirklich um ein Exemplar dieses Sozialsystems handelt.

Der Normalformtest kann auch so aussehen, dass einzelne Aussagen des Modells an allen Exemplaren des vorliegenden Datenmaterials geprüft werden. Schließlich kann man auch Experten, Repräsentanten des Systems, zu diesen Ergebnissen befragen und versuchen, herauszufinden, ob die rekonstruierten Normalformerwartungen auch für sie handlungsleitend und orientierungsrelevant sind. Man kann neben Interviews auch Triangulationen und Gruppendiskussionen durchführen.[4] Konnte man die Normalformrekonstruktion verifizieren, ist der Forschungsablauf beendet, ist dies nicht der Fall, muss man noch einmal entweder in die Phase der Datenerhebung einsteigen, wenn es sich herausstellt, dass man ganz untypische Exemplare dieses Sozialsystems ausgewählt hat. Sind lediglich einige Aussagen falsifiziert, beginnt man wieder mit der Rekonstruktion der einzelnen Dimensionen und durchläuft die nachfolgenden Phasen noch einmal.

Die Normalformanalyse

Etwas anderes ist es, wenn das Normalformmodell vorliegt und man weitere Exemplare dieses Sozialsystems untersucht, nicht um die Normalform zu

3 Welche Schritte in dieser Phase des Forschungsablaufs vorgesehen sind, werde ich weiter unten in Form einer Übersicht darstellen. Gleichzeitig weise ich auf die Erläuterungen an den Anfängen der ▶ Kap. 3–6 hin.

4 Zu den verschiedenen Verfahren, mit denen man den Normalformtest durchführen kann, vgl. Giesecke (1988, S. 176–180). Eine dokumentierte Triangulation findet sich in Preprint 11 des DFG-Forschungsprojekts in Kassel. Die Mitglieder der Forschungsgruppe konfrontierten die Angehörigen einer untersuchten Supervisionsgruppe mit Ergebnissen der Untersuchung einer Supervisionssitzung und befragten sie zu ihrer Einschätzung dieser Ergebnisse. Ich habe in einem anderen Zusammenhang mit einem Balint-Gruppenleiter mehrere Triangulationen zu einer Balint-Gruppensitzung durchgeführt und transkribiert. Diese Transkriptionen sind nicht veröffentlicht.

testen, sondern um etwas über die Besonderheiten dieses Exemplars zu erfahren. Dieses Vorgehen nennt man Normalformanalyse. Das Normalformmodell dient dann als Kodierungsraster. Abweichungen werden festgestellt, und man kann sich mit den Ursachen für Abweichungen dann weiter befassen: Man kann z. B. untersuchen, wie die Abweichungen in der dynamischen Dimension mit Abweichungen dieses Exemplars von der idealen Zusammensetzung der Gruppe, der Komplexitätsdimension zusammenhängen (zur Normalformanalyse vgl. Giesecke, 1988, S. 185–203).

Der eben skizzierte Forschungsablauf wird abschließend in Form einer Übersicht (aus der Arbeit von Giesecke, 1988, S. 140 f) dargestellt.

Praxisbezug
Der Forschungsablauf bei der Normalformrekonstruktion

- Vorphase
  - Festlegung des Gegenstandes der Modellbildung
  - Auswahl von (prototypischen) Exemplaren
  - Datenerhebung und Dokumentation
- Rekonstruktion der Strukturen der dynamischen Dimension
  - Beschreibung der Kooperationsstruktur der Exemplare (Kooperationsanalyse)
  - Beschreibung der Kommunikationsstruktur (Kommunikationsanalyse)
  - Beschreibung der Interaktionsstruktur (Interaktionsanalyse)
  - Vergleich der Strukturbeschreibungen der verschiedenen Exemplare unter Rekurrenz-Gesichtspunkten
  - Sequenzielle Koordination der Strukturen zu einer Normalform des Ablaufs
- Rekonstruktion der Strukturen der selbstreferenziellen Dimension
  - Beschreibung der selbstrepräsentativen Struktur
  - Beschreibung der selbstregulativen Struktur
  - Beschreibung der Selbstidentifizierungsstruktur (Identitätskonzepte) und der Korrekturmechanismen
  - Beschreibung der selbstreflexiven Merkmale
  - Vergleich der Beschreibungen der verschiedenen Exemplare und Koordination der Strukturen
- Rekonstruktion der Strukturen der Differenzierungsdimension
  - Beschreibung der Umweltsysteme des Bezugssystems
  - Beschreibung der funktionalen Beziehungen zu Anschlusssystemen
  - Beschreibung der interferierenden Systeme und der Abgrenzungsprobleme
  - Beschreibung der internen Differenzierung des Bezugssystems in Subsysteme
  - Ermittlung der typischen Umweltsysteme und -beziehungen durch Vergleich der Beschreibungen der verschiedenen Exemplare und durch Koordination der Strukturen
- Rekonstruktion der Strukturen der Komplexitätsdimension
  - Beschreibung der Rollen und der rollengebundenen Aktivitäten
  - Beschreibung der Rollenbeziehungen (Asymmetrien)
  - Vergleich der Strukturbeschreibungen der verschiedenen Exemplare
  - Koordination der Beschreibungen der dynamischen Dimension und der Differenzierungsdimension mit den Beschreibungen der Komplexitätsdimension
  - Festlegung der systemkonstitutiven Komplexität/des idealen Settings
- Integration der Strukturrekonstruktionen der 4 Dimensionen
  - Vergleich und Koordination der Beschreibungen der 4 Dimensionen
  - Festlegung eines Standardfalls
- Medienanalyse und Reflexion des Modells[a]
  - Medienanalyse

a In dieser Arbeit habe ich der Medienanalyse keine Aufmerksamkeit gewidmet. Man untersucht hier, welche Medien vorzugsweise in dem betreffenden Sozialsystem benutzt werden. Im Fall der Gruppensupervision ist das die Sprache. Eine Untersuchung der Besonderheiten der Sprachverwendung in der Balint-Gruppe stellt die Arbeit von Giesecke und Rappe (1981) dar. Die Einordnung des untersuchten Systems in die Taxonomie der kommunikativen Welt müsste in diesem

  - Einordnung des Normalformmodells in die Taxonomie der kommunikativen Welt
  - Optimierungs- und Transformationsanalysen
- Normalformtest
  - Datenergänzung
  - Anwendung des Normalformmodells auf die neu erhobenen Daten
  - Überprüfung von ausgewählten Aussagen des Modells durch spezielle Verfahren, z. B.:
    - Teilnehmende Beobachtung
    - Standardisierte und narrative Interviews
    - Prognosenbildung und -überprüfung
    - Gruppendiskussion und Triangulationen
    - Vergleich mit Ergebnissen von anderen Untersuchungsverfahren
    - Modellgeleitete Interventionen in die Praxis
    - Linguistische Feinanalysen/Medienanalysen
    - Computergestützte Auswertung (größerer Datenmengen) und Modellierung.

Fall so aussehen: Gruppensupervision gehört zur Ordnung der organisierten Sozialsysteme, zur Familie der »therapeutischen Institutionen«, zur Unterfamilie der Arbeitsgruppen. Sie ist eine Art dieser Arbeitsgruppen neben Balint-Gruppen und Supervisionen anderer Schulen. Diese Art hat 3 Varietäten: die Kombination aus Fallarbeit und Selbstthematisierung, die aus Institutionsanalyse und Selbstthematisierung und die Vollform, die Kombination aller 3 Programme. Bei der Optimierungs- und Transformationsanalyse stellt man sich die Frage, welche Strukturmerkmale ideal und optimal aus kommunikationswissenschaftlicher Sicht erscheinen. Bei welchen Ausgangsbedingungen bildet sich am ehesten ein krisenfreier Verlauf heraus? Wann sind am wenigsten Interferenzen von anderen Systemen zu befürchten? Und welche selbstregulativen Mechanismen sind die günstigste Voraussetzung für eine optimale Krisenbewältigung (vgl. Giesecke, 1988, S. 175)? Möglich ist, dass man hier andere Strukturen als optimale definiert als diejenigen, die in der Praxis vorzufinden sind, dann ist die Frage, ob man diese Ergebnisse zur Veränderung der Praxis nutzen kann und will.

8.2 Das Supervisionskonzept als Ergebnis meiner Praxis als Supervisorin

1988 war die Vorphase der Supervisionsprozesse kaum wissenschaftlich zu erforschen, weil diese Phasen noch dem Zufall und den Umständen überlassen blieben. Ein Großteil meiner 1980 begonnen Supervisionspraxis bestand darin, aus Versuch und Irrtum die Vorphase, die der Konstruktion des Settings dient, zu entwickeln.

Das Ablaufmuster, das sich in meiner Praxis als erfolgreich bewährt hat, wurde in ▶ Kap. 5.1 dargestellt: Erstkontakt, Sondierung, Kontrakt, Vorphase der Problemdiagnose.

Die Praxis zeigt, dass man nur dann optimale Settings konstruieren kann, wenn man verschiedene Typen von Supervision zugrunde legt. Ein optimaler Kontrakt kommt für eine Ausbildungssupervision in anderer Weise zustande als für eine Teamsupervision. Die wesentlichen Typen von Supervision sind in ▶ Kap. 1.2 (»Supervisionsvarianten«) dargestellt. Im Verlauf meiner Praxis wurde ich mit Supervisionsformen konfrontiert, die nicht dem Typus entsprachen, den ich in dem Projekt wissenschaftlich erforscht habe. Umso erstaunlicher war es, dass trotz dieser unterschiedlichen Formen das Normalformmodell als Orientierungsrahmen benutzt werden konnte, um die Abläufe in diesen Supervisionen zu verstehen. Gerade die typischen Abweichungen und Modifikationen erwiesen sich als Ausgangspunkt für die Typenbildung.

Ein 3. Ergebnis meiner Supervisionspraxis ist die Zusammenstellung von Maximen, nach denen ich in der Supervision interveniere und die sich bewährt haben. Diese Maximen sind einerseits an die Anwendung meines Modells gebunden, andererseits hängen sie natürlich auch mit meinen persönlichen Ressourcen zusammen. Aus diesem Grunde wird nicht jeder Supervisor mit diesen Maximen arbeiten können. Sie lauten z. B.: »Kontakt kommt vor sauberem Kontrakt« oder »form follows function«.

Um die Übertragbarkeit meiner Maximen und meiner Typologie abschätzen zu können, werden im Folgenden verschiedene Felder und Settings, in denen ich Supervision gemacht habe, aufgeführt.

Ich kann auf Erfahrungen in den Settings der Gruppensupervision, Teamsupervision, Einzelsupervision und kontrastiv in den Settings der Organisationsberatung und des Coachings zurückgreifen. Es sind etwa 30 Teamsupervisionen, 10 Gruppensupervisionen, 12 Ausbildungssupervisionen in Gruppen, 40 Einzelsupervisionen, 26 Organisationsberatungsprozesse und 40 Coachings sowie 50 Karriereplanungen. Die folgende Übersicht zeigt, aus welchen Arbeitsfeldern die Klient Innen kamen.

Praxisbezug
Organisationen im »Profit«- und im »Not-for-profit-Bereich«
- Alternative Projekte
- Beratungsstellen verschiedener Träger
- Bildungswerke verschiedener Träger
- Buchladen
- Caritasverband
- Diakonisches Werk, Landesgeschäftsstelle
- Diakonisches Krankenhaus
- Diakonisches Werk Kreisverband
- Diakoniestation
- Ev. luth. Landeskirchenamt
- Ev. Stadtjugenddienst
- Hochschule
- Kinderschutzzentrum
- KVP Management Volkswagen
- Landesvereinigung für Gesundheit
- Pro Familia
- Psychiatrisches Krankenhaus
- Psychiatrische Tagesklinik
- Schulen
- Stadtkirchenverband
- Stadtverwaltungen
- Telefonseelsorge
- Volkshochschule
- Volkswagen Coaching

Führungskräfte
- Geschäftsführer von Beschäftigungsgesellschaften
- Führungskräfte aus Hochschulen
- Führungskräfte aus Krankenhäusern
- Führungskräfte aus Stadtverwaltungen
- Führungskräfte aus Wohlfahrtsverbänden
- Leiter von Beratungsstellen
- Schulleitungen
- Manager aus Industriebetrieben
- Top Manager aus verschiedenen Bereichen der Volkswagen AG

ReferentInnen und interne BeraterInnen
- Banken
- Bildungswerke
- Gewerkschaften
- Industrie
- Versicherungen

Freiberuflich arbeitende TrainerInnen und BeraterInnen

8.3 Die Weiterentwicklung meines Supervisionskonzepts in und durch die Lehre

Seit 1989 nahm ich Lehraufträge in Supervisionsausbildungen an Hochschulen (Universität – Gesamthochschule Kassel) und in privaten Instituten (Triangel Berlin, Trias Zürich und Köln, Ibo Steyer, GAG München, u. a.) wahr und war als Lehrsupervisorin für verschiedene Institute tätig.

1993 erhielt ich die erste Professur für Supervision in Europa an der Evangelischen Fachhochschule Hannover. Seitdem leite ich dort den postgradualen berufsbegleitenden Diplomstudiengang Supervision und Organisationsberatung. Dieser Supervisionsausbildung liegt mein Konzept von Gruppen- und Teamsupervision zugrunde. Seit 1994 arbeiten Studierende in der Praxis nach meinem Konzept. Die verschiedenen Formen des Feedbacks (Weiterbildungsveranstaltungen, Kundenfeedback, Evaluation ihrer Supervisionspraxis durch die Hochschule) haben immer wieder Eingang in meine Praxis gefunden und dazu beigetragen, das Konzept in vielerlei Hinsicht zu differenzieren und zu bestätigen.

In der Ausbildung wende ich immer wieder das »Training-cum-research-Modell« an, um meine Supervisionspraxis gemeinsam mit den Studierenden zu erforschen. Einerseits lernen sie das Modell kennen und andererseits ist es für mich immer wieder eine Überprüfung meiner tatsächlichen Praxis anhand der Theorie, die die Studierenden vermittelt bekommen haben. Wir arbeiten in der »fishbowl« als Supervisionsgruppe mit Beobachtern, mir als Leitung der Innengruppe und einer Leitung der Außengruppe, zeichnen diese Supervision auf Tonband auf und analysieren danach in einem gestuften Verfahren den Ablauf nach Normalform und Abweichungen und meine Leiterinterventionen. Dies ist ein sehr produktives Lern-Setting für die Ausbildung von SupervisorInnen, es sozialisiert sie in die doppelte Nutzung der Supervision als Instrument der Kontrolle professionellen Handelns und der Forschung ein. Die Studierenden lernen, vom Einzelfall zu abstrahieren und auf die Programme zu achten. Dieses Lern-Setting sollte man jedoch nur dann anbieten, wenn man alle 3 Qualifikationen hat: Wissenschaftler und Supervisor und Ausbilder.

Der größte Unterschied zwischen diesem Buch und der hier vertretenen Konzeption und den vielen anderen Werken über Supervision, die in den letzten 20 Jahren auf dem Markt erschienen sind, besteht vermutlich darin, dass deren AutorInnen i.d.R. nur als Wissenschaftler, als Praktiker oder als Ausbilder tätig sind und ihnen die anderen Erkenntnisquellen gar nicht oder nur sehr bedingt zugänglich sind.

Literatur

Antons, K. (1976, 1. Aufl. 1973). Praxis der Gruppendynamik – Übungen und Techniken. Göttingen: Verlag für Psychologie

Argelander, H. (1963/64). Die Analyse psychischer Prozesse in der Gruppe. Psyche, 17, 450–470 und 481–515

Argelander, H. (1972). Gruppenprozesse – Wege zur Anwendung der Psychoanalyse in Behandlung, Lehre und Forschung. Reinbek: Rowohlt

Argelander, H. (1973). Balint-Gruppenarbeit mit Seelsorgern. Psyche, 27, 129–139

Argelander, H. (1980). Die Struktur der Beratung unter Supervision. Psyche, 34, 54–77

Auckenthaler, A. (1995). Supervision psychotherapeutischer Praxis. Organisation – Standards – Wirklichkeit. Stuttgart: Kohlhammer

Balint, E. (1959). Gruppenmethoden bei der Fortbildung von Sozialfürsorgern. Psyche, 13, 229–239

Balint, M. (1955). Psychotherapeutische Ausbildung des praktischen Arztes. Psyche, 9, 370–389

Balint, M. (1968). Die Struktur der »Training-cum-research«-Gruppen und deren Auswirkung auf die Medizin. Jahrb Psychoanal, 5, 125–146

Balint, M. (1976, 1. Aufl. 1964). Der Arzt, sein Patient und die Krankheit. Stuttgart: Klett

Barde, B. & Mattke, D. (1993). Therapeutische Teams. Göttingen: Vandenhoeck und Ruprecht

Battegay, R. (1967). Der Mensch in der Gruppe, Bd. I–III. Bern: Huber

Battegay, R. & Shepart, M. A. (1956). A theory of group development. Hum Rel, 9, 415–437

Belardi, N. (1992). Supervision – Von der Praxisberatung zur Organisationsentwicklung. Paderborn: Junfermann

Belardi, N. (2002). Supervision: Grundlagen, Techniken, Programme. München: Beck

Bennis, W. G. (1972, 1. Aufl. 1966). Entwicklungsmuster in T-Gruppen. In L. P. Bradford, J. R. Gibb & D. K. Benne (Hrsg.), Das gruppendynamische Training (S. 267–300). Stuttgart: Klett

Berger, P. & Luckmann, T. (1966). Die gesellschaftliche Konstruktion der Wirklichkeit – Eine Theorie der Wissenssoziologie. Frankfurt a. M.: Fischer

Berker, P. (1997). Der Beitrag von Supervision zur Qualitätsdiskussion. Supervision, 31, 17–31

Berker, P. & Buer, F. (Hrsg.). (1998). Praxisnahe Supervisionsforschung: Felder – Designs – Ergebnisse. Münster: Votum

Bernler, G. & Johnsson, L. (1993, 1. Aufl. 1985). Supervision in der psychosozialen Arbeit – Integrative Methodik und Praxis. Weinheim: Belz

Bertelsmann Lexikon. (1963). In 4 Bänden, Bd. 2. Gütersloh: Bertelsmann

Beucke-Galm, M. (2001). Dialog in der lernenden Organisation. Z Organisationsentwickl, 1, 20–31

Beugen, M. van. (1972). Agogische Intervention – Planung und Strategie. Freiburg: Lambertus

Bielke, E. (1979). Die Normalform der Integration von Zuspätkommern in Supervisionsgruppen. In A. Gaertner (Hrsg.), Supervision (Materialien 7 des Modellversuchs »Soziale Studiengänge« an der Gesamthochschule Kassel, Gesamthochschulbibliothek, S. 237–253). Gesamthochschule, Kassel

Bion, W. R. (1974, 1. Aufl. 1961). Erfahrungen in Gruppen und andere Schriften. Stuttgart: Klett-Cotta.

Brandau, H. (Hrsg.). (1991). Supervision aus systemischer Sicht. Salzburg: Otto Müller

Brocher, T. (1999, 1. Aufl. 1976). Gruppenberatung und Gruppendynamik. Leonberg: Rosenberger

Buchinger, K. (1998). Supervision in Organisationen – Den Wandel begleiten. Heidelberg: Carl Auer

Buchinger, K. (1999). Die Zukunft der Supervision – Aspekte eines neuen Berufs. Heidelberg: Carl Auer

Buer, F. (2001). Praxis der psychodramatischen Supervision. Opladen: Leske & Budrich

Bühler, K. (1978, 1. Aufl. 1934). Sprachtheorie – Die Darstellungsfunktion der Sprache. Frankfurt a. M.: Ullstein

Caemmerer, D. von. (1970). Praxisberatung. Ein Quellenband. Freiburg: Lambertus

Conen, M. L. (1989). Teamsupervision in alternativen Projektionen. Supervision, 15, 4–14

Dantlgraber, J. (1977). Über einen Ansatz zur Untersuchung von »Balint-Gruppen«. Psychosom Med, 7, 255–276

Däumling, A. M., Fengler, J., Nellessen, L. & Svensson, A. (1974). Angewandte Gruppendynamik – Selbsterfahrung – Forschungsergebnisse – Trainingsmodelle. Stuttgart: Klett-Cotta

Deutsche Gesellschaft für Supervision. (Hrsg.). (1992). Materialien für die Supervisions-Praxis. Hille: Ursel Busch

Doppler, K. & Nellessen, L. (o. J.). Praxisbezogenes gruppendynamisches Verhaltenstraining – Theorie- und Arbeitspapiere. (unveröffentlicht)

Eck, C. D. (1993). Rollencoaching als Supervision. In Fatzer G. (Hrsg.), Supervision und Beratung (4. Aufl., S. 209–248). Köln: EHP

Edding, C. (1985). Supervision – Teamberatung – Organisationsentwicklung. Ist denn wirklich alles dasselbe? Supervision, 7, 9–24

Edding, C. & Nellessen, L. (o. J.). Erleichterung und Behinderung des Informationstausches in Gruppen. In K. Doppler & L. Nellessen (o. J.), Praxisbezogenes gruppendynamisches Verhaltenstraining – Theorie und Arbeitspapiere (S. 89–92). (unveröffentlicht)

Eicke, D. (1974). Technik der Gruppenleitung von Balint-Gruppen. In B. Luban-Plozza (Hrsg.), Praxis der Balint-Gruppen (S. 128–137). München: Lehmanns

Eicke, D. (1983). Geschichte des Projekts zur Erforschung interaktioneller Vorgänge in Supervisions- und Balint-Gruppen. In M. Giesecke & K. Rappe-Giesecke (Hrsg.), Kommunikation in Balint-Gruppen – Ergebnisse interdisziplinärer Forschung (S. 9–12). Stuttgart: Fischer

Erger, R. & Moiling, M. (1991). Der kleine Unterschied – Frauen und Männer in der Supervision. Hille: Ursel Busch

Ezriel, H. (1969/61). Übertragung und psychoanalytische Deutung in der Einzel- und Gruppen-Psychotherapie. Psyche, 16, 496–523

Fatzer, G. (Hrsg.). (1993). Organisationsentwicklung für die Zukunft – Ein Handbuch. Köln: EHP
Fatzer, G. (Hrsg.). (1993, 1. Aufl. 1990). Supervision und Beratung – Ein Handbuch. Köln: EHP
Fatzer, G., Rappe-Giesecke, K. & Looss, W. (1999). Qualität und Leistung von Beratung. Köln: EHP
Fengler, J. (1984, 1. Aufl. 1979). Die Geschichte der Gruppendynamik in Deutschland. In Kindlers Psychologie des 20. Jahrhunderts. Sozialpsychologie, Bd. 2: Gruppendynamik und Gruppentherapie (S. 625–634). Weinheim: Beltz
Fengler, J. (1988). Ergänzende Bemerkungen zu W. D. Rost. Gruppendynamik, 18, 189–191
Fengler, J. (1991). Helfen macht müde. Zur Analyse und Bewältigung von Burnout und beruflicher Deformation. München: Pfeiffer
Flader, D. & Giesecke, M. (1980). Erzählen im psychoanalytischen Erstinterview. In K. Ehlich (Hrsg.), Erzählen im Alltag (S. 209–262). Frankfurt a. M.: Suhrkamp
Foulkes, S. H. (1970). Dynamische Prozesse in der gruppenanalytischen Situation. Gruppenpsychother Gruppendyn, 4, 70–81
Foulkes, S. H. (1974). Gruppenanalytische Psychotherapie. München: Kindler
Frank, K. (1986). Die Abstinenz und die Freiheit des Analytikers. Gruppenpsychother Gruppendyn, 22, 181–193
French, W. L. & Bell, C. H. Jr. (1982, 1. Aufl. 1973). Organisationsentwicklung. Bern: Haupt
Freud, A. (1968, 1. Aufl. 1965). Wege und Irrwege in der Kinderentwicklung. Bern: Huber
Freud, S. (1912/13). Totem und Tabu. Gesammelte Werke, Bd. 9, 1966, (S. 1–94). Frankfurt a. M.: Fischer
Frijing Schreuder, J. C. M. (1976). Bemerkungen zur Supervision. Psyche, 30, 125–145
Fürstenau, P. (1970). Organisationsberatung – Ein neuer Zweig angewandter Sozialwissenschaft. Gruppendynamik, 2, 219–233
Fürstenau, P. (1976). Praxeologische Grundlagen der Psychoanalyse. In U. Pongratz (Hrsg.), Handbuch der Psychologie (Bd. 8/1, S. 847–888). Göttingen: Verlag für Psychologie
Fürstenau, P. (1992). Entwicklungsförderung durch Therapie – Grundlagen psychoanalytisch-systemischer Psychotherapie. München: Pfeiffer
Gaertner, A. (1982). Teamsupervision. Supervision, 2, 56–69.
Gaertner, A. (1999). Gruppensupervision – Theoriegeschichte und fallanalytische Untersuchungen. Tübingen: Edition Discord
Gambaroff, M. (1984). Frauengruppen und ihre Bedeutung für die weibliche Sozialisation. In M. Gambaroff (Hrsg.), Utopie der Treue (S. 155–168). Reinbek: Rowohlt
Geissler, K. A. & Hege, M. (1997, 1. Aufl. 1988). Konzepte sozialpädagogischen Handelns – ein Leitfaden für soziale Berufe (Edition Sozial). Weinheim: Beltz
Gerspach, M. (Hrsg.). (1991). Supervision für soziale Dienste – Am Beispiel der Gemeinde Riedstadt. Mainz: Matthias Grünewald
Giesecke, M. (1979). Übersicht über die Grundannahmen und Untersuchungsverfahren in dem Projekt »Erforschung interaktioneller Vorgänge in ausbildungs- und berufsbegleitenden Supervisions- und Balint-Gruppen«. In A. Gaertner (Hrsg.), Supervision (Materialien 7 des Modellversuchs »Soziale Studiengänge« an der Gesamthochschule Kassel, Gesamthochschulbibliothek, S. 152–204). Gesamthochschule, Kassel
Giesecke, M. (1983a). Probleme, Bedingungen und Methoden einer interdisziplinaren Erforschung von Therapie- und Balintgruppen. In M. Giesecke & K. Rappe-Giesecke (Hrsg.), Kommunikation in Balintgruppen – Ergebnisse interdisziplinärer Forschung (Patientenbezogene Medizin, Heft 6, S. 13–24). Stuttgart: Fischer
Giesecke, M. (1983b). Phasen im Ablauf einer Balintgruppensitzung. In M. Giesecke & K. Rappe-Giesecke (Hrsg.), Kommunikation in Balintgruppen – Ergebnisse interdisziplinärer Forschung (Patientenbezogene Medizin, Heft 6, S. 25–38). Stuttgart: Fischer
Giesecke, M. (1983c). Kleiner Leitfaden zur Anfertigung von Transkriptionen. In M. Giesecke & K. Rappe-Giesecke (Hrsg.), Kommunikation in Balintgruppen – Ergebnisse interdisziplinärer Forschung (Patientenbezogene Medizin, Heft 6, S. 121–124). Stuttgart: Fischer
Giesecke, M. (1988). Die Untersuchung institutioneller Kommunikation – Perspektiven einer systemischen Methodik und Methodologie. Opladen: Westdeutscher Verlag (vergriffen). Download unter: www.michael-giesecke.de; Publikationen, Buchveröffentlichungen
Giesecke, M. (1991). Der Buchdruck in der frühen Neuzeit – Eine historische Fallstudie über die Durchsetzung neuer Informations- und Kommunikationstechnologien. Frankfurt a. M.: Suhrkamp
Giesecke, M. (WS 1997/98). »Grundlagen des Beratungsgesprächs«. homepage: www.michael-giesecke.de; Publikationen, Skript
Giesecke, M. (2002). Von den Mythen der Buchkultur zu den Visionen der Informationsgesellschaft – Trendforschungen zur kulturellen Medienökologie. Frankfurt a. M.: Suhrkamp
Giesecke, M. (2007). Die Entdeckung der kommunikativen Welt – Studien zur kulturvergleichenden Mediengeschichte. Frankfurt a. M.: Suhrkamp
Giesecke, M. Datenbank zum Triadischen Denken: www.triadisches-denken.de
Giesecke, M. Datenbank zur Kommunikationstheorie und -forschung: www.kommunikative-welt.de
Giesecke, M. & Rappe, K. (1981). Rekonstruktion von Bedeutungszuschreibungen mithilfe der Normalformanalyse. In W. Frier (Hrsg.), Pragmatik – Theorie und Praxis, Amsterdamer Beiträge zur Linguistik (S. 343–378). Amsterdam: Rodopi
Giesecke, M. & Rappe, K. (1982). Setting und Ablaufstrukturen in Supervisions- und Balintgruppen – Ergebnisse einer kommunikationswissenschaftlichen Untersuchung. In D. Faider, W. D. Grodzicki & K. Schröter (Hrsg.), Psychoanalyse als Gespräch – Interaktionsanalytische

Untersuchungen über Therapie und Supervision (S. 208–302). Frankfurt a. M.: Suhrkamp

Giesecke, M. & Rappe-Giesecke, K. (Hrsg.). (1983a). Kommunikation in Balintgruppen – Ergebnisse interdisziplinärer Forschung. Patientenbezogene Medizin, Heft 6. Stuttgart: Fischer

Giesecke, M. & Rappe-Giesecke, K. (1983b). Bausteine zu einer kommunikationswissenschaftlichen Analyse des »Settings« von psychoanalytisch orientierten Supervisionsgruppen und von Balintgruppen. In M. Giesecke & K. Rappe-Giesecke (Hrsg.), Kommunikation in Balintgruppen – Ergebnisse interdisziplinärer Forschung (Patientenbezogene Medizin, Heft 6, S. 103–120). Stuttgart: Fischer

Giesecke, M. & Rappe-Giesecke, K. (1997). Supervision als Medium kommunikativer Sozialforschung – Die Integration von Selbsterfahrung und distanzierter Betrachtung in Beratung und Wissenschaft. Frankfurt a. M.: Suhrkamp

Giesecke, M. & Rappe-Giesecke, K. (1998). Was kann man aus dem gegenwärtigen Entwicklungsstand der Beratung für die Gestaltung kommunikativer Sozialforschung lernen? J Psychol, 3, 59–72

Gnädinger, H. (1990). Teamsupervision und Balintansatz. In G. Fatzer (Hrsg.; 1993, 1. Aufl. 1990), Supervision und Beratung – Ein Handbuch (S. 277–310). Köln: EHP

Gortner, H. F., Mahler, J., Nicholson, J. & Bell, C. H. Jr. (1987). Organization theory – a public perspective. Chicago, IL: Dorsey

Gosling, R. (1979). Der Vorsprung der Internalisierung der Lehrerhaltung im Verlauf der Berufsausbildung. In B. Luban-Plozza & W. Loch (Hrsg.), Psychotherapie in der ärztlichen Sprechstunde (S. 54–61). Stuttgart: Fischer

Gotthart-Lorenz, A. (1994). »Organisationssupervision«: Rollen und Interventionsfelder. In H. Pühl (Hrsg.), Handbuch der Supervision 2 (S. 365–379). Berlin: Edition Marhold

Harrison, R. (1977). Rollenverhandeln: Ein „harter" Ansatz zur Teamentwicklung. In B. Sievers (Hrsg.), Organisationsentwicklung als Problem (S. 116–133). Stuttgart: Klett-Cotta

Hege, M. (1994). Berufsbiographie in der Supervision. Supervision, 26, 4–9

Hege, M. (1998). Überlegungen zur beruflichen Identität und deren Veränderung in Not-for-profit-Organisationen. Supervision, 33, 77–87

Hege, M. (2002). Supervision in der Sozialarbeit der letzten zwanzig Jahre. Supervision, 2, 33–37

Hegenscheidt-Renartz, M. (1986). Spiegelphänomene in einer an Balint orientierten Supervision des Therapeutenteams einer Suchtklinik. Gruppenpsychother Gruppendyn, 22, 179–190

Heigl, F. (1970). Einige Gedanken zur Gruppendynamik. Psychosom Med, 16, 80–98

Heigl-Evers, A. & Heigl, F. (1975). Zur tiefenpsychologisch fundierten oder analytisch orientierten Gruppenpsychotherapie des Göttinger Modells. Gruppenpsychother Gruppendyn, 9, 237–266

Heigl-Evers, A. & Heigl, F. (1976). Zum Konzept der unbewußten Phantasie in der psychoanalytischen Gruppentherapie des Göttinger Modells. Gruppenpsychother Gruppendyn, 10, 6–22

Heigl-Evers, A. & Heigl, F. (1984a, 1. Aufl. 1979). Konzepte der analytischen Gruppentherapie. In Kindlers Psychologie des 20. Jahrhunderts, Sozialpsychologie, Bd. 2: Gruppendynamik und Gruppentherapie (S. 763–777). Weinheim: Beltz

Heigl-Evers, A. & Heigl, F. (1984b, 1. Aufl. 1979). Interaktionelle Gruppenpsychotherapie – Eine gruppenpsychotherapeutische Methode der Psychoanalyse nach dem Göttinger Modell. In Kindlers Psychologie des 20. Jahrhunderts, Sozialpsychologie, Bd. 2: Gruppendynamik und Gruppentherapie (S. 850–858). Weinheim: Beltz

Heigl-Evers, A. & Heringer, A. (1970). Die Spiegelung einer Patientengruppe durch eine Therapeuten-Kontrollgruppe. Gruppenpsychother Gruppendyn, 4, 179–190

Horn, K. (Hrsg.). (1972). Gruppendynamik und der »subjektive Faktor« – Repressive Entsublimierung oder politisierende Praxis? Frankfurt a. M.: Suhrkamp

Isaacs, W. (2002, engl. 1999). Dialog als Kunst gemeinsam zu denken – Die neue Kommunikationskultur in Organisationen. Köln: EHP

Kallmeyer, W. & Schütze, F. (1977). Zur Konstitution von Kommunikationsschemata der Sachverhaltsdarstellung. In D. Wegener (Hrsg.), Gesprächsanalysen (IKP Forschungsberichte, Reihe 1, Bd. 65, S. 159–274). Hamburg: Buske

Kalter, A. (1996). Aspekte der Geschichte der Supervision und daraus folgende Überlegungen zur möglichen Auswirkung auf die heutige Supervisionspraxis. Diplomarbeit im Studiengang Supervision der Evangelischen Fachhochschule (Fachhochschulbibliothek), Hannover

Kersting, H. J. (1992). Kommunikationssystem Supervision – Unterwegs zu einer konstruktivistischen Beratung. Schriften zur Supervision Bd. 2 des Instituts für Beratung und Supervision, Aachen

Kersting, H. J., Krapohl, L. & Leuschner, G. (Hrsg.). (1988). Diagnose und Intervention in Supervisionsprozessen. Schriften des Instituts für Beratung und Supervision, Aachen

Knöpfel, H. K. (1980). Einführung in die Balint-Gruppenarbeit (Patientenbezogene Medizin, Heft 3). Stuttgart: Fischer

Kolb, D. A. (1976). The learning style inventory: technical manual. Boston, MA: McBer

Königswieser, R. & Exner, A. (1999). Systemische Intervention – Architekturen und Designs für Berater und Veränderungsmanager. Stuttgart: Klett-Cotta

Königswieser, R. & Lutz, C. (Hrsg.). (1990). Der neue Horizont für Unternehmer – Das systemisch evolutionäre Management. Wien: Orac

Kutter, P. (1971). Übertragung und Prozeß in der psychoanalytischen Gruppentherapie. Psyche, 25, 856–873

Kutter, P. (1980). Phasen des Gruppenprozesses – Wahrnehmungsprobleme, theoretische Orientierung, Literatur-

übersicht und praktische Erfahrungen. Gruppenpsychother Gruppendyn, 16, 200–208
Kutter, P. (1981). Zur Praxis der psychoanalytischen Supervisionsgruppe. In P. Kutter & J. K. Roth (Hrsg.), Psychoanalyse an der Universität (S. 97–108). München: Kindler
Kutter, P. (1986). Gibt es typische Verläufe in der psychoanalytischen Gruppentherapie? Gruppenpsychother Gruppendyn, 22, 1–8
Kutter, P., Schäfer, A. & Roth, J. K. (1977). Erfahrungen und Erfolge mit psychoanalytisch orientierter Supervision nebenberuflicher Studienberater an der Universität Frankfurt a. M. Kooperationssystem Studienberatung, Frankfurt a. M
Leffers, C. J. (1995). Prinzipien und Methoden zielorientierter Intervention in institutionsbezogenen Beratungsprozessen. Supervision, 28, 39–58
Lieb, H. (1993). Supervision – Materialien zur Supervision – Verhaltenstherapeutische Einzelsupervision – Ein Modell in Haupt- und Unterprogrammen. Institut für Fort- und Weiterbildung in Klinischer Verhaltenstherapie (IFKV), Bad Dürckheim
Lieberman, M. A., Stock Whitaker, D. & Lakin, M. (1972). Probleme und Perspektiven psychoanalytischer und gruppendynamischer Theorien für die Gruppenpsychotherapie. In K. Horn (Hrsg.), Gruppendynamik und der „subjektive Faktor" – Repressive Entsublimierung oder politisierende Praxis? (S. 281–292). Frankfurt a. M.: Suhrkamp
Loch, W. (1969). Balint-Seminare: Instrumente zur Diagnostik und Therapie pathogener zwischenmenschlicher Verhaltensmuster. Jahrb Psychoanal, 6, 141–156
Loch, W. (1975). Die Balint-Gruppe – Möglichkeiten zum kontrollierten Erwerb psychosomatischen Verständnisses. In W. Loch (Hrsg.), Über Begriffe und Methoden der Psychoanalyse (S. 155–162). Bern: Huber
Loch, W. (1979). Aus der Praxis eines Balint-Seminars. In B. Luban-Plozza & W. Loch (Hrsg.), Psychotherapie in der ärztlichen Sprechstunde (Patientenbezogene Medizin, Heft 2, S. 35–40). Stuttgart: Fischer
Loch, W. & Luban-Plozza, B. (1980). Einige Hinweise zur Praxis und Problematik der Balint-Gruppen-Leitung. In H. K. Knoepfel (Hrsg.), Einführung in die Balint-Gruppenarbeit (Patientenbezogene Medizin, Heft 3, S. 65–71). Stuttgart: Fischer
Looss, W. (1991). Coaching für Manager – Problembewältigung unter vier Augen. Landsberg/Lech: Verlag Moderne Industrie
Looss, W. (1998). Interne Beratung – die alltägliche Paradoxie. Organisationsentwicklung, 4, 91–92
Looss, W. (1999). Coaching – Qualitätsüberlegungen beim Einsatz von Coaching. In G. Fatzer, K. Rappe-Giesecke & W. Looss (Hrsg.), Qualität und Leistung von Beratung (S. 105–132). Köln: EHP
Luban-Plozza, B. (1974). Über die Entwicklung der Balint-Gruppen. In B. Luban-Plozza (Hrsg.), Praxis der Balint-Gruppen (S. 12–25). München: Lehmanns
Luhmann, N. (1969). Normen soziologischer Perspektive. Soz Welt, 20, 28–48
Luhmann, N. (1974a). Soziologische Aufklärung, Bd. 1: Aufsätze zur Theorie sozialer Systeme. Opladen: Westdeutscher Verlag
Luhmann, N. (1974b). Reflexive Mechanismen. In N. Luhmann (Hrsg.), Soziologische Aufklärung, Bd. 1: Aufsätze zur Theorie sozialer Systeme (S. 92–112). Opladen: Westdeutscher Verlag
Luhmann, N. (1975a). Soziologische Aufklärung, Bd. 2: Aufsätze zur Theorie der Gesellschaft. Opladen: Westdeutscher Verlag
Luhmann, N. (1975b). Einfache Sozialsysteme. In N. Luhmann (Hrsg.) Soziologische Aufklärung, Bd. 2: Aufsätze zur Theorie der Gesellschaft (S. 51–63). Opladen: Westdeutscher Verlag
Luhmann, N. (1975c). Allgemeine Theorie organisierter Sozialsysteme. In N. Luhmann (Hrsg.) Soziologische Aufklärung, Bd. 2: Aufsätze zur Theorie der Gesellschaft (S. 39–50). Opladen: Westdeutscher Verlag
Luhmann, N. (1975d). Sinn als Grundbegriff der Soziologie. In J. Habermas & N. Luhmann (Hrsg.), Theorie der Gesellschaft oder Sozialtechnologie (S. 25–100). Frankfurt a. M.: Suhrkamp
Luhmann, N. (1981a). Soziologische Aufklärung, Bd. 3: Soziales System, Gesellschaft, Organisation. Opladen: Westdeutscher Verlag
Luhmann, N. (1981b). Interpenetration – Zum Verhältnis personaler und sozialer Systeme. In N. Luhmann (Hrsg.), Soziologische Aufklärung, Bd. 3: Soziales System, Gesellschaft, Organisation (S. 151–169). Opladen: Westdeutscher Verlag
Mahler, E. (1974). Die themenbezogene, psychoanalytisch orientierte Selbsterfahrung in der Gruppe. Psyche, 28, 97–115
Managerseminare – Das Weiterbildungsmagazin. Bonn: Gerhardt May
Mastenbroek, W. F. G. (1981). Organisationsentwicklung und Umgang mit Konflikten. Gruppendynamik, 12, 323–336
Materialien und Preprints des DFG-Forschungsprojektes »Erforschung interaktioneller Vorgänge in ausbildungs- und berufsbegleitenden Supervisions- und Balint-Gruppen« – Modellversuch Soziale Studiengänge. GH, Kassel.
– Materialien und Preprints 1: Transkriptionen der Balintgruppe Daume, Kassel 1979
– Materialien und Preprints 2: Transkriptionen der Balintgruppe Daume, Kassel 1979
– Materialien und Preprints 3: Transkriptionen der Therapeutengruppe Ammer, Kassel 1980
– Materialien und Preprints 4: Transkriptionen der Kontrollsupervisionsgruppe Lauer, Kassel 1980
– Materialien und Preprints 10: Transkription einer Supervisionssitzung nach
dem Konzept von Argelander, Kassel 1980
– Materialien und Preprints 11: Transkription der Therapeutengruppe Ammer, Kassel 1980

Menzies, I. (1974). Die Angstabwehrfunktion sozialer Systeme – Ein Fallbericht. Gruppendynamik, 3, 183–216
Mintzberg, H. (1991, engl. 1989). Mintzberg über Management. Führung und Organisation – Mythos und Realität. Wiesbaden: Gabler
Möller, H. (2001). Was ist gute Supervision? Grundlagen – Merkmale – Methoden. Stuttgart: Klett-Cotta
Möller, H. & Märtens, M. (2000). Evaluation von Supervision wohin? In H. Pühl (Hrsg.), Supervision und Organisationsentwicklung (S. 104–122). Opladen: Leske & Budrich
Morgan, G. (1997, engl. 1986). Bilder der Organisation. Stuttgart: Klett-Cotta
Müller, H. (1983). Über den Umgang mit Transkriptionen und Tonbandaufzeichnungen von Gruppensitzungen. In M. Giesecke & K. Rappe-Giesecke (Hrsg.), Kommunikation in Balint-Gruppen – Ergebnisse interdisziplinärer Forschung (Patientenbezogene Medizin, Heft 6, S. 39–58). Stuttgart: Fischer
Müller, H. (1995). Suchttherapie und Supervision. Frankfurt a. M.: Europäischer Verlag der Wissenschaften
Münch, W. (2002). Supervision im Spiegel der Publikationen. Supervision, 2, 75–84
Nellessen, L. (1983). Wie man Institutionen das Laufen lehrt. In R. Dribold (Hrsg.), Strafvollzug – Erfahrungen, Modelle, Alternativen (S. 87–99). Göttingen: Vandenhoek & Rupprecht
Nellessen, L. (1984). Konzept – Design – Intervention. Drei Schlüsselbegriffe zur Gestaltung der professionellen Arbeitsituation Supervision. In A. Kniel (Hrsg.), Sozialpödagogik im Wandel – Geschichte, Methoden, Entwicklungstendenzen (S. 153–182). Fachbereich Sozialwesen der GH (Gesamthochschulbibliothek), Kassel
Nellessen, L. (1985). Akquisition in der Supervision oder: Von der Nachfrage zur Angebotssupervision. Supervision, 7, 25–40
Nellessen, L. (2002). Die Veränderung der Rolle von Supervisorinnen und Supervisoren über Jahrzehnte. Supervision, 2, 66–74
Nellessen, L. (o. J.). Kooperation. In K. Doppler & L. Nellessen (Hrsg.), Praxisbezogenes gruppendynamisches Verhaltenstraining – Theorie- und Arbeitspapiere. (unveröffentlicht)
Nellessen, L. & Edding, C. (o. J.). Aufgaben- und Erhaltungsrollen in Gruppen. In K. Doppler & L. Nellessen (Hrsg.), Praxisbezogenes gruppendynamisches Verhaltenstraining – Theorie- und Arbeitspapiere. (unveröffentlicht)
Nellessen, L. & Schmidt, L. (1975). Kein Anschluss unter dieser Nummer – Erfahrungen mit Trainings in einer Institution. Gruppenpsychother Gruppendyn, 9, 276–294
Ohlmeier, D. & Sandner, D. (1984, 1. Aufl. 1979). Selbsterfahrung und Schulung psychosozialer Kompetenz in psychoanalytischen Gruppen. In Kindlers Psychologie des 20. Jahrhunderts, Sozialpsychologie, Bd. 2:Gruppendynamik und Gruppentherapie (S. 812–821). Weinheim: Beltz
Organisationsentwicklung, Zeitschrift für Unternehmensentwicklung und Change Management. Düsseldorf: Verlagsgruppe Handelsblatt GmbH
Pakesch, E. (1973). Spiegelungsphänomene in Supervisionsgruppen. Gruppenpsychother Gruppendyn, 6, 277–285
Petzold, E. (1984). Die Entwicklung der Balint-Arbeit in der Inneren Medizin. In E. Petzold (Hrsg.), Klinische Wege zur Balint-Arbeit – die Zugänge zur Balint-Arbeit aus der Inneren Medizin und Chirurgie (Patientenbezogene Medizin, Heft 8, S. 1–36). Stuttgart: Fischer
Pohlen, M. (1972). Gruppenanalyse – empirische und methodenkritische Untersuchung. Gruppenpsychother Gruppendyn, 2 (Beih.)
Pühl, D. & Schmidbauer, W. (Hrsg.). (1991, 1. Aufl. 1986). Supervision und Psychoanalyse – Selbstreflektion der helfenden Berufe. Fischer, Frankfurt
Pühl, H. (1990). Einleitung zu Kapitel II: Ausbildungs-Supervision. In H. Pühl (Hrsg.), Handbuch der Supervision – Beratung und Reflexion in Ausbildung, Beruf und Organisation (S. 61–62). Berlin: Edition Marhold
Pühl, H. (Hrsg.). (1994). Handbuch der Supervision 2. Berlin: Edition Marhold
Pühl, H. (1998). Team-Supervision – Von der Subversion zur Institutionsanalyse. Göttingen: Vandenhoek & Rupprecht
Pühl, H. (Hrsg.). (2000). Supervision und Organisationsentwicklung. Opladen: Leske & Budrich
Quasthoff, U. (1980). Gemeinsames Erzählen als Form und Mittel im sozialen Konflikt oder Ein Ehepaar erzählt eine Geschichte. In K. Ehlich (Hrsg.), Erzählen im Alltag (S. 109–142). Frankfurt a. M.: Suhrkamp
Rappe-Giesecke, K. (1983a). Fallerzählung und Themen der Gruppenarbeit. In M. Giesecke & K. Rappe-Giesecke (Hrsg.), Kommunikation in Balintgruppen – Ergebnisse interdisziplinärer Forschung (Patientenbezogene Medizin, Heft 6, S. 59–72). Stuttgart: Fischer
Rappe-Giesecke, K. (1983b). Typen von Leiterinterventionen. In M. Giesecke & K. Rappe-Giesecke (Hrsg.), Kommunikation in Balintgruppen – Ergebnisse interdisziplinärer Forschung (Patientenbezogene Medizin, Heft 6, S. 73–88). Stuttgart: Fischer
Rappe-Giesecke, K. (1985). Regulation und Selbstregulation von Krisen in Balintgruppen. Hausarbeit zur Prüfung für Diplom-Supervisoren, Fachbereich Sozialwesen. GH, Kassel (unveröffentlicht)
Rappe-Giesecke, K. (1986). Gruppendynamik in Balintgruppen? Gruppendynamik, 17, 25–38
Rappe-Giesecke, K. (1987). Probleme der Anwendung der Balintgruppenmethode auf Teamsupervisionen. In N. Lippenmeier (Hrsg.), Praxis der Supervision – Supervisionskongreß 1987 (Beiträge zur Supervision, Bd. 6, S. 87–106). Gesamthochschulbibliothek, Kassel
Rappe-Giesecke, K. (1988a). Möglichkeiten und Grenzen der Balintgruppenarbeit mit Teams. Die Balint-Gruppe in Klinik und Praxis, Bd. 1 (S. 166–181). Berlin: Springer
Rappe-Giesecke, K. (1988b). Balintgruppen als Interaktionssysteme und Balintgruppen als Institutionen – Konse-

quenzen für das Spiegelungskonzept. In N. Lippenmeier (Hrsg.), Verstehen in Balintgruppen, Supervision, Psychoanalyse und im sozialen Feld (Beiträge zur Supervision, Bd. 7). Gesamthochschulbibliothek, Kassel

Rappe-Giesecke, K. (1989). Spiegelungsphänomene aus kommunikationswissenschaftlicher Sicht. Die Balint-Gruppe in Klinik und Praxis, Bd. 4. Berlin: Springer

Rappe-Giesecke, K. (1990). Die Komplexität der Gruppensupervision. Sonderheft der Supervision, 75–78

Rappe-Giesecke, K. (1994a). Gruppensupervision und Balintgruppenarbeit. In H. Pühl (Hrsg.), Handbuch der Supervision 2 (S. 72–84). Berlin: Edition Marhold

Rappe-Giesecke, K. (1994b). Vom Beratungsanliegen zur Beratungsvereinbarung – Diagnose und Setting. In H. Pühl (Hrsg.), Handbuch der Supervision 2 (S. 15–26). Berlin: Edition Marhold

Rappe-Giesecke, K. (1996). Der Abschied von den eindimensionalen Methoden – Über das Verhältnis von Supervision und Organisationsentwicklung. In G. Fatzer (Hrsg.), Organisationsentwicklung und Supervision; Erfolgsfaktoren bei Veränderungsprozessen, Trias Kompass 1 (S. 45–62). Köln: EHP

Rappe-Giesecke, K. (1999a). Supervision – Veränderung durch soziale Selbstreflexion. In G. Fatzer, K. Rappe-Giesecke & W. Looss (Hrsg.), Qualität und Leistung von Beratung (S. 27–104). Köln: EHP

Rappe-Giesecke, K. (1999b). Zwischen Autonomie und Vernetzung – die Schaffung des Beratungssystems. Supervision, 36, 5–16

Rappe-Giesecke, K. (2000a). Vorwärts zu den Wurzeln – Balint-Gruppenarbeit aus kommunikationswissenschaftlicher Sicht. Balint-Journal, 2, 36–42

Rappe-Giesecke, K. (2000b). Lernen, Zwang und Niedergang in der Organisationsentwicklung. Z Gruppendyn Organisationsberat, 1, 69–80

Rappe-Giesecke, K. (2002a). Supervision und Coaching. In L. Van Kessel & J. Fellermann (Hrsg.), Supervision und Coaching in europäischer Perspektive – Beiträge zur ersten Konferenz der Association of National Organisations for Supervision in Europe 2000, Köln

Rappe-Giesecke, K. (2002b). Die konzeptionelle Entwicklung der Supervision in den letzten zwanzig Jahren. Supervision, 2, 55–65

Rappe-Giesecke, K. (2005). Supervision – die Beratung von Professionals. In G. Fatzer (Hrsg.), Gute Beratung von Organisationen – Auf dem Weg zu einer Beratungswissenschaft (S. 169–202). Bergisch Gladbach: EHP

Rappe-Giesecke, K. (2008). Triadische Karriereberatung – Begleitung von Professionals, Führungskräften und Selbständigen. Bergisch Gladbach: EHP

Rappe-Giesecke, K. (2009a). Sondierung – von der Beratungsanfrage zum Kontrakt. In H. Pühl (Hrsg.), Handbuch der Supervision (S. 64–80) Berlin: Leutner

Rappe-Giesecke, K. (2009b). Lernen und Verlernen – Wie müssen Weiterbildungen in Beratung konzipiert sein? Supervision, 1, 28–36

Rappe-Giesecke, K. (2009c, in Druck). Wie wir uns wandeln – ein Rückblick auf 25 Jahre Beratungstheorie und -praxis. In Triangel-Institut (Hrsg.), Beratung im Wandel. Berlin: Leutner

Rappe-Giesecke, K. (2009d). Diagnose in Supervision und Organisationsberatung. In H. Pühl (Hrsg.), Handbuch Supervision und Organisationsentwicklung, 3. Aufl. (S. 75–90) Wiesbaden: Verlag für Sozialwissenschaften

Richter, H. E. (1979). Der Gotteskomplex – Die Geburt und die Krise des Glaubens an die Allmacht des Menschen. Reinbek: Rowohlt

Richter, K. F. & Fallner, H. (1989). Kreative Medien in der Supervision und psychosozialen Beratung. Hille: Ursel Busch

Rosin, U. (1981). Lernbarrieren und Widerstände in der Balint-Gruppenarbeit mit Psychiatern. Gruppenpsychother Gruppendyn, 17, 360–382

Rosin, U. & Baur-Morlock, J. (1984). Zur Sozialisation von Psychiatern in Balint-Gruppen, die von einem Psychoanalytiker geleitet werden. Gruppenpsychother Gruppendyn, 20, 126–140

Rost, W. D. (1987). Als männlicher Leiter in einer Frauengruppe. Gruppendynamik, 18, 61–72

Sandner, D. (1978). Psychodynamik in Kleingruppen. München: UTB

Sandner, D. (1986). Zur Psychodynamik in Arbeitsgruppen – Ein Beitrag zur Theorie der angewandten Gruppendynamik. In D. Sandner (Hrsg.), Gruppenanalyse – Theorie, Praxis und Forschung (S. 101–115). Berlin: Springer

Schäfer, A. (1978). Zum Verhältnis von fallzentrierter Arbeit und unbewußtem Gruppenprozeß. In Antrag des Forschungsprojekts »Erforschung interaktioneller Vorgänge in ausbildungs- und berufsbegleitenden Supervisions- und Balint-Gruppen« an die Deutsche Forschungsgemeinschaft (DFG), Schwerpunkt Hochschuldidaktik, Kassel

Schein, E. H. (1992). Karriereanker – die verborgenen Muster in ihrer beruflichen Entwicklung. Darmstadt: Lanzenberger, Looss und Stadelmann

Schein, E. H. (2000, engl. 1999). Prozessberatung für die Organisation der Zukunft – Der Aufbau einer helfenden Beziehung. Köln: EHP

Schindler, R. (1960/61). Über den wechselseitigen Einfluß von Gesprächsinhalt, Gruppenposition und Ichgestalt in der analytischen Gruppentherapie. Psyche, 14, 382–392

Schmidt, E., Klose, R. & Rappe-Giesecke, K. (2001). Unser Leitbild: Organisationsentwicklung durch Insider-outsider-Teams. Supervision, 1, 48–60 und Supervision, 2, 43–46

Schmidt, H. (1984). Balint-Arbeit mit den Mitarbeitern einer internistisch-onkologischen Station. Ein Erfahrungsbericht. In E. Petzold (Hrsg.), Klinische Wege zur Balint-Arbeit (S. 51–74). Stuttgart: Fischer

Scobel, A. (1988). Was ist Supervision? Göttingen: Vandenhoek & Rupprecht

Searles, F. (1955). The informal value of the Supervisors emotional experiences. Psychiatry, 18, 135–146

Selvini-Palazzoli, M., Anolli, L., Di Blasio, P., Giossi, L., Pisano, J., Ricci, C., Sacchi, M. & Ugazio, V. (1984). Hinter den Kulissen der Organisation. Stuttgart: Klett-Cotta
Senge, P. M. (1996a, engl. 1990). Die fünfte Disziplin – Kunst und Praxis der lernenden Organisation. Stuttgart: Klett-Cotta
Senge, P. M., Kleiner, A., Smith, B., Roberts, C. & Ross, R. (1996b, engl. 1994). Das Fieldbook zur Fünften Disziplin. Stuttgart: Klett-Cotta
Siegers, F. (1986). Supervision in den Niederlanden: Charakteristik und Perspektiven. Supervision, 10, 17–32
Sievers, B. (Hrsg.). (1977). Organisationsentwicklung als Problem. Stuttgart: Klett-Cotta
Spiess, W. (Hrsg.). (1991). Gruppen- und Teamsupervision in der Heilpädagogik – Konzepte – Erfahrungen. Bern: Haupt
Stapert, Y. (1993). Das Amsterdamer Supervisions-Curriculum. In N. Lippenmeier (Hrsg.), Beiträge zur Supervision, Bd. 9. Gesamthochschule, Kassel
Stierlin, H. & Rücker-Embden, I. (1977). Das erste Familiengespräch. Stuttgart: Klett-Cotta
Strömbach, R., Fricke, P. & Koch, H. B. (1975). Supervision – Protokolle eines Lernprozesses. Burckhardthaus Laetare, Gelnhausen. Freiburg: Christopherus
Supervision in alternativen Projekten. (1989). Supervision, 15
Weigand, W. (1982). Supervision für eine institutionelle Alternative. Supervision, 2, 38–55
Weigand, W. (1994). Teamsupervision: Ein Grenzgang zwischen Supervision und Organisationsberatung. In H. Pühl (Hrsg.), Handbuch der Supervision 2 (S. 112–131). Berlin: Edition Marhold
Weigand, W. (1996). Teamarbeit und ihre Supervision. Supervision, 29, 15–24
Weisboard, M. R. (1994). Organisationsdiagnose – Ein Handbuch mit Theorie und Praxis. Karlsruhe, Goch: Bratt-Insitut für Neues Lernen. (engl. 1978). Organizational Diagnosis. Massachusetts: Reading
Wellendorf, F. (1979). Sozioanalyse und Beratung pädagogischer Institutionen. In K. H. Geißler (Hrsg.), Gruppendynamik für Lehrer (S. 67–82). Reinbek: Rowohlt
Wellendorf, F. (1986). Supervision als Institutionsanalyse. In C. Pühl & W. Schmidbauer (Hrsg.), Supervision und Psychoanalyse (S. 157–175). München: Kösel
Wieringa, C. F. (1990). Entwicklungsphasen der Supervision (1860–1950). Supervision, 18, 37–42
Wimmer, R. (Hrsg.). (1992). Organisationsberatung – Neue Wege und Konzepte. Wiesbaden: Gabler
Wirsching, M. & Stierlin, H. (1983). „Psychosomatische Familien" – Dynamik und Therapie. Psyche, 37, 596–623
Wittenberger, G. (1974). Neutralität oder Parteilichkeit in der Supervision. Neue Prax, 4, 339–343
Wolf, A. & Schwartz, E. K. (1962). Psychoanalysis in groups. New York: Grune & Stratton
Zeitschrift Supervision. (1982). Teamsupervision, Heft 2
Zeitschrift Supervision. (1990). Geschichte der Supervision, Heft 18
Zeitschrift Supervision. (1996). Vom der Teamsupervision zur Supervision in Organisationen, Heft 29
Zeitschrift Supervision. (2002). Supervision im Spiegel der Zeit. 1982–2002: 20 Jahre Supervision, Heft 2

Stichwortverzeichnis

A

B

C

D

E

F

G

H

I

T

U

V

W